CHRISTOPHE BERNARD

Heilpflanzen APOTHEKE

CHRISTOPHE BERNARD

Heilpflanzen APOTHEKE

Naturheilmittel selbst herstellen und gängige Beschwerden behandeln

riva

Bibliografische Information der Deutschen Nationalbibliothek
Die Deutsche Nationalbibliothek verzeichnet diese Publikation in der Deutschen Nationalbibliografie. Detaillierte bibliografische Daten sind im Internet über http://d-nb.de abrufbar.

Für Fragen und Anregungen
info@rivaverlag.de

Wichtiger Hinweis
Dieses Buch ist für Lernzwecke gedacht. Es stellt keinen Ersatz für eine individuelle medizinische Beratung dar und sollte auch nicht als solcher benutzt werden. Wenn Sie medizinischen Rat einholen wollen, konsultieren Sie bitte einen qualifizierten Arzt. Der Autor ist nicht verantwortlich für etwaige abweichende Formulierungen aus dem Französischen ins Deutsche. Zudem haften der Verlag und der Autor für keine nachteiligen Auswirkungen, die in einem direkten oder indirekten Zusammenhang mit den Informationen stehen, die in diesem Buch enthalten sind.

1. Auflage 2020

Nymphenburger Straße 86
D-80636 München
Tel.: 089 651285-0
Fax: 089 652096

Die französische Originalausgabe erschien 2018 bei Éditions Jouvence, Chemin du Guillon 20, CH-1233 Bernex, www.editions-jouvence.com, info@editions-jouvence.com, unter dem Titel *Grand manuel pour fabriquer ses remèdes naturels*.

Übersetzung: Christa Trautner-Suder
Redaktion: Stephanie Kaiser-Dauer
Umschlaggestaltung: Sonja Vallant
Umschlagabbildungen vorn: Shutterstock/Chamille White (u.), Elena Elisseeva (re. o.), Valentin Volkov (li. o.)
Umschlagabbildungen hinten: Shutterstock/Madelein Steinbach
Layout: Katja Muggli, www.muggli.de
Satz: Ortrud Müller, Die Buchmacher – Atelier für Buchgestaltung, Köln

Druck: Florjancic Tisk d.o.o., Slowenien
Printed in the EU

ISBN Print 978-3-7423-1211-2
ISBN E-Book (PDF) 978-3-7453-0880-8
ISBN E-Book (EPUB, Mobi) 978-3-7453-0881-5

Wichtige Hinweise vorab

- Lassen Sie beim Umgang mit Heilpflanzen Vorsicht walten. Verwenden Sie zur Herstellung Ihrer Präparate nur Pflanzen, die Sie völlig zweifelsfrei identifizieren konnten. Kaufen Sie diese also entweder im Fachhandel, zum Beispiel im Kräuterhandel, oder eignen Sie sich die Kompetenz an, sie in der Natur genau und fachkundig zu erkennen.

- Falls Sie Medikamente einnehmen, schwanger sind, stillen oder unter einem gesundheitlichen Problem leiden, das eine medizinische Behandlung verlangt, konsultieren Sie Ihren Arzt, bevor Sie Produkte auf pflanzlicher Basis einnehmen. Verwenden Sie bei sehr jungen Kindern keine Heilkräuter, es sei denn, Ihr Arzt hat es ausdrücklich empfohlen.

- Sowohl in der französischen als auch in der deutschen Gesetzgebung ist nur ein Arzt dazu berechtigt, Krankheiten zu diagnostizieren und zu behandeln. Die im vorliegenden Buch enthaltenen Angaben respektieren die von einem Arzt verordneten medizinischen Behandlungsprotokolle und können diese in keinem Fall ersetzen.

- Autor und Verlag übernehmen keinerlei Verantwortung für eine ungeübte Selbstmedikation oder ein schlechtes Verständnis oder eine schlechte Umsetzung der in diesem Buch gegebenen Ratschläge.

- Die Informationen, die Sie in diesem Handbuch finden, entbinden Sie daher keinesfalls von einer Konsultation Ihres Arztes oder eines erfahrenen Spezialisten. Autor und Verlag können für eventuelle Folgen durch die Anwendung der Praktiken, von denen in diesem Buch die Rede ist, nicht verantwortlich gemacht werden.

Inhalt

Einführung

Haben Sie schon einmal eine Johanniskrautblüte gesehen, die von der Sonne beschienen wird? Ein echtes Schauspiel, Balsam auf die Wunden wie eine Botschaft der Hoffnung. Und mit einer Botschaft der Hoffnung möchte ich natürlich auch dieses Buch beginnen, das in einer schwierigen Zeit entsteht, in der es zahlreiche Gesundheitsprobleme gibt. Wenn die Gesundheit Ihr Sorgenkind ist, Sie möglicherweise chronische Gesundheitsprobleme haben, sollten Sie wissen, dass dies kein unabwendbares Schicksal ist. Nein, Sie sind kein »Statistikposten«, der den modernen Geißeln ausgeliefert ist: Diabetes, Alzheimer, Krebs, Schlaganfall. Ja, Sie können auf eine zu 100 Prozent natürliche Weise wieder gesund werden und gesund bleiben. Ja, die Ernährung und die Heilpflanzen sind starke Verbündete auf dem Weg dorthin – sie bilden ein schlagkräftiges Gespann.

Gelegentlich werden Sie auf Ihrem Weg auf Hindernisse stoßen. Sie werden sich hinterfragen, schwierige Entscheidungen treffen müssen, werden zu gewissen Gewohnheiten oder schädlichen Beziehungen Nein sagen müssen. Aber wie viele neue Erkenntnisse erwarten Sie andererseits auf Ihrem Weg zur Gesundheit! Aus diesem Prozess werden Sie wie verwandelt hervorgehen.

Jede Verwandlung braucht Katalysatoren – Substanzen, die Ihnen die Aufgabe erleichtern. Heilpflanzen sind solche Substanzen. Hier bitte ich Sie, sich einen sehr wichtigen Punkt klarzumachen: Wir haben heute verstanden, dass ein Apfel, der auf einem lebendigen Boden ohne Pestizide gereift ist, ein Apfel ist, der nährt und stärkt. Ein industriell erzeugter Apfel hingegen belastet und schwächt. Dasselbe gilt für Heilpflanzen. Wenn Sie sich eine Packung Kapseln kaufen, die ein totes Pulver enthalten, werden Sie niemals die gewünschten Ergebnisse erzielen. Sie werden nur fälschlicherweise den Schluss ziehen, dass nicht einmal mehr Heilpflanzen funktionieren. Kaufen Sie hingegen gute Pflanzen oder, noch besser, sammeln diese selbst, werden Sie die Pflanzenkraft neu entdecken. Stellen Sie Ihre hausgemachten Produkte mit guten Rohstoffen und vor allem auch mit guten Methoden her, und Sie werden erstaunt sein, welche Kraft sich hinter diesen Zubereitungen verbirgt.

Falls Sie bereit sind, die sterilen, industriell hergestellten Produkte in den Regalen der Geschäfte liegen zu lassen und zum Authentischen und Lebendigen überzugehen, ist dieses Buch für Sie richtig. Beim Durchblättern werden Sie den Eindruck haben, ich hätte die Herstellung von Produkten auf pflanzlicher Basis schon immer beherrscht. Täuschen Sie sich nicht: Sie haben mich Anfang der 2000er-Jahre noch nicht gekannt, in einer Zeit, in der ich noch nicht damit begonnen hatte, meine Versuche zu teilen. Mein Blog *Althea Provence* war damals erst ein kleiner Gedanke, der in meinem Kopf Gestalt annahm.

Ich erinnere mich an einen Sonntag, den ich damit zubrachte, verschiedene Rezepturen für eine Rosmarincreme zu testen. Alle Schüsseln im Haus waren mit verschiedenen, mehr oder weniger fettigen und klebrigen Mischungen gefüllt. Der Standmixer war durchgeschmort (schon der vierte innerhalb von sechs Monaten). An den Wänden waren grüne Spritzer zu sehen. Man konnte meine Spur im Haus verfolgen, denn ich war in öliges Mazerat getreten, das vom Tisch getropft war. An jenem Tag hat keine meiner Cremes meine Familie zufriedengestellt. Den Rest des Tages verbrachte ich mit gesenktem Kopf, um meine Kompetenzen als Putzmann zu beweisen, die ebenfalls stark in Frage gestellt wurden. Ich erinnere mich an den Tag, an dem ich mehrere Liter Tinktur wegschütten musste, die wegen eines Zubereitungsfehlers oxidiert war.

Ich erinnere mich an viele weitere Fehler, grobe Schnitzer und Ungeschicklichkeiten, die Sie im vorliegenden Buch nicht finden werden. Was Sie hingegen finden werden, sind die wertvollen Lektionen, die ich daraus gelernt habe. Denn diese Fehler waren meine Lehrmeister. Sie haben mich Demut und Beharrlichkeit gelehrt. Sie haben mir klargemacht, dass die meisten Ratschläge, die in der heutigen Welt des Informationsüberflusses gegeben werden, von Personen stammen, die nie getestet haben, was sie empfehlen. Einfallslose, geklonte und bis zum Überdruss wiederholte Informationen. Mit diesem Buch lade ich Sie dazu ein, Ihre Ärmel hochzukrempeln und Ihre eigenen Fehler zu machen. Und die werden Sie machen, das kann ich Ihnen versichern. Es ist der normale Weg jedes Lehrlings. Jedoch kann ich Ihnen auch sagen, dass Sie nicht viele Fehler machen werden, denn dieses Buch ist fest in der Praxis verankert.

Das Buch, das Sie in der Hand halten, ist das Ergebnis von über 15 Jahren Recherche und Erprobung. Es ist die Synthese zahlloser Notizbücher und Blätter, die ich im Lauf der Zeit vollgeschrieben habe. Wenn Sie mein Blog oder meine Onlineinformationen verfolgen, wissen Sie, dass ich mit Informationen nie gegeizt habe. Dieses Buch ist der Beweis dafür. Ich teile alles mit Ihnen, was ich habe. Ich will Ihnen dieses Wissen weitergeben, damit Sie es Ihrerseits an die künftige Generation weitergeben können. Bringen Sie die Zubereitungen Ihren Kindern und Enkeln bei, damit machen Sie ihnen ein schönes Geschenk – das Geschenk der Unabhängigkeit von einem System, das unseren Bedürfnissen nicht mehr entspricht.

Falls Sie Neuling in der Welt der Pflanzen sind, finden Sie hier ein echtes Starterset, einfach und gut verständlich. Falls Sie bereits eigene Produkte zubereiten, finden Sie hier weiterführende Informationen und Tipps, mit denen Sie eine höhere Stufe erreichen. Und vergessen Sie nicht, dass Sie nicht alleine sind. Auf meinem Blog finden Sie eine Gemeinschaft von Enthusiasten, die sich austauschen, Erfahrungen teilen und gute Fragen stellen. (Anmerkung des Verlags: Diese Website ist in französischer Sprache.) Gemeinsam werden wir den Heilpflanzen wieder den Platz geben, den sie verdienen!

Ich wünsche Ihnen gutes Gelingen beim Zubereiten!

Christophe Bernard

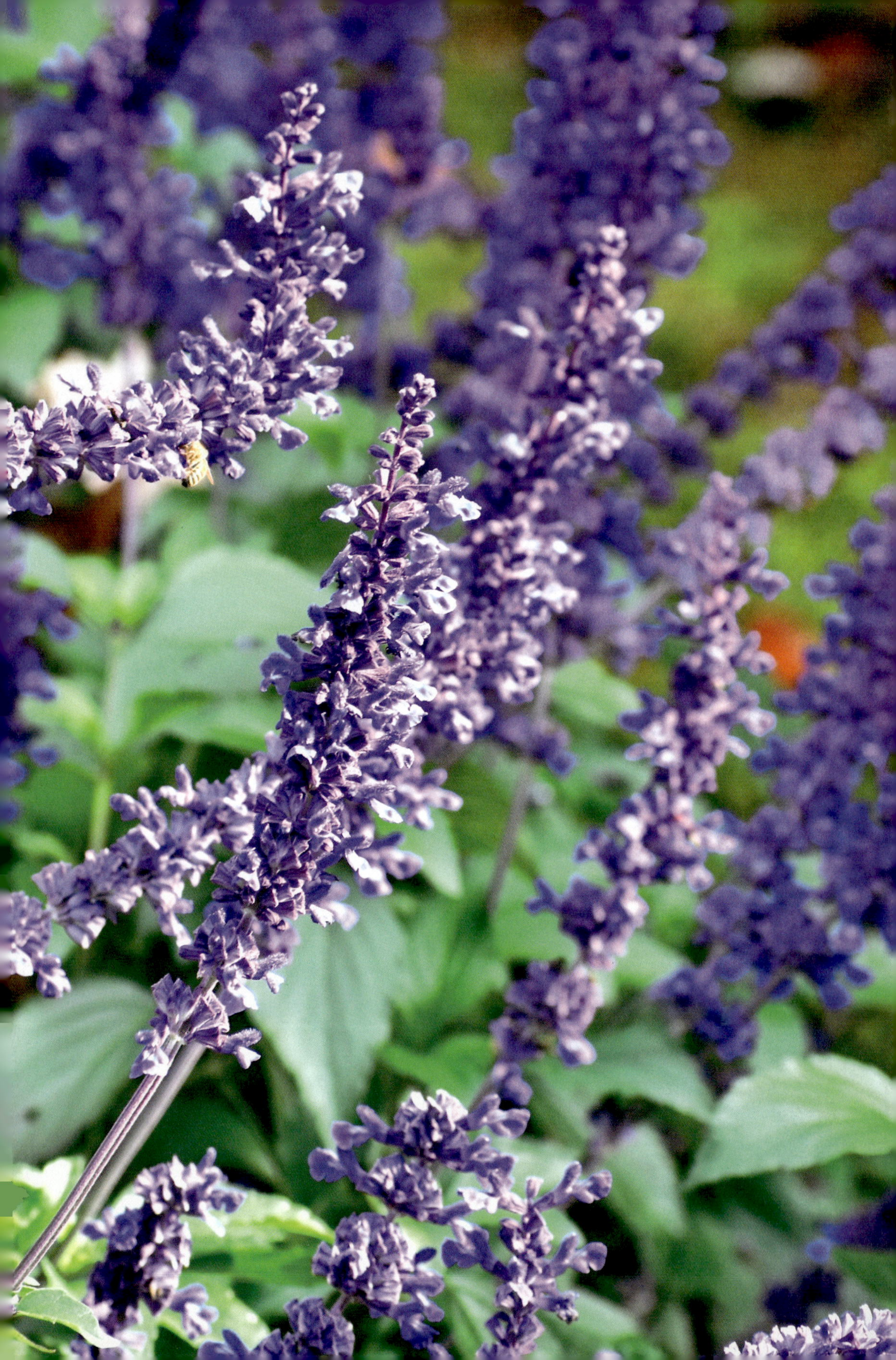

Vor dem Start

Ich sehe Sie bereits vor Ungeduld von einem Fuß auf den anderen treten, Ihre Schürze in der Hand, einen Liter Alkohol und einen Beutel frisch gepflückte Schafgarbe auf der Arbeitsfläche. Also legen wir los? Geduld, wir werden die Ärmel bald hochkrempeln, aber noch nicht sofort! Zuvor muss ich Ihnen noch einige wesentliche Informationen geben. In diesem ersten Teil wird es ums Sammeln, Reinigen und Trocknen gehen sowie um die innere Haltung, die nötig ist, damit Ihre Kreationen Erfolg haben.

Auf der Suche nach guten Pflanzen

Ein Beispiel aus der Welt des Films: Sie können den besten Hollywood-Regisseur engagieren, doch ist der Hauptdarsteller schlecht, wird der Film dennoch ein Flop. Dasselbe gilt für Ihre hausgemachten Produkte. Der Hauptdarsteller ist die Pflanze. Der Regisseur sind Sie. Das Drehteam ist zum einen das Material, zum anderen sind es die Rohstoffe, die Sie verwenden. Wenn Ihre Pflanze keine ausgezeichnete Qualität hat, wird Ihr Produkt nicht gelingen, selbst wenn Sie richtig vorgehen und gute Zutaten verwenden.

Sie müssen wissen, dass der Markt der Heilpflanzen heute zu einem großen Basar geworden ist, auf dem das Ausgezeichnete neben dem Mittelmäßigen und gelegentlich ausgesprochen Schlechten zu finden ist. Daher werde ich Sie durch diesen ersten und entscheidenden Schritt leiten – die Beschaffung hochwertiger Pflanzen.

Sammeln Sie Pflanzen in der Natur

Wissen Sie, dass sehr viele Heilpflanzen in Ihrer unmittelbaren Nähe wachsen? Dieses Wissen ist zugleich inspirierend und frustrierend. Inspirierend, weil man Lust bekommt, sofort zu Korb und Gartenschere zu greifen, um zum Sammeln aufzubrechen. Frustrierend, weil man ohne Erfahrung auf dem Gebiet nicht weiß, wo man die Pflanzen findet und wie man sie erkennt.

Hier einige praktische Tipps, damit Sie sich gefahrlos an die Aufgabe machen können. Zuerst einmal müssen Sie Ihre örtliche Flora kennen. Dazu brauchen Sie Hilfe, und ich rate Ihnen, folgende Quellen zu nutzen:

- **Vereine zur Pflanzenbestimmung:** Diese Vereine konzentrieren sich im Allgemeinen auf essbare Wildpflanzen, die Sammler haben jedoch häufig auch sehr gute Kenntnisse über gängige Heilpflanzen. Die Chancen stehen sehr gut, dass es in Ihrer Nähe einen solchen Verein gibt. Finden Sie einen solchen Verein, werden Sie Mitglied und nehmen Sie an den Exkursionen teil. Sie werden sehen, dass Sie mit der Zeit lernen, die geläufigen Heilpflanzen zu erkennen, wie den Wegerich (Steckbrief Seite 161), den Löwenzahn oder die Schafgarbe (Steckbrief Seite 200). Aber auch hier gilt es, Geduld zu haben. Man muss eine Pflanze zigmal gesehen haben, bevor man sie eindeutig bestimmen kann. Lassen Sie die Pflanze im Zweifelsfall stehen. Einige Pflanzenfamilien wie die Doldengewächse sind problematisch: Für den Amateurbotaniker besteht kein großer Unterschied zwischen der Wilden Möhre und dem Schierling … und Sie wollen Ihr Leben doch sicher nicht so beenden wie Sokrates! Gut zu wissen ist auch, dass Nationalparks häufig einen Botaniker haben, der Exkursionen organisiert. Sollte dies in Ihrer Nähe der Fall sein, nutzen Sie diese Möglichkeit. Und wenn Sie das Glück haben, einen Botaniker zu kennen oder einfach eine Person, die sich mit den örtlichen Pflanzen gut auskennt, bitten Sie sie natürlich, sie Ihnen zu zeigen! Als Dank können Sie ihr oder ihm dann Produkte anbieten, die Sie hergestellt haben.

- **Botanikbücher:** In zahlreichen Büchern können Sie die Pflanzen anhand von Fotos oder mit Erklärungen in Textform nachschlagen. Das Schwierige dabei ist, ein Buch zu finden, das nicht zu komplex und fachspezifisch ist, aber dennoch ausreichend Informationen liefert, um eine Pflanze zweifelsfrei bestimmen zu können. Sollten Sie ein Buch finden, das sich auf die Flora in Ihrer Region spezialisiert hat, ist dies ein großer Pluspunkt. Ich habe beispielsweise das Glück, ein Buch zu besitzen, das sich auf die Flora des Départements Vaucluse spezialisiert hat. Dieses Buch hat leider keine Abbildungen, es ist jedoch sehr nützlich zu wissen, welche Arten oder Unterarten einer Pflanze in den verschiedenen Zonen meiner Region vertreten sind. Meine Erfahrung ist jedoch, dass Bücher kein Ersatz für Exkursionen sind. Der Beitritt in einen Verein ist daher dringend zu empfehlen, selbst wenn Sie viele gute Bücher zur Verfügung haben.
- **Apps für das Smartphone:** Es gibt Apps, die Sie auf Ihr Smartphone laden können. Damit können Sie Pflanzen in der Natur leichter bestimmen. Sie können anhand der Form der Blätter oder Blüten recherchieren. Zur Entstehungszeit dieses Buches gab es beispielsweise die App Pl@ntNet.
- **Gehen Sie auf Streifzug:** Warten Sie mit Ausflügen in die Natur nicht, bis Sie sich umfangreiches botanisches Wissen angeeignet haben. Der Lernprozess erfolgt am besten parallel anhand verschiedener Strategien. Wechseln Sie zwischen den Büchern, den Websites und den Exkursionen mit den Vereinen. Und ziehen Sie auch alleine los, beobachten Sie, fotografieren Sie, vergleichen Sie die Fotos mit dem, was Sie in den Büchern und im Internet finden.

In diesem Stadium sollten Sie die Pflanzen allerdings noch nicht verwenden, denn Sie sind noch nicht sicher genug. Ich schlage Ihnen hier lediglich vor, neugierig zu sein. Gut zu wissen ist auch, dass Sie im Internet zahlreiche Gruppen finden, in denen Sie Ihre Fotos posten können. So können Sie einen Fachmann oder eine Fachfrau der Gruppe bitten, bei der Bestimmung der fraglichen Pflanze zu helfen.

Beginnen Sie mit einfachen, alltäglichen und ungefährlichen Pflanzen. Hier einige, die bei uns häufig vertreten und auch sehr nützlich für die Herstellung guter Produkte sind: Spitzwegerich *(Plantago lanceolata)* oder Breitwegerich *(Plantago major)*, Große Brennnessel *(Urtica dioica)*, Schwarzer Holunder *(Sambucus nigra)*, Gewöhnlicher Löwenzahn *(Taraxacum officinale)*, Gänseblümchen *(Bellis perennis)*, Gemeine Schafgarbe *(Achillea millefolium)* und Wiesenklee *(Trifolium pratense)*.

Und vor allem: Würdigen und schätzen Sie den Moment! Nehmen Sie die Gerüche wahr, beobachten Sie Fauna und Flora, berühren Sie die Pflanzen, um ihren Duft aufzunehmen. Setzen Sie sich hin, lassen Sie sich Zeit! Das moderne Leben ist ein großes Wettrennen, schenken Sie sich diesen Augenblick, um einfach einen Schnitt zu machen und vom alltäglichen Wahnsinn abzuschalten. Das Sammeln von Heilpflanzen kann auch zu einem Moment der Entspannung und Meditation werden.

Sammeln Sie Pflanzen aus dem Garten

Man hatte mich gewarnt … »Versuche nie, wilde Heilpflanzen im Garten anzubauen, sie werden niemals so gut wie in der freien Natur.« Diese Behauptung war mir immer logisch erschienen. In der Praxis konnte ich sie jedoch nie bestätigen. Egal, welche Pflanze ich angebaut habe – lokal aus meiner Region oder aus einer anderen Region, Aromapflanze oder nicht, mehrjährig oder einjährig –, ich war nie enttäuscht von ihrer therapeutischen Kraft.

Ich hatte sogar ziemliche Schnapsideen, beispielsweise Amerikanischen Ginseng *(Panax quinquefolium)* in der Provence anzupflanzen. Eine scheinbar dumme Idee: eine Pflanze aus den tiefen Wäldern Nordamerikas in meinem kleinen, kargen Garten anzupflanzen. Aber was für eine Ginsengtinktur ist daraus entstanden – reines Dynamit!

Empfehlung

Selbstverständlich gibt es einige Sicherheitsregeln zu befolgen.

- Pflücken Sie nur Pflanzen, die Sie eindeutig bestimmen können.
- Informieren Sie sich über die gefährlichen Pflanzen in Ihrer Region. Pflücken Sie weit entfernt von Orten, an denen diese Pflanzen wachsen.
- Pflücken Sie fern von Straßen und anderen Orten, wo Spaziergänger oder Tiere regelmäßig vorbeigehen und die Pflanze verschmutzen können.
- Pflücken Sie fern von Autostraßen, Müllabladeplätzen, Fabriken und anderen verschmutzten Orten.
- Pflücken Sie fern von konventionellen Anbauflächen, die regelmäßig mit Pestiziden gespritzt werden.
- Wenn Sie alleine losziehen, informieren Sie Ihre Angehörigen und teilen Sie Ihre Strecke mit für den Fall, dass Ihnen etwas passiert.
- Nehmen Sie einen Verbandskasten mit. Als Pflücker hantieren Sie mit scharfen Werkzeugen und Verletzungen sind gar nicht so selten.
- Denken Sie auch an Insektenstiche. Insekten fühlen sich auf den Pflanzen zu Hause und wir stören sie. Manchmal verteidigen sie sich, und das zu Recht! Vergessen Sie nicht, einen Insektengiftentferner (Aspivenin) bei sich zu haben, wenn es in Ihrer Nähe Giftschlangen gibt, sowie eine Injektionsdosis Epinephrin, falls Sie auf Insektenstiche allergisch reagieren. Besprechen Sie dies mit Ihrem Arzt!

2010 habe ich begonnen, Heilpflanzen im Garten anzupflanzen. Davor sammelte ich sie in der Natur oder kaufte sie im Kräuterhandel. Ich hatte mich noch nie in meinem Leben mit Gartenarbeit beschäftigt. In den ersten Jahren war mein Garten so etwas wie meine Küche bei meinen ersten Versuchen: ein wahres Schlachtfeld! Dann habe ich gelernt, zu gärtnern, auszuruhen, über gute Strategien nachzudenken, Methoden der Permakultur*[1] in kleinem Maßstab zu übernehmen. Heute ist mein Garten sehr gesund und ich kann mit Überzeugung behaupten: Auch Ihr Garten kann eine lebendige Apotheke werden!

[1] *Alle mit einem Sternchen (*) gekennzeichneten Begriffe werden im Glossar ab Seite 274 erklärt.*

Empfehlung

Gleichzeitig ist daran zu denken, die Natur zu schützen. Wenn wir alle beginnen, auf unvernünftige Weise Pflanzen zu pflücken, sind die natürlichen Ressourcen sehr bald geplündert. Nachfolgend einige Regeln, deren Befolgung ich Ihnen empfehle.

- Wenn Sie an einem öffentlichen Ort pflücken wie in einem Park oder Naturschutzgebiet, stellen Sie sicher, dass Sie dort auch wirklich Pflanzen pflücken dürfen. In Parks gibt es oft besondere Regelungen. Informieren Sie sich auf der Website oder rufen Sie die vom Park genannte Telefonnummer an. Sonst schädigen Sie nicht nur einen geschützten Ort, sondern riskieren auch ein Bußgeld!
- Wenn Sie an einem privaten Ort pflücken, bitten Sie den Eigentümer um Erlaubnis. Einige verweigern die Erlaubnis, was ihr gutes Recht ist. Andere jedoch werden Sie neugierig empfangen und möglicherweise begleiten und Ihnen Fragen stellen. Dabei bietet sich die Gelegenheit, eine weitere Person von den Wohltaten der Pflanzen zu überzeugen!
- Wir neigen dazu, zu viel zu sammeln. Vermeiden Sie Verschwendung, sammeln Sie wenig, sonst landen ganze Tüten voller Pflanzen auf dem Kompost, literweise zu alte Tinktur verschwindet im Ausguss etc.
- Beschädigen Sie die Pflanze nicht, sie ist ein Lebewesen. Pflücken Sie nur einen kleinen Teil, damit sie sich rasch wieder erholen kann. Wenn Sie etwas von der Wurzel sammeln, nehmen Sie auch hier nach Möglichkeit nur einen Teil.

Sie müssen nicht mit einem grünen Daumen geboren sein. Etwas Erfahrung reicht aus. Beim Heilpflanzengarten kommt im Vergleich zu einem Zier- oder Gemüsegarten eine zusätzliche Schwierigkeit hinzu: Heilpflanzen werden nämlich im Allgemeinen nicht nutzbar gemacht oder gekreuzt, um ihre Akklimatisierung im Garten zu optimieren.

Im Gegenteil: Sie sind Wildlinge. Wenn es Ihnen daher nicht von Anfang an gelingt, sie zu zähmen, seien Sie nicht zu hart mit sich selbst. Denken Sie an die Befriedigung, in den Garten hinausgehen und ein paar Blätter oder Blüten ernten zu können, um einen frischen Kräutertee zuzubereiten!

Beginnen Sie das Gärtnern mit den Pflanzen der nachfolgenden Tabelle, die leicht zu kultivieren sind:

Umgangssprachliche Bezeichnung	Botanischer Name	Typ
Alant	*Inula helenium*	mehrjährig
Indisches Basilikum/ Tulsi	*Ocimum sanctum, O. gratissimum, O. tenuiflorum*	einjährig oder mehrjährig, je nach Breitengrad
Echter Eibisch	*Althaea officinalis*	mehrjährig
Engelwurz	*Angelica archangelica*	zweijährig
Echte Kamille	*Matricaria recutita*	einjährig
Katzenminze	*Nepeta cataria*	mehrjährig
Große Klette	*Arctium lappa*	zweijährig
Melisse	*Melissa officinalis*	mehrjährig
Ringelblume	*Calendula officinalis*	einjährig
Sonnenhut (Purpursonnenhut, Scheinsonnenhut, Schmalblättriger Sonnenhut)	*Echinacea purpurea, E. pallida, E. angustifolia*	mehrjährig
Ysop	*Hyssopus officinalis*	mehrjährig

Wenn Sie diese Pflanzen erst einmal genau kennen, können Sie zu komplizierteren Pflanzen übergehen. Hier einige Beispiele:

Umgangssprachliche Bezeichnung	Botanischer Name	Typ
Gewöhnlicher Andorn	*Marrubium vulgare*	mehrjährig
Arnika	*Arnica chamissonis*	mehrjährig
Tibetischer Enzian	*Gentiana tibetica*	mehrjährig
Johanniskraut	*Hypericum perforatum*	mehrjährig
Mongolischer Tragant	*Astragalus membranaceus*	mehrjährig
Schmalblättriges Weidenröschen	*Epilobium angustifolium*	mehrjährig
Weißdorn (Eingriffeliger Weißdorn, Zweigriffeliger Weißdorn)	*Crataegus monogyna, C. laevigata*	mehrjährig

Tipp

Zahlreiche Heilpflanzen bekommen Sie in Gartencentern. Wenn Sie eine größere Auswahl wünschen, können Sie auch Samen bei Kleinproduzenten kaufen, die bei ihrer Arbeit respektvoll mit den Pflanzen umgehen.

Mehrere Jahre lang habe ich von meinen Pflanzen jeweils ein Exemplar im Topf gehalten. So konnte ich meiner Umgebung zeigen, dass sich die meisten Heilpflanzen auch im Topf ziehen lassen. Merken Sie, worauf ich hinauswill? Wenn Sie in der Stadt wohnen, haben Sie nicht dieselbe Freiheit wie jemand, der über ein Stückchen Land verfügt, aber Sie können mit der entsprechenden Motivation dennoch einige Heilpflanzen ziehen. Probieren Sie es aus, Sie werden überrascht sein!

Um mit Ihrem Garten zu beginnen, haben sie die Qual der Wahl. Nachfolgend einige Überlegungen, um Ihnen bei der Auswahl der Pflanzen zu helfen, die für Sie am nützlichsten sein werden.

Bedürfnisse der Familie

Erstellen Sie eine Liste der gesundheitlichen Befindlichkeiten, die in Ihrer Familie vorkommen, und wählen Sie Pflanzen, die allen Familienmitgliedern Erleichterung verschaffen könnten. Ihr Lebenspartner schläft schlecht? Ihre Kinder sind Allergiker? Ihre Mutter hat kleine Probleme mit den Venen? Sobald Sie alle Störungen erfasst haben, konsultieren Sie ein Buch über pflanzliche Behandlungen für die ganze Familie und finden Sie darin die Pflanzen, die für die jeweiligen Probleme besonders empfohlen werden.

Sie können sogar für jedes Familienmitglied ein eigenes kleines Beet im Garten vorsehen, wenn Sie das möchten. So kann sich jeder ein paar Kräuter holen, wenn er sie braucht. Besonders interessant ist dies für Kinder, die sich einige Melisseblätter oder Kamillenblüten holen können, um sich abends einen Kräutertee zuzubereiten.

Die physiologischen Systeme

Um für die meisten kleinen alltäglichen Beschwerden gerüstet zu sein, können Sie auch gedanklich die Organsysteme durchgehen:

- **Verdauungsfördernd**, um eine träge Verdauung in Schwung zu bringen: Enzian *(Gentiana lutea, G. tibetica)*, Echtes Tausendgüldenkraut *(Centaurium erythraea)*, Römische Kamille *(Anthemis nobilis)*
- **Verdauungsberuhigend**, zur Linderung von Krämpfen und Aufgeblähtsein: Melisse *(Melissa officinalis*, Steckbrief Seite 115*)*, Echte Katzenminze *(Nepeta*

cataria), Echte Kamille *(Matricaria recutita)*, Bohnenkraut *(Satureja montana)*, Thymian *(Thymus vulgaris)*, Rosmarin *(Rosmarinus officinalis*, Steckbrief Seite 145)

- **Leber:** Gewöhnlicher Löwenzahn *(Taraxacum officinale)*, Große Klette *(Arctium lappa*, Steckbrief Seite 69), Gewöhnlicher Erdrauch *(Fumaria officinalis)*
- **Atmungssystem:** Echter Alant *(Inula helenium*, Steckbrief Seite 93), Ysop *(Hyssopus officinalis)*, Gewöhnlicher Andorn *(Marrubium vulgare)*, Thymian *(Thymus vulgaris*, Steckbrief Seite 74)
- **Nervensystem:** Melisse *(Melissa officinalis)*, Echte Kamille *(Matricaria recutita*, Steckbrief Seite 126), Kalifornischer Mohn *(Eschscholzia californica)*, Baldrian *(Valeriana officinalis)*, Passionsblume *(Passiflora incarnata)*, Indisches Basilikum *(Ocimum sanctum, O. gratissimum, O. tenuiflorum*, Steckbrief Seite 104), Echtes Eisenkraut *(Verbena officinalis)*
- **Herz-Kreislauf-System:** Echtes Herzgespann *(Leonurus cardiaca)*, Weißdorn *(Crataegus monogyna*, Steckbrief Seite 256)
- **Fortpflanzungssystem:** Mönchspfeffer *(Vitex agnus-castus)*, Gemeine Schafgarbe *(Achillea millefolium)*, Frauenmantel *(Alchemilla vulgaris)*
- **Haut:** Ringelblume *(Calendula officinalis*, Steckbrief Seite 121), Echter Beinwell *(Symphytum officinale*, Steckbrief Seite 156), Wegerich *(Plantago lanceolata, P. major)*, Echtes Johanniskraut *(Hypericum perforatum*, Steckbrief Seite 51)
- **Immunsystem:** Sonnenhut *(Echinacea purpurea, E. pallida, E. angustifolia*, Steckbrief Seite 110), Mongolischer Tragant *(Astragalus membranaceus)*
- **Knochen- und Gelenksystem:** Echtes Mädesüß *(Filipendula ulmaria)*, Silber-Weide *(Salix alba*, Steckbrief Seite 100)

Ästhetischer Aspekt

Ein Heilpflanzengarten muss optisch nicht unbedingt langweilig und auch kein reiner Gebrauchsgarten sein. Er kann Ihren Garten insgesamt zusätzlich verschönern. Der Sonnenhut trägt wunderschöne Blüten, je nach Sorte in Rosa bis Purpur. Der Alant produziert große gelbe Blüten. Der Ysop trägt mit blauen Blüten zur Schönheit bei. Wenn Sie Orange dabeihaben wollen, denken Sie an die Ringelblume. Kurz gesagt: Wenn Ihnen der ästhetische Aspekt Ihres Gartens am Herzen liegt, schauen Sie sich Fotos der verschiedenen Heilpflanzen im Internet an und treffen Sie Ihre Wahl ganz nach Ihrem Geschmack.

Gartenarbeit ist nicht nur eine ausgezeichnete körperliche Betätigung, sondern zudem eine Aktivität, die uns zwingt, ins Freie zu gehen – und das in einer Zeit, in der wir dazu neigen, zu lange vor dem Bildschirm zu sitzen. Gartenarbeit lehrt uns, im Hier und Jetzt zu leben und den Rhythmus der Jahreszeiten zu akzeptieren. Mit den Händen in der Erde zu wühlen führt uns zudem in einen quasi animalischen Zustand zurück, den ich persönlich als äußerst befriedigend empfinde.

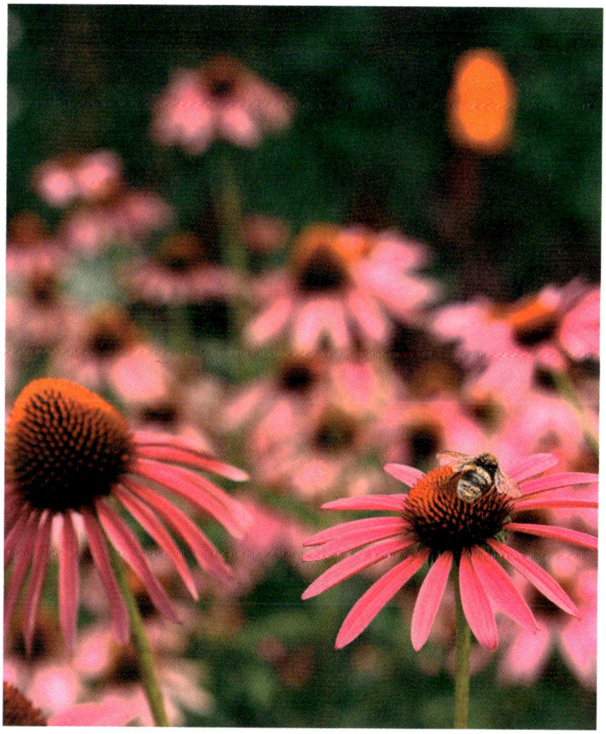

Der Garten liefert Ihnen auch beinahe ganzjährig Pflanzen voller Vitalität. Vielleicht pflanzen Sie bereits Ihr eigenes Gemüse an. Eine gute Ernährung hat immer besondere Priorität. Man sollte aber auch an die Pflanzen denken, die langfristig für die Gesundheit sorgen, die es Ihnen ermöglichen, erkältungsmäßig gut durch den Winter zu kommen, sich eine gute Gesundheit des Herz-Kreislauf-Systems, des Gehirns und der Gelenke zu erhalten. Dafür sind diese Gewächse ebenfalls sehr wichtig.

Das Kultivieren von Heilpflanzen im Garten erlaubt es Ihnen, sie nach Lust und Bedarf zu verwenden. Im Frühling, Sommer und teilweise im Herbst können die Pflanzen frisch verwendet werden. Die frisch verwendete oder verarbeitete Pflanze ist beinahe immer der getrockneten überlegen. Sie können auch einen Teil davon trocknen, um sie im Winter zu verwenden.

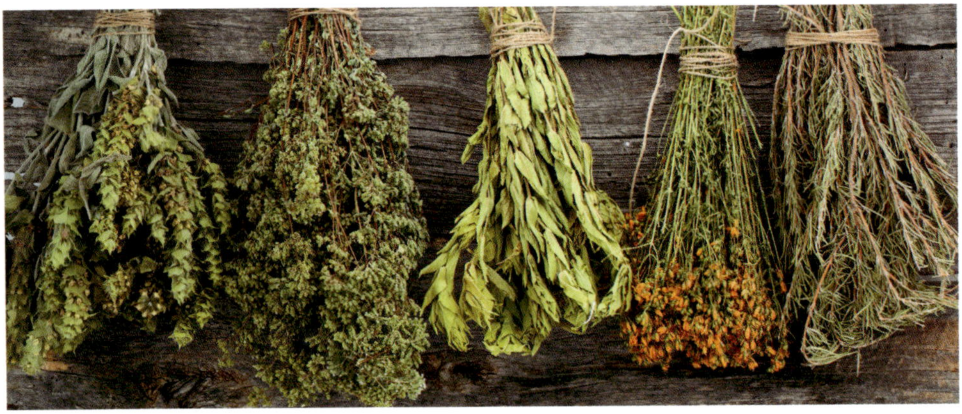

Die Kräuterhandlung

Wenn Sie sich für Pflanzen interessieren, wird die Kräuterhandlung für Sie zu einer Fundgrube. Dort gibt es immer herrliche Gerüche nach Pflanzen und Gewürzen, Papiersäcke, die mit delikaten Mischungen gefüllt sind, und vor allem Menschen, die grundsätzlich ihr Metier beherrschen.

Der traditionelle Kräuterhandel verkauft Ihnen nicht unbedingt Biopflanzen oder örtlich geerntete Pflanzen. Einige Pflanzen kommen aus allen Ecken der Welt, andere werden in unseren Regionen gesammelt. Der Kräuterhändler bezieht seine Waren häufig von einem Großhändler, der sich um die Beschaffung der Pflanzen kümmert und direkt mit den Erzeugern und Sammlern verhandelt. Wenn Sie die Herkunft einer Pflanze wissen wollen, fragen Sie den Kräuterhändler, er kann Ihnen Auskunft geben.

Er versteht es, die Pflanze zu inspizieren, die ihm geliefert wurde, und sich zu versichern, dass die Blüte einer Ringelblume eine schöne orange Farbe hat und nicht von Insekten befallen ist, dass ein Brennnesselblatt noch seine schöne grüne Farbe hat, eine Kamillenblüte noch einen süßen und blumigen Duft. Wenn die Pflanze schön aussieht und gut getrocknet wurde, ist das eine gute Ausgangsbasis.

Wie in allen Handelssparten gibt es auch im Kräuterhandel Unterschiede. Die Qualität der Pflanzen ist besser, wenn der Kräuterhändler bereit ist, mehr Zeit dafür aufzuwenden, für kürzere Warenwege örtliche Produzenten oder Sammler zu finden und nicht einfach über Großhändler einzukaufen. Der Preis ist zwar höher, aber die Qualität und die Ergebnisse sind entsprechend besser.

Kleinproduzenten und Pflücker

Dank Internet können Sie heute eine getrocknete Pflanze direkt beim Produzenten oder Pflücker kaufen, zumindest wenn diese einen Onlinehandel anbieten. Die Pflanze wird zwar teurer, aber auch hochwertig sein, häufig in Bioqualität oder in freier Natur geernet. Ich habe oft schöne Überraschungen erlebt, wenn ich Pflanzenpakete von engagierten Produzenten erhalten habe. Beispielsweise konnte ich die sehr aromatischen ganzen Blütenstände* der Gemeinen Schafgarbe mit einer Schafgarbe vergleichen, die ich zuvor bei einem offensichtlich recht skrupellosen Händler gekauft hatte und die so klein geschnitten war, dass ich sie gar nicht mehr erkannte – ganz zu schweigen vom Duft, der einfach fehlte!

Ernten, Reinigen, Trocknen und Aufbewahren

Sollten Sie sich dafür entschieden haben, in der Natur oder im Garten zu ernten: Herzlichen Glückwunsch! Im Folgenden lernen Sie die vier wesentlichen Etappen für Ihre künftigen Zubereitungen kennen: das Ernten, das Reinigen, das Trocknen und das Aufbewahren. Es sind einfache Vorgänge, die jedoch nach allen Regeln der Kunst erlernt werden sollten.

Ernten

Wurzeln ernten

Bei den Wurzeln ist das Ziel ganz klar: Sie werden geerntet, wenn sich die gesamte Energie der Pflanze in den Wurzeln und nicht in den oberirdischen Teilen befindet. Logisch, oder? Das heißt entweder im Herbst, wenn die oberirdischen Teile aufgrund der Kälte zu verschwinden beginnen, oder im Frühling, wenn die oberirdischen Teile gerade zu sprießen beginnen. Wir wollen aber noch genauer hinschauen, was je nach Pflanzentyp zu tun ist.

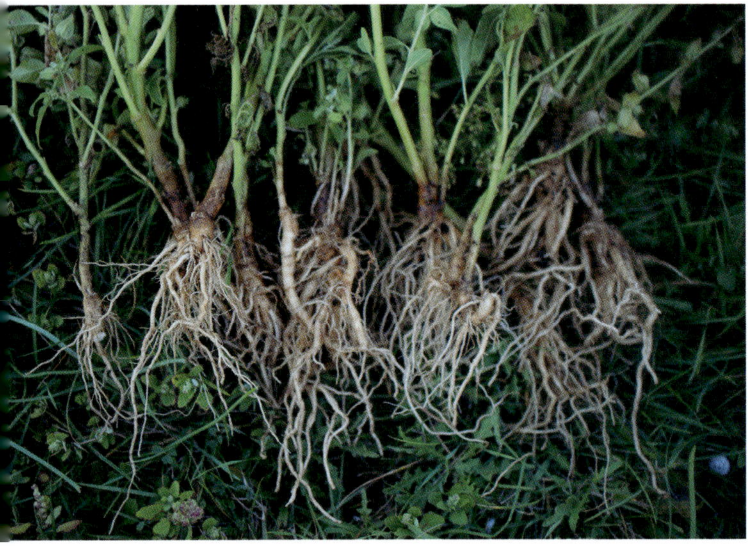

Wurzeln der Schlafbeere (Withania somnifera)

Ist die Pflanze, für die Sie sich interessieren, einjährig*, gibt es keine Frage: Sie ernten die Pflanze am Ende ihres Lebens, also im Herbst ihres ersten und einzigen Jahres. Warten Sie, bis die oberirdischen Teile welken, jedoch nicht völlig verwelkt sind. Wenn Sie zu lange warten, kann die Wurzel in der Erde zu faulen beginnen. In dieser Kategorie gibt es nur sehr wenige Heilpflanzen.

Sehr viel mehr Pflanzen finden Sie in der Kategorie der Zweijährigen*. Bei diesen produziert die Pflanze im ersten Jahr eine Blattrosette* und im zweiten Jahr Blüten und Samen. Hier ernten Sie die Wurzel im Herbst des ersten Jahres, wenn die oberirdischen Teile zu verschwinden beginnen.

Falls Sie diese Periode verpasst haben, sammeln Sie im Frühling des zweiten Jahres, wenn die neuen oberirdischen Teile gerade erscheinen. Es wäre daher gut, die Pflanze im Herbst ausfindig zu machen und in der Nähe ein Stöckchen in die Erde zu stecken. Oder Sie finden den genauen Standort, indem Sie nach den trockenen Teilen des Vorjahres suchen. Im Frühjahr können Sie dann den Boden an dieser Stelle frei machen und beobachten, wann die ersten Triebe erscheinen. Dann sollten Sie nicht länger warten, sondern ernten, bevor die oberirdischen Teile zu viel Volumen bekommen.

Sie finden auch zahlreiche Heilpflanzen in der Kategorie der Mehrjährigen*. Bei diesen befolgen Sie dieselben Regeln, die für die Zweijährigen gelten. Warten Sie mit dem Ernten jedoch, bis die Pflanze recht kräftig geworden ist, also bei den meisten dieser Pflanzen zwei bis drei Jahre.

Empfehlung

Einige Wurzeln sind schwierig zu ernten und gehen leicht kaputt, insbesondere in harten und kompakten Böden. Nutzen Sie den Regen und sammeln Sie am Tag danach oder, wenn die Stelle für Sie gut zugänglich ist, gießen Sie ein oder zwei Gießkannen Wasser an den Fuß der Pflanze und nehmen Sie sie am nächsten Tag aus der Erde.

Hier eine zusammenfassende Tabelle:

Pflanzentyp	Pflanzenbeispiel	Wann sammeln?
einjährig	Schlafbeere (*Withania somnifera*)	Herbst des ersten und einzigen Jahres
zweijährig	Wilde Karde (*Dipsacus sylvestris*) Große Klette (*Arctium lappa*) Kleinblütige Königskerze (*Verbascum thapsus*)	Herbst des ersten Jahres oder eventuell Frühling des zweiten Jahres
mehrjährig	Echter Alant (*Inula helenium*) Krauser Ampfer (*Rumex crispus*) Sonnenhut (*Echinacea purpurea, E. pallida, E. angustifolia*)	Herbst oder eventuell Frühling, je nach Größe der Wurzeln ab dem zweiten oder dritten Jahr

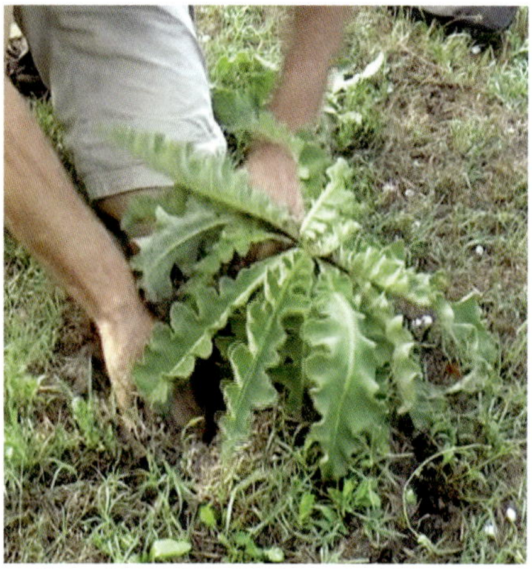

Ernte der Wurzeln der Gewelltblättrigen Königskerze (Verbascum sinuatum)

Beachten Sie, dass Sie eine zwei- oder mehrjährige Pflanze nicht opfern müssen, wenn Sie nur einen Teil ihrer Wurzeln entnehmen. Wenn Sie eine respektvolle Entnahme vornehmen wollen, gibt es mehrere Vorgehensweisen. Die erste Möglichkeit ist, nur bei einem Viertel der Pflanze zu graben. Stellen Sie sich vor, die Pflanze befände sich in der Mitte eines Kreises, wenn Sie von oben darauf blicken. Markieren Sie mit Ihrer Schaufel ein Viertel des Kreises und beschränken Sie sich beim Graben auf diesen Bereich. Wenn Sie auf die Wurzeln treffen, können Sie mit der Gartenschere diejenigen abschneiden, die in Ihrem Kreisviertel wachsen.

Die zweite Möglichkeit besteht darin, den gesamten Wurzelballen vorsichtig aus der Erde zu nehmen, etwas von der Wurzel zu entnehmen und anschließend die reduzierte Wurzelmasse vorsichtig wieder einzupflanzen. Manchmal lässt sich der Wurzelballen leicht teilen und in mehrere kleine Pflanzen verwandeln, manchmal nicht. Sollten Sie an den Wurzeln »Augen« sehen, das Zeichen für neue Austriebe, versuchen Sie, den Wurzelballen so zu teilen, dass jedes Teilstück ein Auge behält, und anschließend wieder einzupflanzen. Dies ist beispielsweise beim Echten Alant *(Inula helenium)* und beim Sonnenhut *(Echinacea* subsp.*)* möglich.

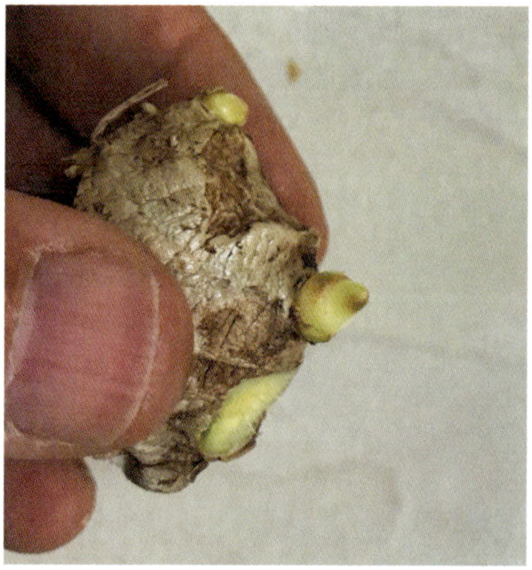

»Auge« an einer Ingwerwurzel

Vorsicht bei Pflanzen, die eine Pfahlwurzel haben (schematische Darstellung Seite 29). Diese Pflanzen werden sich schwertun, neu auszutreiben, wenn Sie einen Teil der Wurzel abschneiden. Dies ist beispielsweise der Fall beim Krausen Ampfer *(Rumex crispus)* oder bei der Kleinblütigen Königskerze (*Verbascum thapsus*, Steckbrief Seite 30). Lassen Sie die Pfahlwurzel in Ruhe und schneiden Sie nach Möglichkeit lieber Seitenwurzeln ab. Wenn Sie über die Wurzelform der fraglichen Pflanze nichts wissen, müssen Sie natürlich intuitiv handeln. Das soll Sie jedoch nicht ausbremsen, es gibt immer ein erstes Mal!

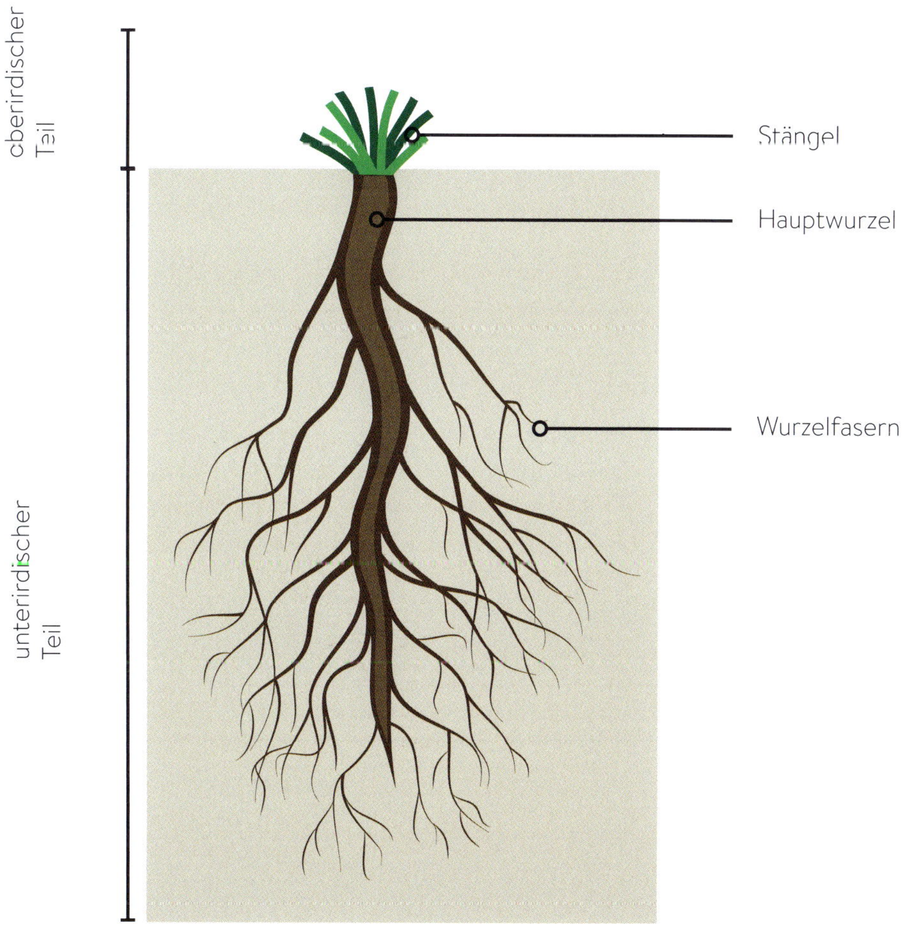

STECKBRIEF

Kleinblütige Königskerze

Verbascum thapsus
Zweijährig

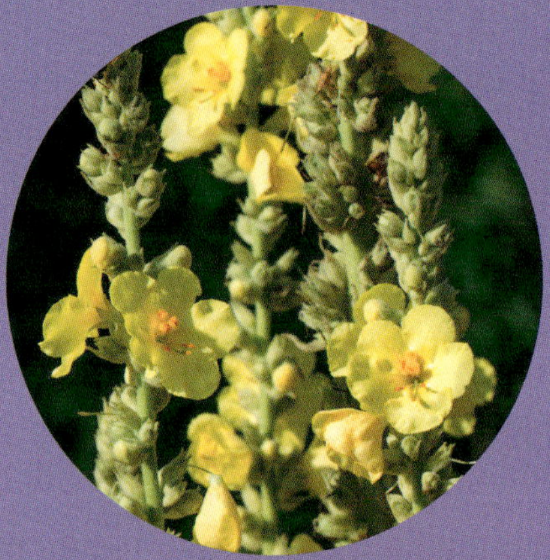

Ernte: Gesammelt wird das Blatt bei Bedarf und die Blüte, wenn sie sich geöffnet hat. Das kann mühsam sein, weil sich nicht alle Blüten gleichzeitig öffnen.

Reinigen: nicht nötig

Trocknen: Man lässt Blätter und Blüten auf einem Rost ausgebreitet trocknen. Sie sind reich an Schleimstoffen, aber nicht im selben Maß wie der Eibisch. Die Königskerze lässt sich also leichter trocknen, gelegentlich kann es jedoch einige Blätter und Blüten geben, die sich verfärben und oxidieren. In diesem Fall ist zu überlegen, ein Dörrgerät zu verwenden.

Aufbewahrung: In Papiertüten an einem trockenen Ort. Je nach klimatischen Bedingungen kann die Nutzung eines Luftentfeuchters im Aufbewahrungsraum nötig sein.

Beste Methode zur Extraktion der Wirkstoffe: Ein Tee aus Blättern oder Blüten ist ausgezeichnet. Vorsicht, wenn Sie den Tee aus den Blättern zubereiten, diese enthalten Haare, die die Kehle reizen. Vor dem Trinken den Tee daher durch einen Kaffeefilter gießen.

Anwendung: Entzündungen der Luftröhre, Husten, Bronchitis, Asthma, Kolitis, Durchfall, Schleimhautentzündungen im Verdauungstrakt (Ösophagitis, Gastritis etc.), Harnwegsinfekte. Äußerlich: Bei allen Hautentzündungen, Insektenstichen, Allergien der Haut, Juckreiz, Ekzem.

Pflücken der Blätter

Die Blätter werden gepflückt, wenn sie am kräftigsten sind und am meisten Inhaltsstoffe enthalten, was im Allgemeinen gleich zu Beginn der Blütezeit der Fall ist. Pflücken Sie, nachdem der Morgentau verdunstet ist und bevor die Tagestemperatur hoch wird, vor allem im Sommer. Dies gilt insbesondere für Gewürz- und Aromapflanzen*, denn je weiter der Tag voranschreitet, desto mehr von ihrem Duft verströmen sie. Und je mehr von diesem Duft in der Luft wahrzunehmen ist, desto weniger davon ist in der Pflanze.

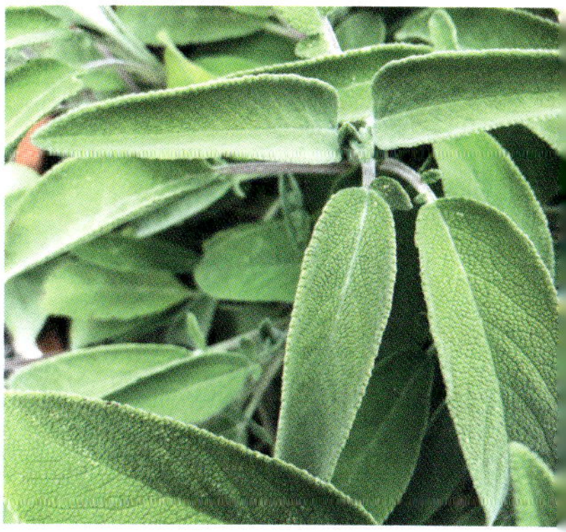

Salbeiblätter (Salvia officinalis)

Pflücken der Blüten

In der Regel ist der beste Moment, um die Blüten zu sammeln, wenn diese sich gerade erst zu öffnen beginnen. Das ist jedoch häufig schwierig, denn an einer einzigen Pflanze finden sich Blüten in verschiedenen Entwicklungsstadien, einige noch als Knospen, andere ganz geöffnet und wieder andere bereits verwelkt. Wenn Sie nur einige Blüten der Pflanze sammeln wollen, ist das kein Problem, dann wählen Sie die aus, die genau in dem gewünschten Zustand sind. Das ist jedoch selten der Fall, im Allgemeinen wollen Sie eine kleine Tüte oder einen Korb damit füllen. Dann ist es am besten, eine Mischung zu sammeln, von den Knospen bis zu weit geöffneten Blüten.

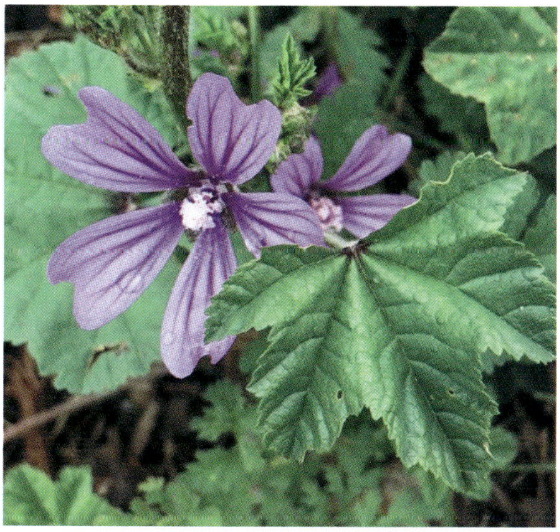

Malvenblüten (Malva sylvestris)

Sie werden feststellen, dass sich die Blüten gelegentlich nach dem Schnitt noch weiterentwickeln und einige sich noch öffnen. Bei bestimmten Blüten ist diese Entwicklung nach dem Schnitt problematisch. Insbesondere bei der Familie der Korbblütler werden Sie nämlich feststellen, dass sich ihr Korb, der vor wenigen Tagen noch mit schönen gelben Blüten gefüllt war, in eine fusselige Masse verwandelt hat. Das gilt beispielsweise für die Arnika (*Arnica montana*, Steckbrief Seite 33), die Goldrute (*Solidago virgaurea*) oder den Gewöhnlichen Wasserdost (*Eupatorium cannabinum*). Bei diesen »Fusseln« handelt es sich um den Pappus* der Samen.

Sollte Ihnen dies passieren, ist Ihre Ernte leider nicht zu gebrauchen. Beim nächsten Mal ist Folgendes zu tun:

- Sammeln Sie die Blüte erst kurz bevor sie sich vollständig öffnet. Das lässt sich bewerkstelligen, wenn die Blüte recht groß ist, sodass ihr Zustand gut beobachtet werden kann, wie beispielsweise bei der Arnikablüte.
- Trocknen Sie die Pflanze in völliger Dunkelheit, wodurch die Weiterentwicklung der Blüte während des Trocknens verhindert wird.

Hier eine Tabelle, die Ihnen helfen soll, die Blüten zur richtigen Zeit zu ernten:

Pflanzentypen	Wann sammeln?
Arnika (*Arnica montana, A. chamissonis*) **Goldrute** (*Solidago virgaurea*) **Johanniskraut** (*Hypericum perforatum*) **Löwenzahn** (*Taraxacum officinale*) **Gewöhnlicher Wasserdost** (*Eupatorium cannabinum*)	Wenn die Blüten gerade erst beginnen, sich zu öffnen
Berg-Flockenblume (*Centaurea montana*) **Borretsch** (*Borrago officinalis*) **Echte Kamille** (*Matricaria recutita*) **Römische Kamille** (*Anthemis nobilis*) **Ringelblume** (*Calendula officinalis*)	Wenn die Blüten offen sind

STECKBRIEF

Arnika

Arnica montana, A. chamissonis
Mehrjährig, krautig

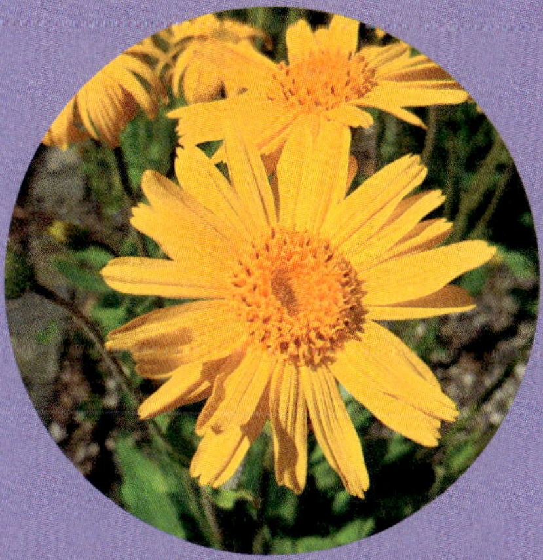

Ernte: Gesammelt wird die Blüte, sobald sie beginnt, sich zu öffnen.

Reinigen: nicht nötig

Trocknen: Man lässt die Blüten ausgebreitet auf einem Rost im Dunkel trocknen (sonst verwandeln sie sich in eine fusselige Masse und sind nicht zu gebrauchen).

Aufbewahrung: in Papiertüten

Beste Methode zur Extraktion der Wirkstoffe: Die beste Zubereitung ist eine Tinktur aus frischen Blüten (200 ml reiner Alkohol pro 100 g Blüten) oder getrockneten Blüten (500 ml Alkohol mit 60 Vol.-% pro 100 g Blüten). Die Tinktur wird verdünnt äußerlich angewendet. Auch das Ölmazerat mit Alkohol als Lösungsmittel ist ausgezeichnet.

Anwendung: Prellungen, Hämatome, Verstauchungen, Muskelrisse. Achtung, innerlich angewandt ist die Pflanze giftig, nur äußerlich anwenden! Nicht auf offenen Wunden anwenden.

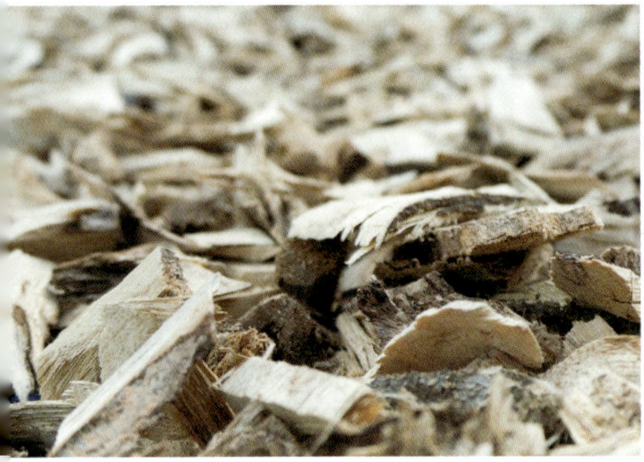

Rinde der Silber-Weide (Salix alba)

Sammeln von Rinde

Das Sammeln von Rinde ist im Allgemeinen dem erfahrenen Sammler vorbehalten, denn man muss wissen, welchen Zweig man abschneiden und wie man die Rinde entnehmen kann. Im Allgemeinen wird im Frühling gesammelt, nachdem der Saft wieder im Baum aufsteigt. Vor dem Aufsteigen des Saftes befindet sich die gesamte Kraft nämlich in den Wurzeln. Direkt nach dem Aufsteigen des Saftes erreicht die Pflanze ihre maximale Vitalität.

Ernten von Früchten

Einige Früchte haben interessante Eigenschaften. Die Goji-Beere *(Lycium barbarum)* beispielsweise ist reich an Vitamin C und weiteren Antioxidantien. Dasselbe gilt für die Beere der Gewöhnlichen Berberitze *(Berberis vulgaris)*, die auch Marmeladen eine interessante säuerliche Note verleiht. Die Beere des Chinesischen Spaltkörbchens *(Schisandra chinensis)*, die sogenannte China-Beere, ist sehr nützlich, um widerstandsfähiger gegenüber körperlichem oder geistigem Stress zu machen. Die Pflanze ist heute in einigen spezialisierten Baumschulen erhältlich und kann im Garten angesiedelt werden. Die Beere des Weißdorns *(Crataegus monogyna, C. laevigata)* ist sehr reich an Flavonoiden* und Tanninen*, die das Herz-Kreislauf-System schützen.

Ernten Sie die Frucht, wenn sie reif ist, aber noch nicht zu vertrocknen beginnt. Für Ihre Ernte rate ich Ihnen, praktisch zu denken und nach Bedarf zu ernten! Puristen in Sachen Ernte werden sich beim Lesen des folgenden Absatzes vielleicht die Haare raufen. In diesem Fall rate ich Ihnen dringend, den nächsten Absatz zu überspringen …

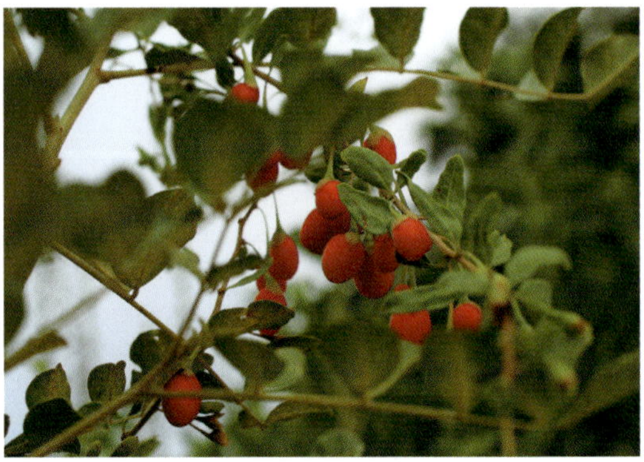

Goji-Beeren (Lycium barbarum)

Sie sind noch da? Umso besser! Glauben Sie, unsere Vorfahren haben den idealen Moment abgewartet, um ein Blatt direkt zu Beginn der Blüte zu pflücken? Oder eine Wurzel zu ernten, wenn der oberirdische Teil der Pflanze soeben verschwunden war? Wahrscheinlich haben sie es versucht, denn man hatte ihnen die guten Erntezeiten beigebracht, aber im Großen und Ganzen sammelten sie nach Bedarf.

Ich habe schon Wurzeln mitten im Winter gesammelt, wenn der Boden gefroren war und ich Mühe hatte, mit dem Spaten in die Erde zu kommen. Ich habe im Herbst Blätter gesammelt, wenn die Pflanze im Frühling blühte. Und ich wurde niemals enttäuscht. Die Pflanzen waren immer schön und gut und verströmten ihre wundervollen Düfte.

Schlussfolgerung: Seien Sie nicht zu unflexibel. Wer sich auf strenge Gewohnheiten versteift, wird schließlich gelähmt. Der Drang, alles perfekt machen zu wollen, führt manchmal zur Unbeweglichkeit. Sie können das Sammeln dieser oder jener Pflanze natürlich immer wieder verschieben, weil Sie den idealen Moment verpasst haben. Schade, denn damit schieben Sie auch Ihren Lernprozess auf.

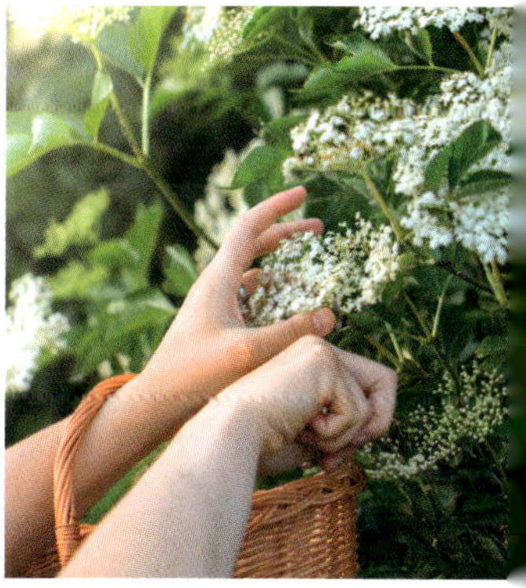

Sollten Sie den idealen Moment verpasst haben, sammeln Sie einfach nach Bedarf. Sie werden nicht enttäuscht sein.

Empfehlung

Es gibt optimale Ernteperioden. Wurzeln werden zum Herbstende gesammelt, Blüten, wenn sie sich noch kaum geöffnet haben, Blätter, wenn sie jung und zart sind. Es ist hilfreich, diese Regeln zu befolgen. Wenn Sie die Pflanze jedoch außerhalb dieser idealen Zeiten benötigen, sammeln Sie sie nach Bedarf. Eine Pflanze hilft, wenn man sie braucht.

Tipp

Um ohne Verletzungen zu sammeln und zu pflücken, sollten Sie in eine Mindestausrüstung investieren. Insbesondere brauchen Sie folgende Werkzeuge:

- Eine leichte, für Ihre Hand gut passende Gartenschere – sparen Sie nicht an der Gartenschere, kaufen Sie eine von guter Qualität, Sie werden es nicht bereuen.
- Eine Gartenschere Typ »Blumenschere« zum Abschneiden kleiner Pflanzenteile, insbesondere von Blüten.
- Eine Amboss-Schere zum Abschneiden auch der hartnäckigsten Zweige – optional, aber praktisch.
- Stoffbeutel, um die Ernte in einem luftdurchlässigen Material aufzubewahren, wenn Sie in der Natur sammeln; in Plastikbeuteln kommt es zu einer zu hohen Kondensation, wodurch die Pflanzen gären können.
- Eine Gartenschaufel und eine Grabegabel, um Wurzeln zu ernten; wenn Sie in der Natur sammeln, empfehle ich Ihnen eine kleine klappbare Campingschaufel.

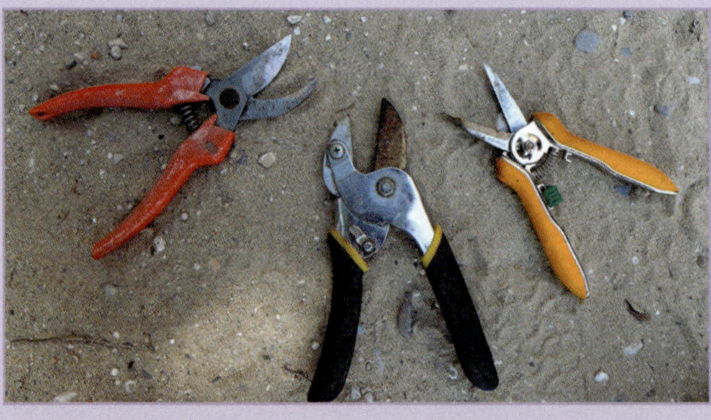

Klassische Gartenschere, Amboss-Schere und Blumenschere (von links). Denken Sie an die Sicherheitshinweise auf Seite 17.

Reinigen

Wieder daheim, leeren Sie Ihre Beutel auf einem großen Tisch aus. Überraschung: Sie werden feststellen, dass es von allen möglichen Insekten wimmelt. Das gilt besonders für die oberirdischen Teile der Pflanze, denn die Wurzeln sind im Allgemeinen bereit für die Reinigung.

Um diesen Bewohnern zu signalisieren, dass es an der Zeit ist zu gehen, breiten Sie Ihre Pflanzen im Freien und im Schatten auf einem Tisch oder einer anderen ebenen Fläche aus. Nach etwa 24 Stunden, manchmal auch weniger, wird der Großteil der Mieter seine Koffer gepackt haben. Hier und da bleiben natürlich immer ein paar Widerspenstige, und diese werden vermutlich in Ihrem Tee oder Ihrer Tinktur landen. Das soll Sie nicht ausbremsen, man nennt das »superbio«! Sind die Insekten fort, ist bei den meisten oberirdischen Teilen im Prinzip keine Reinigung nötig. Halten Sie die Pflanze nach dem Abschneiden nicht unter Wasser, sonst riskieren Sie, dass ein Prozess wie beim Aufguss in Gang gesetzt wird und ein Teil der Inhaltsstoffe verloren geht. Ist eine Pflanze verschmutzt, muss sie schon vor der Ernte mit Wasser übergossen werden. Spritzen Sie sie ab, wenn sie noch im Garten oder in der Natur steht, und lassen Sie sie dort auch trocknen. Sobald sie trocken und sauber ist, kann sie geerntet werden. Im Garten lässt sich das natürlich sehr viel einfacher bewerkstelligen als in der Natur.

Bei den Wurzeln ist eine Reinigung mit reichlich Wasser angesagt. Rüsten Sie sich mit einer Wanne und einer Wurzelbürste aus. Die Wurzeln abspülen, den Großteil der Erde mit der Hand entfernen, dann die hartnäckigsten Stellen bürsten. Die Wurzelmasse kann in Stücke zerteilt werden, um die Reinigung zu erleichtern. Dieser Schritt ist besonders wichtig, wenn Sie am Ende nicht einen Wurzeldekokt haben wollen, der zwischen den Zähnen knirscht! Die Wurzel ein paar Sekunden in Wasser zu tauchen, um die Erde aufzuweichen, bringt keinen signifikanten Verlust an Inhaltsstoffen mit sich, da die Wurzel im Vergleich zum Blatt oder zur Blüte sehr widerstandsfähig ist und das Wasser nur schlecht eindringen kann. Außerdem lasse ich Sie wählen zwischen einem kleinen Verlust und einem Löwenzahndekokt + Tonerde + Sand. Ich persönlich füge lieber etwas Honig hinzu! Anschließend die Wurzeln abtrocknen, um das meiste Wasser zu entfernen.

Trocknen

Mit einer Pflanze, die nicht gut getrocknet ist, lassen sich keine guten Zubereitungen herstellen. Diese Etappe ist also entscheidend. Gutes Trocknen erlaubt es der Pflanze, ihren Duft und ihre Farben zu bewahren. Unzureichendes Trocknen kann eine schöne Gewürz- oder Aromapflanze in eine gräuliche und geschmacklose Pflanze verwandeln.

Das Trocknen muss unbedingt an einem trockenen, gut belüfteten und vor direktem Sonnenlicht geschützten Ort erfolgen. Direkte Sonnenstrahlen, insbesondere die UV-Strahlen, schädigen nämlich die Inhaltsstoffe der abgeschnittenen Pflanze. Solange die Pflanze lebt und noch im Boden steht, kann sie ihre Inhaltsstoffe in der Sonne regenerieren, dies ist nach dem Abschneiden jedoch nicht mehr der Fall. Bei den dicksten Wurzeln ist es manchmal nötig, sie der Länge nach zu halbieren oder zu vierteln, damit sie innen gut trocknen können. Dieses Zerschneiden muss erfolgen, solange die Wurzel noch frisch ist; wenn sie bereits trocken ist, wird sie zu hart.

Wichtig beim Trocknen ist die Bestimmung des Zeitpunkts, zu dem die Pflanze gut getrocknet ist, bevor sie final gelagert wird. Ist sie nicht ausreichend trocken, könnte sie im Beutel schimmeln. Nehmen Sie ein Blatt und zerreiben Sie es zwischen den Fingern. Es soll bröselig sein. Dasselbe gilt für die Blüten: Testen Sie eine der dicksten Blüten, um sicherzugehen, dass sie innen wirklich trocken ist. Bei den Wurzeln brechen Sie einige auf, um sicherzugehen, dass sie leicht brechen, auch wenn bestimmte Wurzeln sogar in trockenem Zustand eine gewisse Geschmeidigkeit behalten können. Andere Wurzeln brechen wie ein Stück trockenes Holz.

Trocknen auf dem Trockenrost

Es gibt mehrere Möglichkeiten, Pflanzen zu trocknen. Am besten trocknen Pflanzen flach ausgebreitet auf einer großen Fläche. Hierzu können Sie ein Laken zwischen vier Stühle spannen oder, noch besser, Trockenroste bauen. Ein solcher Rost ist einfach ein Holzrahmen, auf den ein Rost oder Holzleisten genagelt werden. Über dem Rost oder den Leisten muss zusätzlich ein Material angebracht werden, das die Kleinteile auffängt, beispielsweise ein Baumwoll-Moskitonetz (Foto Seite 39 oben).

Mithilfe einer waagerechten Holzkonstruktion können Sie mehrere Roste mit einem Abstand von 40 cm übereinanderstapeln. Jeder Rost wird dann etwa wie eine Schublade genutzt, die durch Ziehen geöffnet und durch Hineinschieben geschlossen wird. Sorgen Sie dafür, dass jeder Rost komplett aus dieser Stapelstruktur herausgenommen werden kann, um das Ausbreiten der Pflanzen zu erleichtern (untenstehende Fotos).

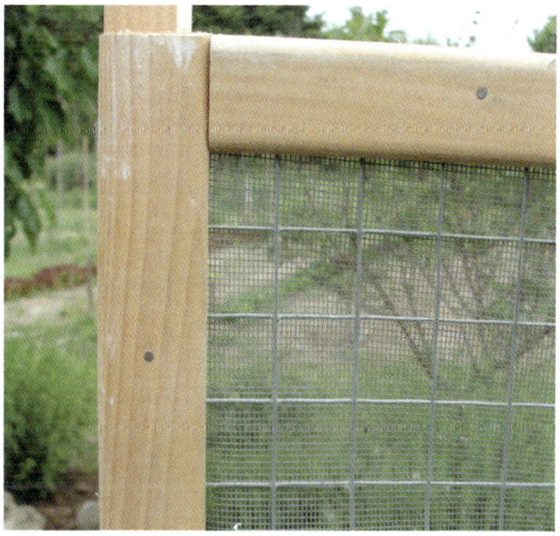

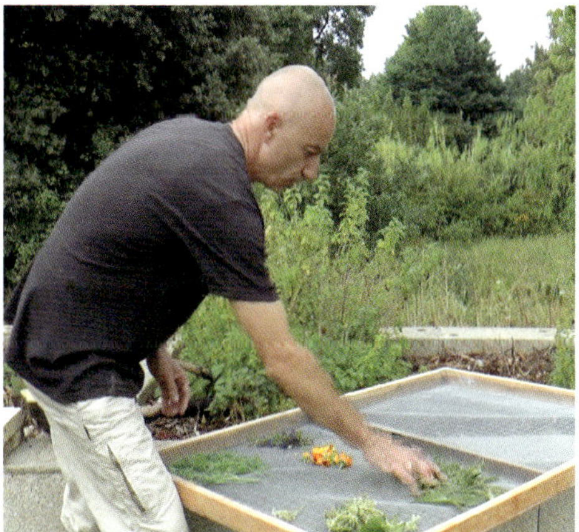

Der Autor beim Ausbreiten frischer Pflanzen auf einem Trockenrost

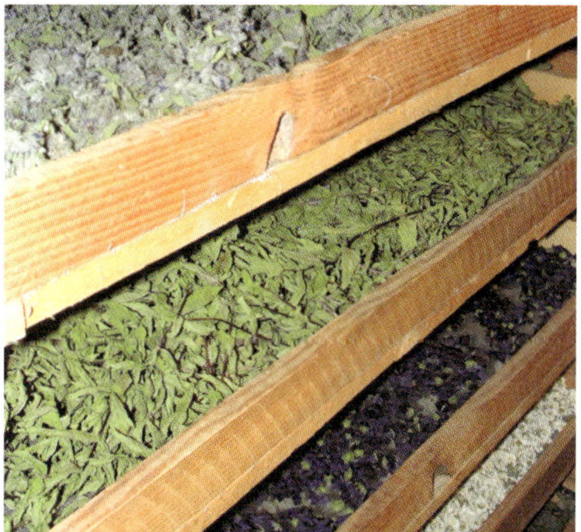

Pflanzen auf Trockenrosten in einer Holzkonstruktion vom Typ »Schubladen«

Trocknen im Strauß

Sie können auch die Trockenmethode im Strauß nutzen. Dies war meist die Methode unserer Großmütter. Binden Sie dazu 4 oder 5 Stängel zusammen und lassen Sie sie kopfüber hängend trocknen. Die Größe des Straußes beeinflusst die Schnelligkeit der Trocknung: Je kleiner der Strauß, desto schneller trocknet er. Bei einem zu dicken Strauß können die Pflanzen innen schlecht trocknen.

Tipp

- Im Lauf der Jahre habe ich selbst gebaute Konstruktionen gesehen, die zugleich einfach und raffiniert waren. Einige stapeln beispielsweise Holzkisten zu Mini-Rosten übereinander.
- Wenn Sie die Pflanzen ausgebreitet trocknen, vergessen Sie nicht, sie regelmäßig – mindestens einmal pro Tag – zu wenden, um die noch feuchten Teile der Luft auszusetzen. Die Pflanzen in einer möglichst dünnen Schicht anordnen und nicht zu viele Pflanzen am selben Ort stapeln. Je weiter die Pflanzen auf einer großen Fläche verteilt sind, desto besser trocknen sie.
- Ein Ventilator im Trockenraum kann helfen, die Luft besser zirkulieren zu lassen. Dabei ist es nicht nötig, den Ventilator direkt auf die Roste zu richten. Ziel ist es, die Luft im Raum zur Zirkulation zu bringen.

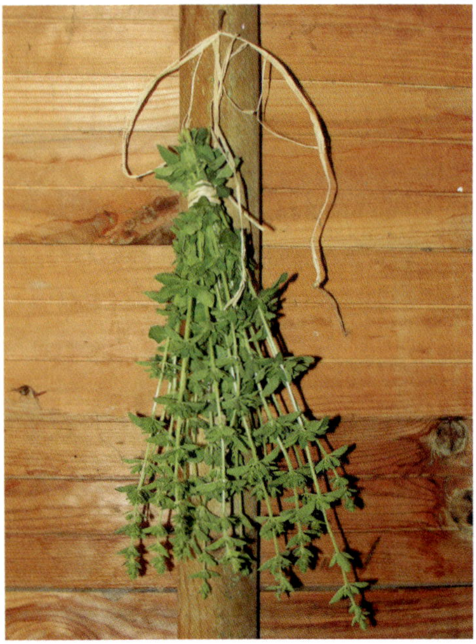

Am einfachsten ist es, beispielsweise unter einem Regal ein Seil zu spannen. Anschließend binden Sie die Sträuße mit Bindfäden, biegen ein Drahtstück s-förmig, hängen es mit einer Seite an das Seil und auf der anderen Seite in den Bindfaden des Straußes ein. Beim Abnehmen des Straußes vergessen Sie nicht zu kontrollieren, ob der Strauß innen auch wirklich getrocknet ist. Ist dies nicht der Fall, wird der Strauß für einige weitere Tage aufgehängt, wobei die feuchten inneren Teile nach außen kommen.

Frischer Majoran, zum Strauß gebunden und kopfüber zum Trocknen aufgehängt

Trocknen im Dörrgerät

Ein Dörrgerät ist ein kleiner elektrischer Trockner, der eigentlich zum Dörren von Obst, Gemüse oder Fleisch gedacht ist. Wir werden das Gerät jedoch zum Trocknen von Pflanzen nutzen. Ein Dörrgerät kann sich in zwei speziellen Fällen als sehr praktisch erweisen:

- Ihr Klima ist sehr feucht und Sie haben Probleme damit, Pflanzen gut trocknen zu lassen. Sie haben den Eindruck, dass sie nie zu 100 % trocken werden oder sich rasch mit Feuchtigkeit anreichern.
- Sie wollen Pflanzen trocknen, die sehr viele Schleimstoffe* enthalten, Substanzen also, die sich liebend gerne bei der erstbesten Gelegenheit mit Feuchtigkeit vollsaugen. Zu diesen Pflanzen zählen die Wurzeln des Echten Eibischs (*Althaea officinalis*, Steckbrief Seite 251), die Wurzeln des Beinwells (*Symphytum officinale*) und die Blätter des Wegerichs (*Plantago lanceolata, P. major*). Bestimmte Blüten mit vielen Schleimstoffen wie die der Königskerze, der Malve oder des Eibischs können ebenfalls im Dörrgerät getrocknet werden.

Der Nachteil dieser Geräte ist ihre recht geringe Kapazität. Man kann darin nur kleine Pflanzenmengen trocknen. Gleichwohl haben sie mehrere Etagen und erlauben es, mehrere Pflanzen gleichzeitig zu trocknen.

Verwenden Sie in jedem Fall die niedrigste Temperatur des Dörrgeräts, die bei Weitem ausreicht. Idealerweise sollte die Temperatur nicht höher als 35 bis 40 °C liegen. Beachten Sie zudem, dass ein Dörrgerät für Gewürzpflanzen zu aggressiv sein kann – die Wärmeumwälzungen können die Verdunstung der ätherischen Öle begünstigen. Sollte es im Raum stark duften, freuen Sie sich nicht zu sehr, denn es bedeutet, dass die Aromastoffe die Pflanze verlassen haben, um Ihnen in die Nase zu steigen.

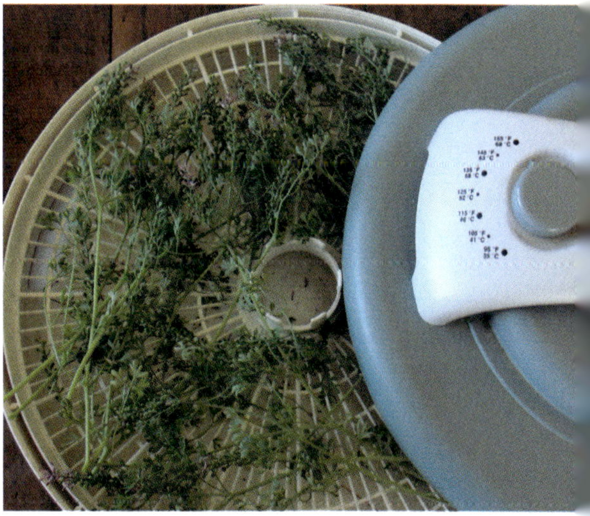

Trocknen im Backofen

Schließlich gibt es noch eine letzte Trocknungsmethode. Einige Gasbacköfen haben eine permanente Zündflamme, die es möglich macht, den Ofen ohne Streichholz zu entzünden. Sollten Sie einen solchen Herd besitzen, können Sie die Pflanzen auf einen Gitterrost legen und diesen in den nicht entzündeten Backofen schieben. Die Zündflamme reicht aus, um die Pflanzen zu trocknen. Lassen Sie die Backofentür leicht geöffnet, sonst könnte die Wärme zu stark werden.

Empfehlung

Im Idealfall sollten beim Trocknen der Pflanzen 38 °C nicht überschritten werden, auch wenn bei einigen Wurzeln oder Rinden gelegentlich eine Temperatur bis 40 °C wünschenswert ist. Niedrigere Temperaturen zwischen 25 und 30 °C sind bei einem trockenen Klima bei Weitem ausreichend. Bei diesen Temperaturen dürfte die Pflanze nach 3 bis 5 Tagen trocken sein.

Auslese und Vorbereitung

Nachdem die Pflanze gut getrocknet ist, muss sie gelegentlich ausgelesen werden. Mit anderen Worten: Der nutzbare Teil muss vom nicht nutzbaren Teil getrennt werden. Bei der Zitronenverbene beispielsweise werden die Zweige nicht verwendet. Die Blätter abzupfen, beiseitestellen und die Zweige kompostieren. Dieser Vorgang muss behutsam und vorsichtig erfolgen, um die Pflanze möglichst intakt zu lassen. Bei diesem Arbeitsgang können Sie auch beschädigte oder schlecht getrocknete Pflanzenteile entfernen. Gelegentlich findet man auch verbliebenen Sand oder Steinchen, insbesondere bei den Wurzeln, ebenso wie tote Insekten.

Wer seine Pflanzen verkauft, wird gelegentlich bestimmte Teile der Größe nach sortieren wollen und für den Verkauf nur die größten Blätter und Blüten vorsehen. Die kleinsten Teile werden dann oft an Freunde verschenkt – wenn Sie einer dieser Freunde sind, nehmen Sie das dem Schenkenden nicht übel; denken Sie an alle, die Aufgussbeutel im Supermarkt kaufen müssen!

Aufbewahren

Sie haben nun das Trocknen und Auslesen abgeschlossen und sagen sich: »Arbeit erledigt!« Beinahe … Es ist nämlich sehr einfach, die Pflanze zu verderben, wenn sie unter schlechten Bedingungen aufbewahrt wird. Daher ist auch diese Etappe entscheidend! Und bedenken Sie, dass dies nicht nur für Pflanzen gilt, die Sie selbst gesammelt haben, sondern auch für die, die Sie bei Ihrem Kräuterhändler gekauft haben.

Bevor Sie die Pflanzen lagern, müssen Sie sich vergewissern, dass sie auch wirklich trocken sind. Ich weiß, dass ich mich wiederhole, aber das ist wirklich sehr wichtig. Prüfen Sie ein Musterexemplar, zerbröseln Sie die Blüten, die Blätter, brechen Sie die Wurzel auf, um zu sehen, ob sie innen wirklich trocken ist. Wenn Sie eine Pflanze lagern, die nicht richtig trocken ist, kann sie schimmeln und Ihren ganzen Bestand verunreinigen.

Idealerweise lagern Sie die ganzen Pflanzenteile und zerschneiden oder zerbröseln sie nicht. Versuchen Sie also nicht, es so zu machen wie in den Geschäften, wo es oft gebrauchsfertige Pflanzen in kleinen Teilen gibt, die dann löffelweise angeboten werden können. Dadurch werden die Pflanzen nämlich empfindlich für Oxidation und Alterung. Je intakter ein Pflanzenteil bleibt, desto besser sind seine fragilen Substanzen geschützt. Bewahren Sie daher die ganzen Blüten und Blätter auf.

Bei den Wurzeln muss ein Kompromiss zwischen der Größe und dem Trockentempo gefunden werden. Soweit dies möglich ist, trocknen und lagern Sie Wurzeln in 5 bis 10 cm großen Stücken.

Für die Lagerung muss zuerst einmal der ideale Raum gefunden werden: ein Raum, der eine möglichst trockene Umgebung bietet und möglichst völlig dunkel ist. Licht zersetzt nämlich nach und nach die fragilen Inhaltsstoffe der Pflanzen. Große Temperaturschwankungen sind zu vermeiden, daher Vorsicht vor Dachböden, die schlecht isoliert sind und wo es im Sommer sehr heiß werden kann. Auch Schwankungen der Feuchtigkeit sind zu vermeiden. Daher sind auch Keller problematisch. Insgesamt wäre ein Raum ideal, der weder im Keller noch im Speicher liegt, bei dem Sie Tür und Fensterläden schließen können, um ihn abzudunkeln, oder der Schränke hat, die kein Licht durchlassen.

Anschließend muss das ideale Behältnis gefunden werden. Im Kräuterhandel wie auch im Haushalt werden dafür auch heute noch meistens Tüten aus Kraftpapier verwendet. Dieses Papier ermöglicht nämlich eine gute Zirkulation von Luft und Feuchtigkeit. Enthalten die Pflanzen noch einen Rest Feuchtigkeit, kann diese entweichen. Allerdings verhindert die Papiertüte auch nicht das Eindringen von feuchter Raumluft. Insgesamt sind diese Tüten nach wie vor am praktischsten und preiswertesten. Bewahren Sie den Großteil Ihrer Vorräte in großen Papiertüten auf und füllen Sie sie bei Bedarf in kleine Tüten um, die Sie im Küchenschrank aufbewahren können.

Tipp

Vor einigen Jahren bat ich meinen Bäcker, ob er mir von Zeit zu Zeit große Brottüten geben könnte. Inzwischen habe ich einen lokalen Lieferanten von Tüten in vielen verschiedenen Größen in lebensmitteltauglicher Qualität gefunden. Solche Lieferanten finden Sie im Internet.

Eine Keksdose aus Metall kann ebenfalls gute Dienste leisten. Einige dieser Dosen oxidieren jedoch mit der Zeit, und diese Rostspuren können den Pflanzen einen unerwünschten Geschmack verleihen. Vergewissern Sie sich daher, dass die Dose aus rostfreiem Metall ist.

Manche bewahren ihre Pflanzen in luftdichten Glasgefäßen auf. Ich greife darauf zurück, wenn Pflanzen reich an Schleimstoffen sind und sich daher bei der erstbesten Gelegenheit mit Feuchtigkeit anreichern können. In einem luftdichten Behälter kann die Luft nicht zirkulieren. Die äußere Feuchtigkeit bleibt daher draußen. Aber Vorsicht: Wenn auch nur ein kleiner Rest Feuchtigkeit in den

Pflanzen verblieben ist, entsteht so leicht Schimmel. Dennoch ist ein solches Gefäß praktisch, um die Wurzeln von Eibisch oder Beinwell vor einer erneuten Feuchtigkeitsaufnahme zu schützen.

Tipp

Falls Sie unsicher sind, welche Art der Aufbewahrung Sie wählen sollen, entscheiden Sie sich für Tüten aus Kraftpapier.

Ob Sie die Pflanzen in der Natur oder im Garten geerntet oder im Kräuterhandel gekauft haben – es kommt vor, dass sich in Ihren Beständen kleine Insekten entwickeln. Die Wurzeln des Löwenzahns oder die Blüten der Kamille werden beispielsweise gelegentlich von kleinen Insekten bewohnt. Mit der Zeit zehren diese Insekten die Pflanzen auf, produzieren Abfälle und lassen Gebilde entstehen, die Ähnlichkeit mit Fäden oder kleinen Spinnweben haben. Das sollte Sie nicht übermäßig beunruhigen. Es ist ein natürliches Phänomen. Versuchen Sie dennoch, das Ausmaß der Schäden möglichst gering zu halten. Wenn Sie in einem Beutel Insekten finden, kompostieren Sie den Beutelinhalt. Sollten Sie einen Teil davon bereits konsumiert haben, ohne darauf zu achten – was soll's, dann hat Ihr Tee eben zusätzlich etwas Eiweiß enthalten.

Haltbarkeit

Wie oft habe ich in Büchern folgende Anweisung gelesen: »Höchstens 12 Monate lang aufbewahren. Anschließend kompostieren.« Was für eine Verschwendung! Die Haltbarkeit hängt nämlich von der jeweiligen Pflanze ab. Zum besseren Verständnis wollen wir uns zwei Beispiele ansehen. Die Melisse hält nach dem Trocknen nur sehr kurze Zeit. Nach 6 Monaten hat sie praktisch kein Aroma mehr. Dann wandert sie am besten auf den Kompost. Wenn Sie jemals einen Tee aus frisch gepflückter Melisse aus dem Garten mit einem Tee aus getrockneter Melisse verglichen haben, werden Sie dem zustimmen.

Ein anderes Beispiel: Ich bewahre in meinem Arbeitsraum ein Gefäß mit getrockneter Schafgarbe von 2007 auf. Und sie riecht auch jetzt, über 10 Jahre später, immer noch sehr gut.

Wie Sie sehen, gibt es keine allgemeingültige Regel. Und ehrlich, der Erste, der versuchen würde, meine Schafgarbe von 2007 zu kompostieren, würde einige Tropfen Pfeffertinktur auf seiner Zahnbürste finden.

Nachfolgend lesen Sie, wie Sie am besten vorgehen, um herauszufinden, ob Ihre Pflanze nur noch zum Kompostieren geeignet ist. Nehmen Sie sich alle 6 Monate Ihre Vorräte vor und führen Sie folgende Tests durch:

- **Test 1 – Sichtprüfung:** Hat die Pflanze ihre ursprünglichen Farben verloren? Sehen Sie irgendwo Schimmel? Sehen Sie Insekten, die sich in den Tüten eingenistet haben? Falls Sie diese Fragen mit Nein beantworten, machen Sie weiter mit Punkt 2. Falls Sie mit Ja geantwortet haben, gehören die Pflanzen auf den Kompost.
  Tipp: Wenn Sie Anfänger sind, können Sie die Pflanzen bei Erhalt fotografieren, um später Vergleiche anstellen zu können.

- **Test 2 – Geruchsprüfung:** Riechen die Pflanzen noch so gut wie am Anfang? Einige Pflanzen sind aromatischer als andere.
  Tipp: Testen Sie den Duft bei Erhalt der Pflanzen genau, um die weitere Entwicklung beurteilen zu können.

- **Test 3 – Geschmacksprüfung:** Bereiten Sie mit der Pflanze einen Tee oder ein Dekokt zu. Hat die Pflanze noch so viel Geschmack wie anfangs?
  Tipp: Bereiten Sie je nach Pflanze einen Tee oder ein Dekokt vor, sobald Sie diese erhalten haben und sie noch »frisch« ist, um diesen Geschmack für spätere Prüfungen im Gedächtnis zu haben.

Haben Ihre Pflanzen alle Tests bestanden, behalten Sie sie, auch wenn sie älter als ein Jahr sind!

Empfehlung

Und was ist zu tun, wenn die Ergebnisse eines Tests gut und eines anderen Tests schlecht sind? Wenn beispielsweise Geschmack und Geruch noch in Ordnung sind, die Farbe jedoch zu verblassen beginnt? Ich persönlich ziehe es immer vor, eine Pflanze zu behalten, die in bester Form ist, damit sie mir eine maximale therapeutische Wirkung liefert. Wenn ich daher eine signifikante Verschlechterung bei einem der drei Punkte feststelle, kompostiere ich sie. Ich rate Ihnen, dies ebenso zu machen.

Einige Pflanzen halten sich mehrere Jahre. Dies ist bei Pflanzen mit bitterem Geschmack der Fall, umgangssprachlich als »Bitterpflanzen« bezeichnet. Wenn ich bedenke, dass manche eine Enzianwurzel kompostieren, nur weil sie ein Jahr alt ist … Was für eine Verschwendung!

Vergessen Sie also die »Grundregeln«, die Sie hier und dort lesen werden. Nehmen Sie die Dinge selbst in die Hand, prüfen Sie Ihre Pflanzen selbst. Die einzigen Hilfsmittel, die Sie hierfür benötigen, sind Augen, Nase und Mund. Diese Tests gehen schnell, kosten nichts und Sie sparen sich damit langfristig mehrere Hundert Euro. Wir sollten nicht vergessen, dass die Pflanzen wertvoll sind und nicht vergeudet werden sollten!

Tipp

Die Gefriertruhe ermöglicht es Ihnen, Pflanzen in frischem Zustand über mehrere Monate zu lagern. Dies ist keine geläufige Aufbewahrungsmethode und auch nicht allgemein bekannt, aber durchaus möglich und ergibt anschließend gute Zubereitungen. Sobald Sie die Pflanze aus der Gefriertruhe nehmen, können Sie sie für einen Tee, ein Dekokt oder eine Tinktur verwenden. Nachfolgend einige Nachteile dieser Methode.

- In der Gefriertruhe können Sie keine großen Pflanzenmengen aufbewahren, der Platz ist begrenzt.
- Wenn Sie die Pflanze nicht in einem luftdicht verschlossenen Beutel oder Behältnis lagern, wird ihr durch die Kälte Feuchtigkeit entzogen und sie verliert ihr »frisches« Aussehen.
- Wenn Sie die Pflanze vor dem Gebrauch auftauen lassen, sieht sie gelegentlich wie gekocht und schlapp aus. Daher rate ich Ihnen, sie sofort nach dem Herausnehmen aus der Gefriertruhe als Tee oder Tinktur zu verwenden, um dieses Phänomen zu vermeiden. Die Pflanzen verlieren ihre Festigkeit, ihr physisches Aussehen, wenn Sie so wollen, Geschmack und Geruch jedoch bleiben, und das ist uns am wichtigsten.

Die Aufbewahrung von Basilikum und Schnittlauch in der Gefriertruhe ist Ihnen bereits bekannt. Warum sollte dieses Konzept also nicht auch für Heilpflanzen angewendet werden? In der Regel können Sie Pflanzen in einer gut funktionierenden Gefriertruhe 1 bis 2 Jahre aufbewahren. Beachten Sie, dass im Kühlschrank nur eine Aufbewahrung für durchschnittlich 5 bis 7 Tage möglich ist.

Wie extrahiert man die Wirkstoffe aus der Pflanze?

Um die Wirkstoffe einer Pflanze nutzen zu können, müssen ihre Moleküle extrahiert werden, damit sie von unserem Verdauungssystem aufgenommen werden können. Das heißt, die Pflanze muss verdaut werden. Diese Verdauung kann im Körper erfolgen, aber auch äußerlich durch Nutzung eines »Lösungsmittels«, einer Substanz also, die der Pflanze die Inhaltsstoffe entzieht, um diese Stoffe resorbierbar zu machen.

Verschiedene Arten der Aufnahme

Die einfachste Art, eine Heilpflanze zu konsumieren, wäre, sie einfach zu essen. Genau das machen wir schließlich mit anderen pflanzlichen Substanzen wie Obst und Gemüse. So einfach ist das jedoch leider nicht. Denn damit unsere Verdauungssäfte gute Extraktionsarbeit leisten können, müsste die Pflanze zart und nicht zu faserig sein und man müsste sie im Mund in einen Brei umwandeln können. Außerdem müsste der Prozess der Nahrungsaufnahme relativ angenehm sein, denn nur dann wäre die Heilpflanze über diesen Weg allen zugänglich.

Sehen wir uns ein paar Beispiele an. Die Blüte der frischen Kamille *(Matricaria recutita)* schmeckt süß und hat eine zarte Konsistenz. Doch wenn man nicht sehr genau aufpasst, können sich winzige Teilchen in der Kehle festsetzen und einen fast ersticken lassen, wenn sie in die Luftröhre geraten. Und wir sprechen hier von einer »leicht verzehrbaren« Pflanze! Nehmen wir nun Pflanzen, die weniger leicht verzehrbar sind. Wie könnten Sie die sehr harte und faserige Wurzel des Krausen Ampfers *(Rumex crispus)* zu sich nehmen? Oder die Rinde der Silber-Weide *(Salix alba)*? Das Beste habe ich bis zum Schluss aufgehoben: die getrocknete Pflanze. Versuchen Sie einmal, eine Handvoll Blätter vom Boldostrauch *(Peumus boldus)* oder Wurzel vom Löwenzahn *(Taraxacum officinale)* zu essen, und schreiben Sie mir dann über Ihre Erfahrung – ich weiß es zu schätzen, wenn Sie dabei auf Beschimpfungen verzichten!

Sie haben mich jedenfalls sicher verstanden: Um die Pflanze verzehrbar zu machen, müssen wir in den meisten Fällen zu Lösungsmitteln greifen. Ein Lösungsmittel ist eine Flüssigkeit, die es ermöglicht, die Wirkstoffe der Pflanzen zu extrahieren, ohne sie zu beschädigen. Sind die Wirkstoffe erst einmal in der Flüssigkeit, können sie über die Schleimhaut unseres Verdauungssystems problemlos aufgenommen werden. Es ist klar, dass das Lösungsmittel so natürlich und so unschädlich wie nur möglich sein muss. „Natürlich" heißt jedoch nicht unbedingt auch wirksam. Wie wir sehen werden, sind bestimmte Lösungsmittel deutlich besser als andere.

Info

Wissenschaftler haben eine Leidenschaft: analysieren und zerpflücken, um zu verstehen. Dies ist eine edle Leidenschaft, die uns Fortschritte beschert und unsere Gesellschaft modernisiert, zu welchem Preis auch immer. Die Pflanze entzieht sich jedoch unserem Verständnis. Sie enthält nämlich Hunderte, gelegentlich Tausende von Inhaltsstoffen, deren Natur wir nicht kennen. Wir klammern uns also an das wenige, was wir wissen. Johanniskraut wirkt sicher dank seines Gehalts an Hypericin, nicht wahr? Bei der Mariendistel ist es das Silymarin. Wenn es nur so einfach wäre! Ich lasse Sie über die Aussage von Jean Valnet nachdenken, einem der Väter der Pflanzenheilkunde in Frankreich. Valnet, der diese ausschließliche Fokussierung auf den Wirkstoff beklagte, sagte einmal: »Die gesamte Pflanze besitzt eine Wirkung, die seit Langem bekannt ist und die zugleich global und sanfter ist.« Wenn ich im weiteren Fortgang dieses Buches von »Inhaltsstoffen« oder »Wirkstoffen« spreche, tue ich dies, um die Diskussion zu erleichtern, nicht aus Überzeugung. Wirksam ist die Gesamtheit der Pflanze, die man auch als das »Totum« der Pflanze bezeichnet.

STECKBRIEF

Echtes Johanniskraut

Hypericum perforatum
Mehrjährig

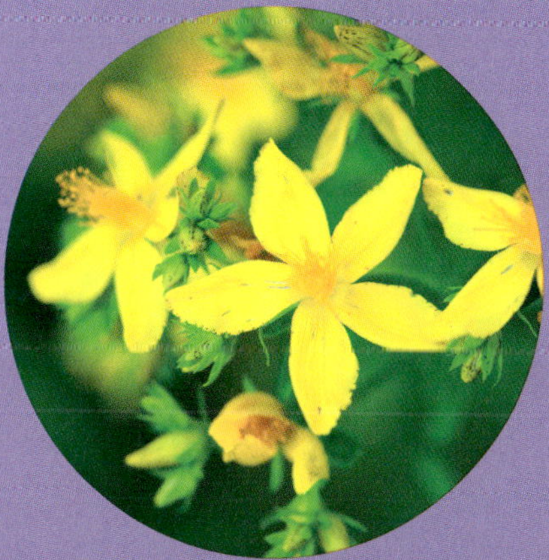

Ernte: Gesammelt werden die Blütenstände, speziell die Blüten mit einigen endständigen Blättern, wenn die Blüten sich gerade zu öffnen beginnen.

Reinigen: nicht nötig

Trocknen: Man lässt die Blütenstände ausgebreitet auf einem Rost trocknen. Am besten sind jedoch Zubereitungen aus der frischen oder nahezu frischen Pflanze.

Aufbewahrung: in Papiertüten

Beste Methode zur Extraktion der Wirkstoffe:

- Ausgezeichnet ist eine Tinktur aus der frischen Pflanze: 200 ml reiner Alkohol auf 100 g fein geschnittener Blütenstände. Den Alkohol zugießen und beobachten, wie die Flüssigkeit innerhalb von Sekunden rot wird.
- Eine Tinktur aus der getrockneten Pflanze ist ebenfalls zweckmäßig, wenn das Johanniskraut erst kürzlich getrocknet wurde. 500 ml Alkohol mit 50 Vol.-% pro 100 g der Pflanze verwenden.
- Ölmazerat ist zur äußerlichen Anwendung ausgezeichnet geeignet: Die Blütenstände anwelken lassen, das heißt den Großteil ihres Wassergehalts verlieren lassen. Sind sie verwelkt, ohne völlig trocken zu sein, werden sie mit Pflanzenöl, zum Beispiel mit Olivenöl, bedeckt und man lässt sie nach den in diesem Buch dargelegten Methoden 4 bis 6 Wochen mazerieren.

- Auch ein Tee aus der kürzlich getrockneten Pflanze ist als letzte Wahl geeignet. 15 bis 30 g Blütenstände auf 1 l Wasser, 3 oder 4 Tassen pro Tag, so der Vorschlag von Valnet.

Anwendung: Depressive Zustände, die jahreszeitlich bedingt oder vorübergehend sind, innere Unruhe und nervöse Erregung, entzündliche Zustände der Magen- und Darmschleimhaut wie Geschwüre etc. Äußerliche Anwendung: Entzündungen der Haut und Sonnenbrand, Neuralgien jeglicher Art.

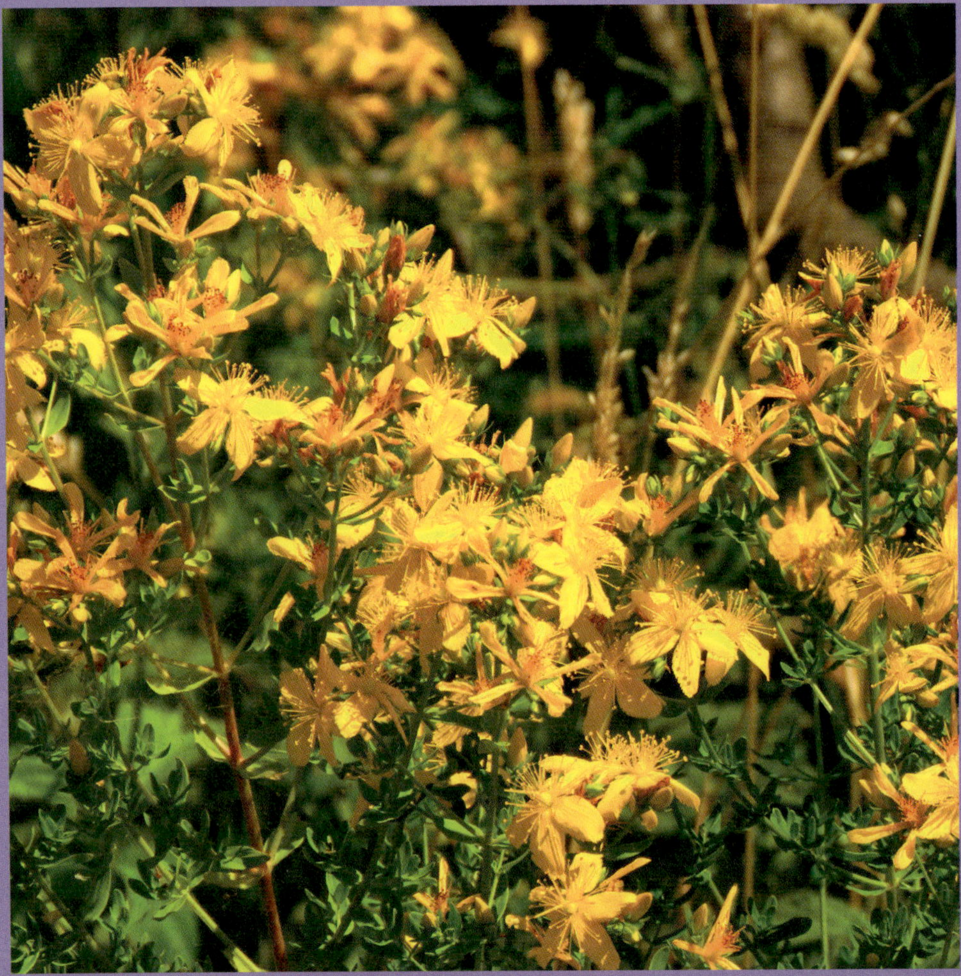

Ihre Verdauungssäfte

Ich möchte kurz auf den Verzehr einer Pflanze zurückkommen. Wie wir gesehen haben, ist dies in vielen Fällen schwierig, außer es gelingt Ihnen, die Fasern der Pflanze zu brechen, um sie bekömmlicher zu machen. Möglich ist dies, wenn Sie sie zu einem Pulver mahlen. Nicht alle Pflanzen lassen sich zu einem Pulver verarbeiten, denn dieser Vorgang kann zu einem Verlust bestimmter Substanzen wie der ätherischen Öle führen. Zudem verringert das Mahlen im Allgemeinen die Haltbarkeit der Pflanze, denn sie wird an der Luft deutlich schneller oxidieren.

In vielen Fällen ist das Mahlen zu Pulver jedoch absolut möglich. Sie können es selbst mithilfe einer Kaffeemühle bewerkstelligen und das Pulver anschließend durch ein Küchensieb sieben. Im Kräuterhandel finden Sie Brennnessel, Zinnkraut, Bockshornklee oder Echtes Süßholz (Steckbrief Seite 58) auch in Pulverform. Auch in der chinesischen und ayurvedischen Medizin wird die Pulverform häufig verwendet. Wir haben Zugang zu einer Vielzahl chinesischer Pflanzen, vom Asiatischen Ginseng *(Panax ginseng)* bis zum Mongolischen Tragant *(Astragalus membranaceus)*. Aus der ayurvedischen Medizin sind auch das Kleine Fettblatt *(Bacopa monnieri)*, der Indische Wassernabel *(Centella asiatica)* und die Schlafbeere *(Withania somnifera)* zu uns gekommen.

Durch die Pulverform wird die Pflanze deutlich leichter verdaulich. Das harte und faserige Material wird dabei nämlich aufgebrochen. Unsere Verdauungssäfte können dadurch auf dieses Pulver einwirken, um die Substanzen der Pflanzen zu extrahieren. Mit anderen Worten: Die Resorption eines Pulvers ist wie eine Art Teezubereitung mithilfe unserer Verdauungssäfte. Und glauben Sie mir, unsere Säfte erweisen sich als ausgezeichnetes Lösungsmittel für die Pflanze in Pulverform.

Es genügt also, das Pulver auf angenehme Weise zu sich zu nehmen, den Rest erledigt der Verdauungstrakt. Zur Aufnahme des Pulvers gibt es verschiedene Möglichkeiten:

- Stellen Sie mit dem Pulver und etwas warmem oder kaltem Wasser eine Paste her.
- Stellen Sie mit dem Pulver und flüssigem Honig oder geklärter Butter oder einer Mischung aus beiden eine Paste her (ayurvedische Methode).

- Setzen Sie das Pulver einer Suppe, einem Kompott oder jedem anderen Lebensmittel zu.
- Füllen Sie das Pulver in Kapseln und schlucken Sie die Kapseln.

Kurz gesagt geht es darum, das Pulver auf die eine oder andere Weise aufzunehmen, die Verdauungssäfte erledigen dann den Rest. Sie können das Pulver natürlich auch in warmem oder kaltem Wasser, in Pflanzenöl oder Alkohol mazerieren lassen, dies führt uns jedoch zu anderen Zubereitungsarten.

Wasser

Wasser ist eines der besten Lösungsmittel, die es auf unserem Planeten gibt. Zudem hat es den Vorteil, verfügbar zu sein, ohne dass man sich dafür anstrengen muss – solange es noch Wasser gibt! Wasser hat große Lösungsfähigkeiten. Regenwasser beispielsweise dringt in Gestein ein, um zu unterirdischen Flüssen zu gelangen. Auf seinem Weg extrahiert es eine Fülle an Mineralstoffen und Spurenelementen. Aufs Extrahieren versteht sich Wasser gut!

Wasser kann die meisten Substanzen lösen, die uns bei den Pflanzen interessieren: einfache und komplexe Zucker, Proteine, Tannine, Phenolsäuren*, Mineralstoffe, Heteroside*. Diese Substanzen werden als »wasserlöslich« bezeichnet. Bei Alkaloiden* und ätherischen Ölen* erledigt Wasser eine partielle Extraktion, die in den meisten Fällen aber ausreichend ist. Harze kann Wasser hingegen nicht lösen. Zudem wirkt es bei ätherischen Ölen und bestimmten Alkaloiden nicht optimal. Nun werden Sie wahrscheinlich denken, dass Sie für die Wahl des richtigen Lösungsmittels die Inhaltsstoffe der Pflanze kennen sollten. Das kann tatsächlich helfen, aber keine Sorge: Diese Auswahlarbeit hat die traditionelle Überlieferung bereits für Sie erledigt. Wenn Sie in den klassischen Werken die Pflanze in Form von Tee oder Dekokt verwendet sehen, brauchen Sie nicht weiter zu zögern – diese Zubereitungsform wurde getestet und für gut befunden.

Welche Art Wasser eignet sich für Zubereitungen?

Beginnen wir mit einem perfektionistischen Blick: Je mehr Substanzen wie beispielsweise Mineralstoffe das Wasser enthält, desto stärker verliert es, chemisch betrachtet, sein Extraktionsvermögen. Destilliertes Wasser, das im Prinzip frei von allen Inhaltsstoffen ist, eignet sich daher ideal für eine optimale Extraktion. Man kann das Wasser mit einem kleinen Destilliergerät selbst destillieren oder es auch fertig kaufen; überprüfen Sie dabei aber unbedingt, ob es zum Verzehr geeignet ist. Das ist jedoch umständlich und der Gewinn gegenüber »normalem« Wasser ist nicht signifikant.

Als zweite Wahl können Sie ein hochwertiges Mineralwasser mit geringem Trockenrückstand nehmen. Das Gewicht des Trockenrückstands wird auf handelsüblichen Flaschen grundsätzlich angegeben. Dabei handelt es sich ganz einfach um das, was übrig bleibt, wenn Sie dieses Wasser verdampfen lassen. Je höher das Gewicht des Trockenrückstands, desto mehr Inhaltsstoffe sind im Wasser. Wählen Sie also das Mineralwasser mit dem geringsten Trockenrückstand.

Wenn Sie Ihr Wasser zu Hause filtern, erfüllt es seinen Zweck ebenfalls sehr gut. So mache ich es: Ich habe in einen Filter investiert, mit dem ich eine lange Liste von Verunreinigungen eliminieren kann. Beachten Sie, dass einige Filter die Mineralstoffe herausfiltern, während andere diese im Wasser lassen. Wie bereits erklärt, wird dies keinen spürbaren Unterschied bei der Qualität Ihrer Zubereitungen machen, Priorität hat das Herausfiltern von Verunreinigungen. Damit will ich es beim Filtern von Wasser auch belassen, denn dies ist eine regelrechte Wissenschaft geworden, auf deren Feld ich mich nicht weiter vorwagen will.

Empfehlung

Warnhinweis für Puristen: Lesen Sie den folgenden Absatz nicht! Wenn Sie mir bisher gefolgt sind, wissen Sie, dass ich für eine bodenständige Pflanzenheilkunde, für eine Volkspflanzenheilkunde stehe. Lassen Sie sich nicht von der Zubereitung Ihrer Tees abhalten, wenn Sie nur Wasser aus dem Wasserhahn zur Verfügung haben! Das ist sicher keine optimale Form, aber deutlich besser als gar nichts. Und ich kann Ihnen auch noch Folgendes sagen: Ob mit Wasser aus dem Wasserhahn oder nicht, die Ergebnisse stellen sich ein. Jeder macht es so, wie er kann, und mit den finanziellen Mitteln, über die er verfügt.

Welche Temperatur soll das Wasser haben?
Wie Sie im Kapitel »Klassische Zubereitungen« (ab Seite 65) sehen werden, kann das Wasser kalt oder warm verwendet werden. Kaltes Wasser wird gelegentlich für eine Zubereitung verwendet, die als »Kaltmazeration« bezeichnet wird. In den meisten Fällen werden Sie das Wasser jedoch erhitzen, denn die Wärme sorgt für eine zusätzliche Wirkung. Sie ermöglicht eine bessere Verdauung der Pflanze. Im Allgemeinen ist Wasser mit einer Temperatur von 85 bis 90 °C ideal. Hierauf gehen wir nochmals ein, wenn es auf Seite 79 um Tee geht.

Wasser hat einen großen Nachteil: Sie können eine Zubereitung auf Wasserbasis höchstens 24 bis 48 Stunden aufbewahren. Bei Zimmertemperatur wird das Wasser, das sich mit den Schleimstoffen, der Stärke und weiteren Substanzen der Pflanze mischt, nämlich sehr schnell zu einem Nährboden für Bakterien. Um eine Haltbarkeit von 48 Stunden zu erreichen, muss die Zubereitung im Kühlschrank aufbewahrt werden. Auf Seite 70 wird auch das Einfrieren thematisiert, durch das diese zeitliche Grenze deutlich überschritten werden kann.

Alkohol

Das zweite Lösungsmittel, das sich von den anderen durch seine außergewöhnliche Wirksamkeit unterscheidet: Ethylalkohol, als Ethanol oder einfach als »Alkohol« bezeichnet. Alkohol wird in verschiedenen Konzentrationsstufen verwendet, die als »Alkoholgehalt« bezeichnet werden. In seiner höchsten Konzentration hat er 96 Volumenprozent (Vol.-%). Das bedeutet, dass ein Liter 96 % reinen Alkohol und 4 % Wasser enthält. Ein weniger starker Alkohol, etwa ein Wodka mit 40 Vol.-%, enthält 40 % reinen Alkohol und 60 % Wasser.

Wir werden Alkohol für eine Art der Zubereitung verwenden, die sich »Tinktur« nennt. Dabei lässt man die Pflanze in mehr oder weniger hoch konzentriertem Alkohol mazerieren. Wir werden ihn auch zur Herstellung eines Ölmazerats verwenden, eine Methode, die recht überraschende Ergebnisse liefert. Reiner Alkohol erledigt eine ausgezeichnete Extraktion bei Harzen, ätherischen Ölen, Alkaloiden, Heterosiden, Phenolverbindungen und den meisten sauren oder bitteren Inhaltsstoffen. Hingegen kann er wasserlösliche Inhaltsstoffe wie Mineralstoffe oder Gummis* und Schleimstoffe nicht extrahieren. Diese Einschränkung lässt sich leicht ausschalten. Es genügt, einen beispielsweise auf 50 Vol.-% verdünnten Alkohol zu verwenden, denn dieser enthält zur Hälfte

Wasser und zur Hälfte reinen Alkohol, wodurch er die meisten Inhaltsstoffe extrahieren kann. Wie wir noch sehen werden, ist für eine frische Pflanze ein Alkohol mit über 80 Vol.-% erforderlich, während sich eine getrocknete Pflanze in den meisten Fällen mit einem Alkohol mit 45 Vol.-% zufriedengibt.

Alkohol ist einer der besten natürlichen Konservierungsstoffe, die wir zur Verfügung haben. Er schaltet jegliche mikrobielle Aktivität aus, die eine Zubereitung abbauen könnte. Er macht die Inhaltsstoffe der Pflanze viele Jahre lang haltbar. Zur Konservierung ist im Endprodukt ein Alkoholgehalt von mindestens 20 Vol.-% nötig. Manche Menschen glauben, für Zubereitungen auf pflanzlicher Basis sei ein spezieller Alkohol erforderlich. Das stimmt nicht. Es zählt nur der Alkoholgehalt. Dieser bestimmt das Extraktionsvermögen des jeweiligen Alkohols. Sie können daher zahlreiche handelsübliche Alkoholsorten verwenden, solange sie die gewünschten Volumenprozente liefern. Wie Sie weiter im Abschnitt »Tinkturen« ab Seite 109 sehen werden, liegt der durchschnittliche Alkoholgehalt, der für die meisten getrockneten Pflanzen benötigt wird, bei 45 Vol.-%. Mit diesem Gehalt können Sie im Handel Alkohol zum Einlegen von Früchten, Traubentresterbrand, Wodka oder Rum kaufen.

Empfehlung

Ich rate Ihnen, immer einen Alkohol mit möglichst neutralem Geschmack zu kaufen. So kann sich der Geschmack der Pflanze besser entfalten. Ich finde den Traubentresterbrand daher problematisch, da er einen sehr markanten Geschmack hat. Wodka oder Alkohol zum Einlegen von Früchten sind eher neutral und für die Zubereitung von Tinkturen sehr gut geeignet. Rum ist interessant, weil sich sein Geschmack gut mit zahlreichen Pflanzen verbindet, die einen süßen Geschmack haben, wie beispielsweise Süßholz oder Große Klette. Im Handel liegt der höchste Alkoholgehalt in der Regel bei 55 Vol.-%, diesen Gehalt hat Rum. Es versteht sich von selbst, dass Alkohol in Bioqualität vorzuziehen ist, er ist aber deutlich teurer.

STECKBRIEF

Echtes Süßholz

Glycyrrhiza glabra
Mehrjährig, Wurzeln mit süßem Geschmack

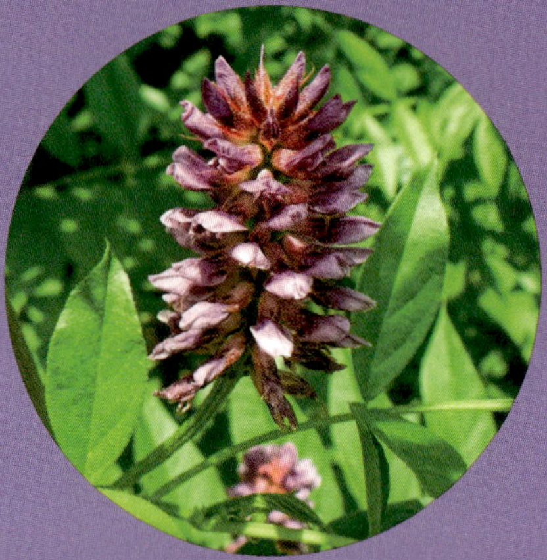

Ernte: Gesammelt werden die Wurzeln, wenn die oberirdischen Teile im Herbst verschwinden.

Reinigen: Die Wurzeln werden in reichlich Wasser abgebürstet, um die Erde zu entfernen.

Trocknen: Die Wurzeln in Stücke schneiden, die dicksten anschließend der Länge nach aufschneiden und alles ausgebreitet auf einem Rost trocknen lassen.

Aufbewahrung: in Papiertüten an einem trockenen Ort

Beste Methode zur Extraktion der Wirkstoffe: Ausgezeichnet ist ein Dekokt der trockenen Wurzeln, 50 g auf 1 l Wasser, 5 Minuten gekocht und 12 Stunden mazeriert, wie es Valnet vorschlägt. Auch eine Tinktur frischer oder getrockneter Wurzeln ist ausgezeichnet. Bei getrockneten Wurzeln 500 ml Alkohol mit 45 Vol.-% pro 100 g Wurzeln, idealerweise in Pulverform oder fein geschnitten.

Anwendung: trockener Husten, Bronchitis, Luftröhrenentzündung, Gastritis, Magen- oder Darmgeschwüre, Colitis. Achtung: Verwenden Sie kein Süßholz, wenn Sie an Hypertonie (Bluthochdruck) leiden.

Essig

Essig ist für bestimmte Pflanzenkategorien ein gutes Lösungsmittel: für Pflanzen, die reich an Alkaloiden sind, und für solche, die reich an Mineralstoffen sind. Essig enthält Essigsäure, und diese Säure hat eine große Affinität zu alkalischen Substanzen, also Basen. Alkaloide sind, wie ihr Name schon sagt, alkalisch, also basisch – ebenso wie Mineralstoffe.

Erinnern Sie sich an die chemischen Grundlagen, die Sie in der Schule gelernt haben? Zu meiner Zeit lernte man die folgende Formel: Säure + Base = Salz + Wasser. Die Essigsäure des Essigs verbindet sich also mit den basischen Substanzen der Pflanze – im Allgemeinen den Alkaloiden oder den Mineralstoffen –, um diese Moleküle einzufangen und Salze – Alkaloidsalze oder Mineralsalze – zu bilden. Diese Salze werden anschließend im wässerigen Anteil des Essigs gelöst und können dadurch mit dem Essig verzehrt werden.

Haben Sie schon einmal den Versuch mit dem »weichen Ei« gemacht? Legen Sie ein frisches Ei in Essig. Nach 24 Stunden hat sich seine Schale vollständig aufgelöst und das Ei ist weich. Das Kalziumkarbonat der Eierschale hat mit der Essigsäure reagiert und Calciumacetat ergeben, das in Essig löslich ist. Es ist dieselbe Art Reaktion, die man mit Pflanzen erzeugen kann.

Wir werden im Abschnitt »Arzneiessig« auf Seite 242 darauf zurückkommen. Für bestimmte Pflanzen ist die Zubereitung mit Essig, die heute außer in Kanada nur selten eingesetzt wird, sehr praktisch.

Pflanzliches Glycerin

Glycerin ist eine sehr süß schmeckende Substanz, die jedoch nicht aus Zucker besteht. Insofern hat sie keinen Einfluss auf den Blutzuckerspiegel. Chemisch ist sie mit dem Alkohol Glycerol verwandt, der allerdings nichts mit dem oben benannten Ethylalkohol zu tun hat. Hinsichtlich seiner Extraktionskraft ist Glycerin sehr viel weniger wirksam als Ethylalkohol. Eigentlich ist Glycerin sogar ein miserables Lösungsmittel, außer in einem ganz speziellen Fall, den wir im Abschnitt »Glycerinmazerat« ab Seite 172 vorstellen werden.

Pflanzliches Glycerin wird aus pflanzlichen Quellen hergestellt, im Allgemeinen aus Kokosöl, Rapsöl oder Palmöl. Gylcerin kann aber auch ein Erdölderivat sein.

Überprüfen Sie Ihre Bezugsquellen und kaufen Sie nur pflanzliches Glycerin, das zum Verzehr geeignet ist, denn einige Glycerinarten sind nur für die Nutzung in der Kosmetik zertifiziert. Diese Information finden Sie auf zahlreichen Websites, auf denen Glycerin verkauft wird, und auch einige Apotheken können Ihnen darüber Auskunft geben.

Glycerin hat einen großen Vorteil: Es verbindet sich mit den Tanninsäuren der Pflanze, also mit den Tanninen, die der Pflanze ihre adstringierende* Wirkung verleihen, um diese daran zu hindern, mit den Alkaloiden auszufällen. Dieses Ausfällen ist problematisch, denn es macht die Alkaloide und Tannine unwirksam und erzeugt auf dem Boden des Gefäßes einen Bodensatz. Wenn Sie also eine Tinktur aus Pflanzen herstellen, die sowohl Tannine als auch Alkaloide enthält, ist es daher sinnvoll, der Mischung etwa 10 % Glycerin zuzusetzen. Wir werden im Abschnitt »Tinkturen« auf Seite 146 nochmals darauf zurückkommen.

Wein

Neben seinen geschmacklichen Vorteilen ist Wein nichts anderes als ein Alkohol mit nur 11 bis 15 Vol.-%. Seine Extraktionskraft ist daher relativ gering, es sei denn, die Inhaltsstoffe der Pflanze sind hauptsächlich wasserlöslich. Weißwein ist vorzuziehen, um den Zusatz von in Rotwein enthaltenen Tanninen zu vermeiden, die mit den Alkaloiden bestimmter Pflanzen reagieren könnten. Zudem kommt es bei Rotwein zu einer Wechselwirkung der Tannine mit der Darmschleimhaut, was die Resorption bestimmter Pflanzenbestandteile reduziert.

Zur Steigerung der Extraktionskraft des Weins können Sie weiteren Alkohol zugeben, um den Alkoholgehalt zu heben. So können Sie einen »starken Wein« auf Pflanzenbasis herstellen, eine Zubereitung, die sich gut trinken lässt und eher ein Aperitif als eine Tinktur ist. Aber wie es so schön heißt: Man darf sich doch auch einmal etwas gönnen! Ich werde im Abschnitt »Arzneiwein« ab Seite 254 noch darauf eingehen.

Pflanzenöl

Pflanzenöl ist für zahlreiche Zubereitungen zur Anwendung auf der Haut sehr wichtig. Der nährende und schützende Aspekt des Öls ist nämlich unersetzlich. Wir verwenden es also, um Ölmazerate, Salben, Balsame und Cremes herzustellen.

Pflanzenöle lassen sich je nach ihrer chemischen Struktur in drei Gruppen einteilen. Es ist wichtig, das zu verstehen, denn diese Struktur sagt Ihnen, ob das Öl lange haltbar ist oder dazu neigt, rasch ranzig zu werden.

- **Mehrfach ungesättigte Öle** wie Sonnenblumen-, Raps-, Lein- oder Hanföl sind am unbeständigsten und werden am schnellsten ranzig.
- **Einfach ungesättigte Öle** wie Oliven-, Avocado-, Macadamia- oder Jojobaöl sind über einen längeren Zeitraum relativ stabil.
- **Gesättigte Öle** wie Kokosöl, Kakaobutter, geklärte Butter, auch Ghee genannt, oder Palmkernöl – Vorsicht vor Umweltschäden! – sind am stabilsten.

Wenn Sie die Haltbarkeit Ihrer Produkte auf Basis von Pflanzenöl steigern wollen, wählen Sie Öle, die am meisten gesättigte und einfach ungesättigte Fettsäuren enthalten.

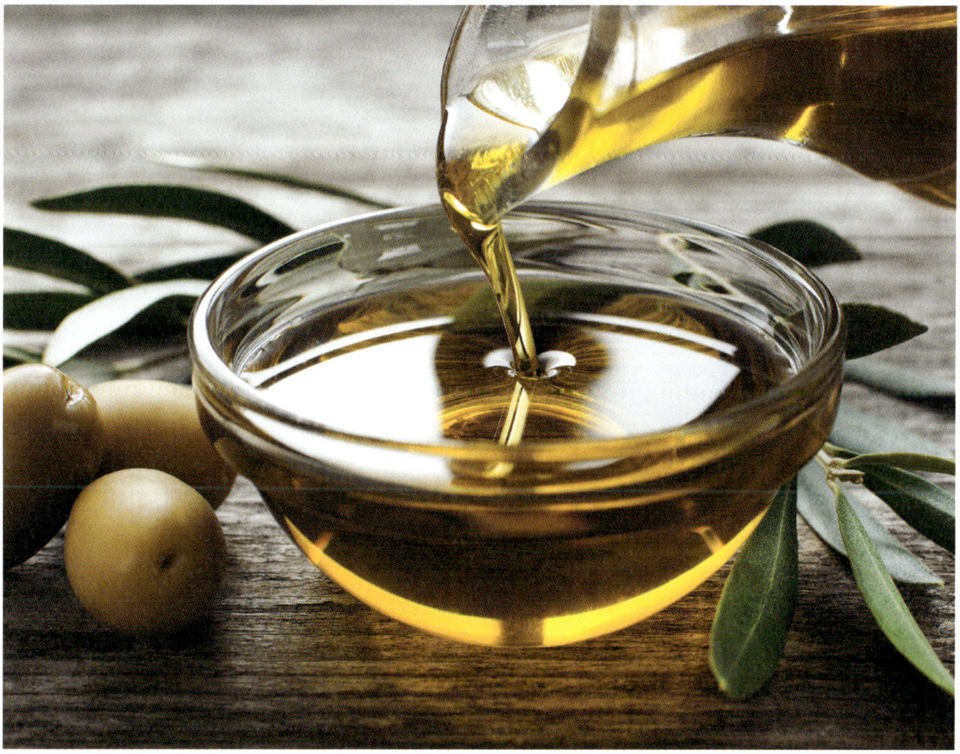

Ich vereinfache Ihnen die Arbeit mit der folgenden schematischen Darstellung. Die Öle oben sind am haltbarsten, denn sie enthalten einen hohen Anteil gesättigter oder einfach ungesättigter Fettsäuren. Je weiter es nach unten geht, desto schneller werden die Öle ranzig.

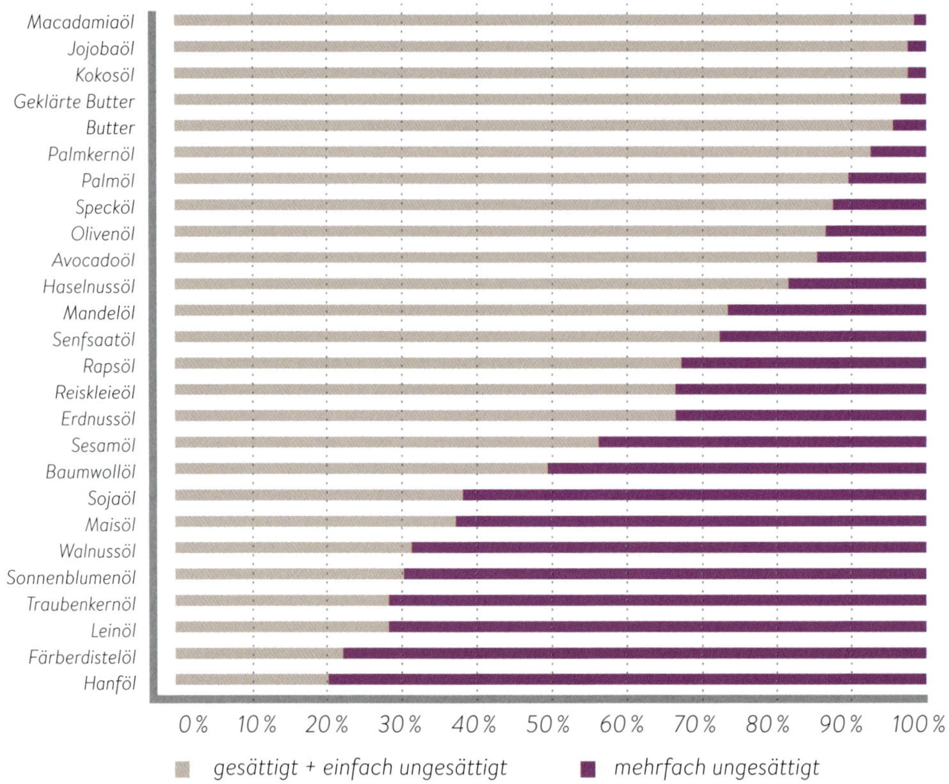

Wenn Sie sich für Dermokosmetik interessieren, wissen Sie, dass die Haltbarkeit nicht das einzige Kriterium für die Wahl Ihres Öls ist. Es kommen noch weitere Faktoren ins Spiel.

- **Manche Öle sind flüssiger als andere.** Olivenöl ist beispielsweise relativ dickflüssig, Kakaobutter ist bei Zimmertemperatur sogar fest. Wieder andere wie Mandelöl oder Haselnussöl sind sehr fein und dünnflüssig.

- **Manche Öle ziehen besser in die Haut ein als andere.** Sheaöl zieht sehr gut in die Haut ein, Olivenöl weniger gut.
- **Manche Öle haben einen starken Geruch.** Dieser Geruch kann für eine Zubereitung problematisch sein, beispielsweise beim Olivenöl.

Je nach erwünschter Wirkung heißt es also, einen Kompromiss zwischen diesen verschiedenen Faktoren zu finden. Sind die Öle lauwarm oder warm, sind sie gute Lösungsmittel für Harze, Oleoresine*, ätherische Öle und Flavonoide. Für die anderen Inhaltsstoffe sind sie ein relativ mittelmäßiges Lösungsmittel. Daher werde ich die Extraktionsmethode in Öl im weiteren Verlauf nochmals näher erläutern – eine sehr spezielle Methode, die ich als »Ölmazerat mit Alkohol als Lösungsmittel« bezeichne.

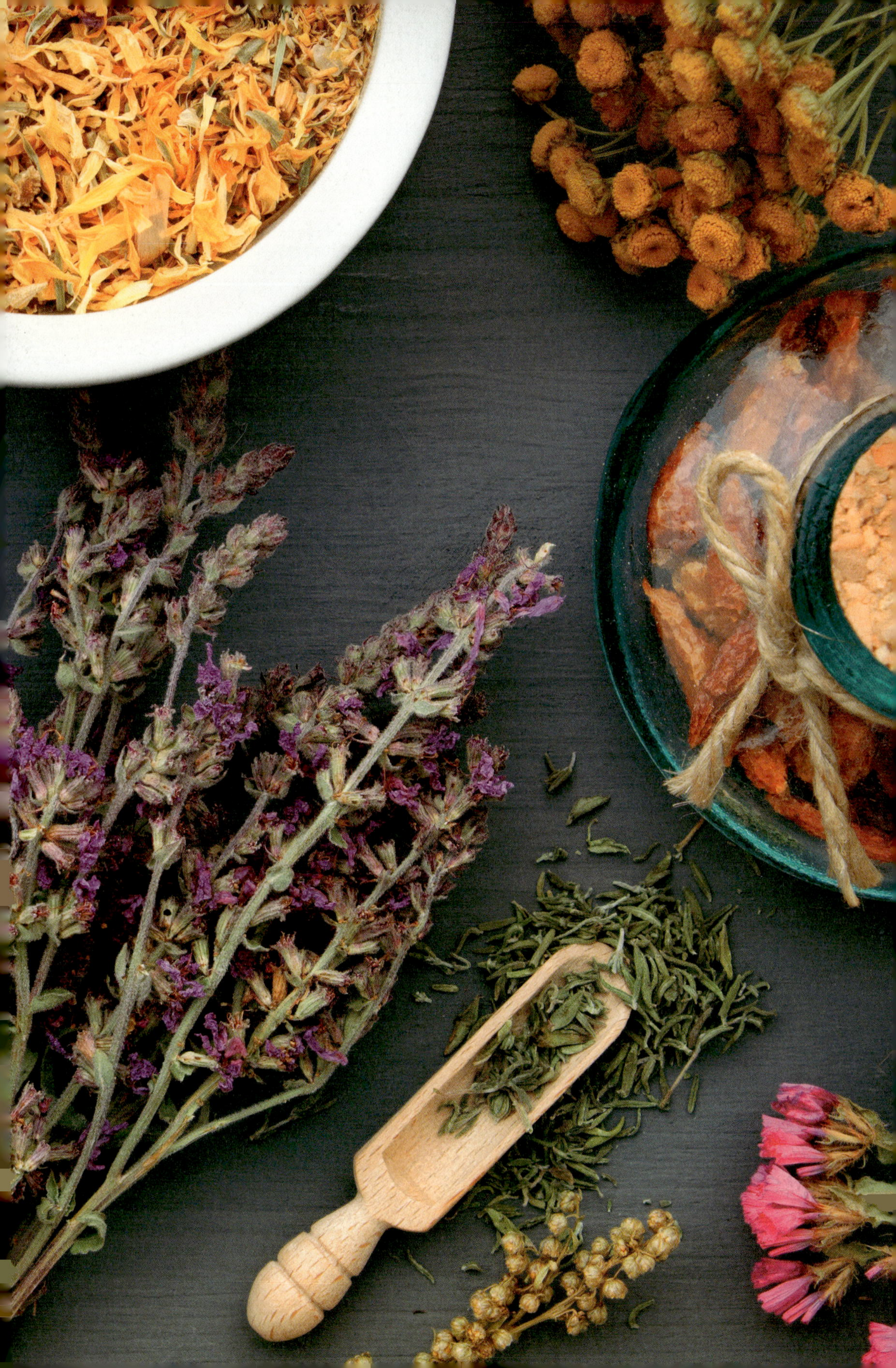

Klassische Zubereitungen

Nach dieser langen, aber wichtigen Einleitung lassen Sie mich Ihnen nun die Tür zu Ihrer neuen Naturapotheke öffnen. Es ist ein kleiner Schrank, gefüllt mit schönen Farben und guten Düften. Ein Schrank, der nach früher riecht, nach Edelholz und alter Schublade. Er quillt über von Produkten, die ihre Frische bewahrt haben, von Produkten, die auf die Tradition aufbauen. Dieser Schrank bleibt nie lange geschlossen, so sehr liebt man es, sich etwas von seinen Schätzen herauszuholen.

Empfehlung

Anweisungen, die ab jetzt genau zu befolgen sind!

- Krempeln Sie die Ärmel hoch.
- Vermeiden Sie Sonntagskleidung. Sonst könnte Ihre weiße Hose als unauslöschliches Souvenir einen schönen grünen Fleck durch das ölige Mazerat vom Wegerich abbekommen.
- Warnen Sie Ihre Angehörigen vor: Sie werden die Küche schnell auf den Kopf stellen. Aber Sie werden anschließend putzen (das klingt vielleicht nicht sehr glaubwürdig, sagen Sie es der Form halber aber trotzdem).
- Hören Sie auf, zu viel zu analysieren. Schreiten Sie lieber zur Tat. Natürlich werden Sie Fehler machen. Nur so lernt man dazu!

Frischer Saft

Wenn Sie Zugriff auf frische Pflanzen haben, ob im Garten oder in der Natur, werden Sie sich ständig fragen: Wie kann ich diese Frische einfangen und verhindern, dass dieses vitale Pflanzenteil mit der Zeit faserig und trocken wird?

Extraktion

Eine erste Möglichkeit besteht darin, den frischen Saft aus der Pflanze zu extrahieren. Dafür stehen zwei Geräte zur Auswahl: der moderne, relativ teure Entsafter mit geringer Drehzahl und die vergleichsweise altertümliche, aber erschwinglichere Zentrifuge.

Der Entsafter mit niedriger Drehzahl ergibt insofern wechselnde Ergebnisse, als er die Pflanze nicht vollständig austrocknet. Wenn Sie das, was als Abfall aus dem Entsafter kommt, anfassen, merken Sie, dass dieses Material immer noch relativ feucht ist. Andererseits geht dieser Entsafter dank der geringen Drehgeschwindigkeit respektvoll mit der Pflanze um. Allerdings gibt es einen großen

Nachteil: Ich habe bereits Entsafter beschädigt, weil irgendwo in den Pflanzen noch ein Steinchen verblieben war. Das geschieht häufig, insbesondere bei Wurzeln. Und das tut dann angesichts des Preises eines solchen Entsafters wirklich weh. Die Zentrifuge entsaftet die Pflanze etwas wirksamer. Die Drehgeschwindigkeit ist jedoch so hoch, dass die Pflanze Reibungen und eine gewisse Erwärmung erfährt, was bestimmte empfindliche Inhaltsstoffe schädigen kann. Nach Berücksichtigung dieser Plus- und Minuspunkte der beiden Geräte bin ich zu dem Schluss gekommen, dass die Zentrifuge für mich zugleich praktischer und wirkungsvoller ist. Zudem habe ich meinen Entsafter einmal ruiniert, und das war mir eine Lehre. Nun müssen Sie Ihre Entscheidung treffen.

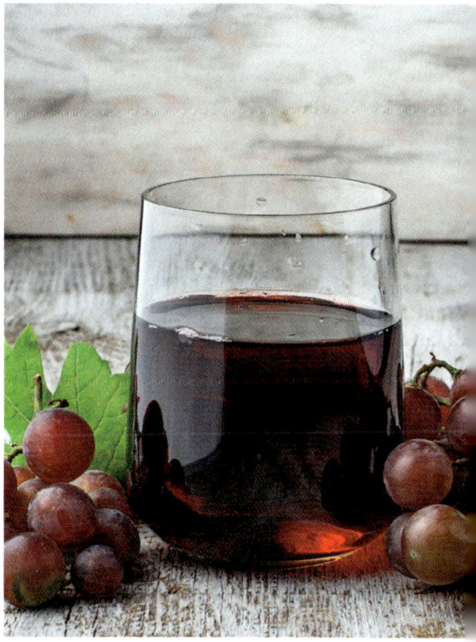

Beachten Sie, dass die erzielte Saftmenge minimal ist. Erwarten Sie nicht, einen Liter Melissensaft aus einer Handvoll Blätter zu gewinnen oder eine Tasse Klettensaft aus einigen schönen saftigen Wurzeln. Dafür ist der Saft äußerst wirksam. Konsumieren Sie ihn also in kleinen Mengen. Beachten Sie, dass dies kein Buch über die Verwendung von Pflanzen und ihre Dosierungen ist. Dieses Buch konzentriert sich auf die Verfahren der Herstellung und Weiterverarbeitung. Als Faustregel lässt sich jedoch für die geläufigsten Pflanzen eine Menge von ½ bis 1 Teelöffel Saft pro Einnahme nennen. Diese Saftmenge wird in ein großes Glas Wasser, Fruchtsaft, Gemüsesaft oder Ähnliches gegeben.

Beachten Sie auch, dass sich einige Pflanzen einfach nicht zum Entsaften eignen. Versuchen Sie nicht, einen Thymian- oder Rosmarinsaft herzustellen, die Blätter und Nadeln enthalten nicht genügend Feuchtigkeit. Dasselbe gilt beispielsweise für die Silber-Weide *(Salix alba)* oder die Blüten des Echten Mädesüß *(Filipendula ulmaria)*.

Die Pflanze muss relativ saftig und weich sein. Hier einige Beispiele von Pflanzen, aus denen Sie einen Saft zubereiten können.

Pflanzen, aus denen ein Saft hergestellt werden kann

Pflanze	Art des Saftes und Verwendung
Echter Alant *(Inula helenium)*	Saft aus den Wurzeln als Lungenantiseptikum, Husten-/Schleimlöser
Echter Baldrian *(Valeriana officinalis)*	Saft aus den Wurzeln zur Beruhigung und zum Angstlösen
Gewöhnlicher Erdrauch *(Fumaria officinalis)*	Saft aus den oberirdischen Teilen zur Reinigung der Leber; in kleinen Mengen einnehmen, sehr bitter
Große Klette *(Arctium lappa)*	Saft aus den Wurzeln zur Reinigung der Leber und bei Hautproblemen vom Typ Akne oder Ekzem, innerlich eingenommen oder lokal angewendet
Melisse *(Melissa officinalis)*	Saft aus den Blättern gegen Angst/innere Unruhe und zur Beruhigung des Nervensystems
Kalifornischer Mohn *(Eschscholzia californica)*	Saft aus den ganzen oberirdischen Teilen zur Schlafförderung
Bleicher Scheinsonnenhut *(Echinacea pallida)*	Saft aus den Wurzeln als Stimulans des Immunsystems
Schwarzer Winterrettich *(Raphanus sativus var. niger)*	Saft aus den Wurzeln zur Reinigung der Leber oder als Husten-/Schleimlöser

STECKBRIEF

Große Klette

Arctium lappa
Zweijährig

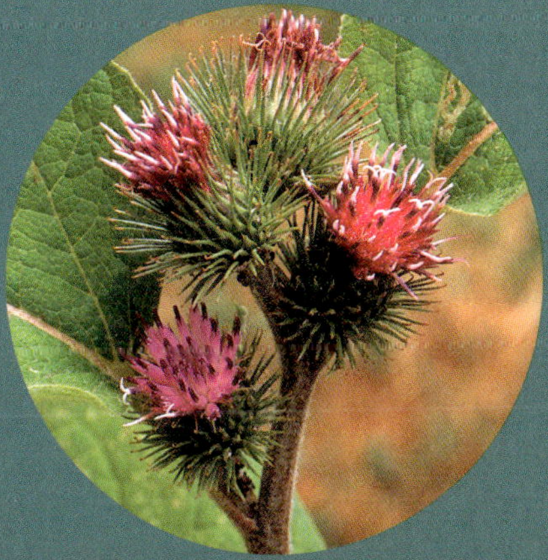

Ernten: Gesammelt wird hauptsächlich die Wurzel

Reinigen: Die Wurzel bürsten und gründlich abspülen, um die Erde zu entfernen.

Trocknen: Die Wurzel in Stücke schneiden, bei großem Durchmesser anschließend noch der Länge nach aufschneiden und ausgebreitet auf einem Rost liegend trocknen lassen.

Aufbewahrung: in Papiertüten

Beste Methode zur Extraktion der Wirkstoffe: Ausgezeichnet ist eine Tinktur aus der frischen Wurzel (200 ml reiner Alkohol pro 100 g fein geschnittener Wurzel). Eine Tinktur aus getrockneter Wurzel ist akzeptabel, wenn die Wurzel noch aromatisch ist (500 ml Alkohol mit 45 Vol.-% pro 100 g Wurzel). Ein Dekokt ist ebenfalls eine klassische und nützliche Zubereitung, dabei nimmt man gemäß Valnet im Allgemeinen 40 g getrocknete Wurzel pro Liter Wasser.

Anwendung: innerliche oder äußerliche Anwendung – bei äußerlicher Anwendung jedoch in höheren Konzentrationen – bei Dermatosen, Akne, Flechten, Ekzem, Psoriasis, Abszessen, Gicht, Rheuma und zur Entgiftung des Organismus

Aufbewahrung

Zur Aufbewahrung frischer Säfte gibt es zwei Optionen:

- **Einfrieren:** Wegen der geringen hergestellten Menge und der jeweils kleinen Einnahmemenge füllen Sie den Saft in einen Eiswürfelbereiter und stellen diesen in die Gefriertruhe. Füllen Sie etwas mehr als einen Teelöffel in jede Mulde. Die Menge wird sich mit der Zeit leicht verringern, da es in der Gefriertruhe immer zu einer kleinen Verdunstung kommt, das ist normal. Den Mini-Eiswürfel tauen Sie auf, indem Sie ihn in ein Glas kaltes oder lauwarmes Wasser legen, das Sie anschließend trinken.
- **Trinkalkohol 96 Vol.-%:** Es muss so viel Alkohol hinzugefügt werden, dass der Saft 20 % Alkohol enthält. Um es einfach zu machen, fügen Sie pro 80 ml Saft 20 ml Alkohol mit 96 Vol.-% hinzu. Lagern Sie die Mischung anschließend in einer luftdicht verschlossenen Flasche im Kühlschrank. Der durch den Alkohol haltbar gemachte Saft kann auch bei Zimmertemperatur aufbewahrt werden, im Kühlschrank bleibt der Saft jedoch länger frisch.

Bedenken Sie, dass verdünnter Alkohol wie Rum oder Wodka unpraktisch ist, um einen Alkoholgehalt von 20 % zu erreichen. Sie verdünnen damit nämlich nebenbei Ihren Saft sehr deutlich. Zur Information: Sie müssten pro 50 ml Saft 50 ml Wodka mit 40 Vol.-% zufügen, um einen Alkoholgehalt von 20 Vol.-% zu erzielen. Anders gesagt würde die endgültige Flüssigkeit 20 % Alkohol, 50 % Pflanzensaft und 30 % Wasser aus dem Wodka enthalten. Das ist zwar machbar, aber unpraktischer als mit reinem Alkohol.

Kräutertee und Dekokt

Als ich etwa 15 Jahre auf dem nordamerikanischen Kontinent lebte, fiel mir dort zu meiner großen Bestürzung auf, dass Tee nicht mehr modern zu sein schien. Stattdessen einen halben, gelegentlich sogar einen ganzen Liter einer Flüssigkeit mit mehr als zweifelhaftem Geschmack zu trinken – nein danke. Lieber geben Sie mir einige Tropfen Tinktur in einem kleinen Schluck Wasser, den ich mit zugehaltener Nase trinke.

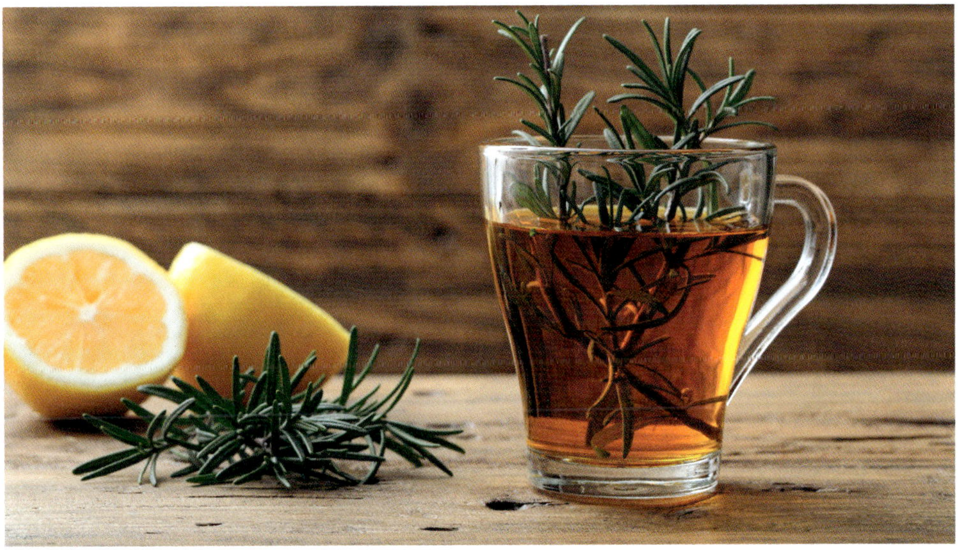

Dann kehrte ich zurück nach Frankreich und begriff zu meiner Überraschung, dass Tee tatsächlich eine Frage unterschiedlicher Kulturen ist. Wenn Sie aus Frankreich kommen, ist es recht wahrscheinlich, dass Sie aus Kindertagen Kräutertees aus Zitronenverbene, Lindenblüten oder Thymian kennen. In diesem Fall wird die Zubereitung von Heilpflanzen in Form von Tee Sie nicht schrecken, es wird ein wenig so sein, als kehrten Sie in Ihre Kindheit zurück ... Ja gut, vielleicht ohne angenehmen Geschmack. Aber Sie kennen zumindest das Ritual.

Für alle anderen gilt: Hier lernen Sie eine althergebrachte Art der Zubereitung kennen, an die keine andere herankommt, wenn es darum geht, die wohltuenden Wirkungen der Pflanzen zu extrahieren.

Vorteile

Es gibt verschiedene Gründe, warum sich Tees und Dekokte ideal zur Zubereitung von Heilpflanzen eignen:

- **Sie lassen sich einfach herstellen.** Für Tees und Dekokte braucht man nur die Pflanzen und Wasser. Was gibt es Einfacheres, um wieder von einem System unabhängig zu werden, das uns immer kompliziertere Produkte verkaufen will?

- **Sie wurden geprüft und für gut befunden.** Tees und Dekokte wurden gemäß allen Überlieferungen der Welt empirisch und umfassend validiert, ob von der chinesischen, japanischen, ayurvedischen oder westlichen Tradition. Unsere Vorfahren konnten nämlich über Generationen hinweg beobachten, dass ein einfacher Tee die erwarteten Ergebnisse liefert. Um es einfacher auszudrücken: Tees und Dekokte wirken!
- **Die Zubereitung ist ein Moment, in dem Sie für sich sorgen.** Ein anderer Aspekt, der Ihnen sehr gefallen wird: Tees und Dekokte verlangen ein gewisses persönliches Engagement. Es sind keine Kapseln, die morgens schnell zwischen einem Kaffee und einem Brötchen geschluckt werden, bevor es zur Arbeit geht. Einen Tee zubereiten heißt, sich für die eigene Gesundheit einzusetzen.

Ein Tee ist auch mit einem gewissen Ritual verbunden, und es wird Zeit, dieses bei uns einzuführen, etwa so wie die Zeremonie des Grüntees in Japan. Das Ritual erlaubt es uns, zu entschleunigen, unser Leben wieder selbst in die Hand zu nehmen. Für die Zubereitung eines guten Tees muss man nämlich etwas Zeit investieren: die Papiertüte öffnen, etwas von der Pflanze entnehmen und wiegen, das Wasser aufkochen, den Tee ziehen lassen, abseihen und trinken. Alle diese kleinen Gesten sind Einladungen, bewusst zu handeln, im Hier und Jetzt zu wurzeln, eine Pause im turbulenten Leben einzulegen und sich um sich selbst zu kümmern.

Eine Meditation rund um einen Tee? Absolut! Haben Sie keine Scheu ...

- **Es tut gut, etwas Warmes zu trinken.** Ob Sie krank oder gesund sind, Sie haben wahrscheinlich schon einmal bemerkt, dass es einfach guttut, gemütlich Platz zu nehmen und etwas Warmes zu trinken, ob das nun ein Schüsselchen Suppe, eine Tasse heiße Schokolade oder ein Tee ist. Die Wärme ist Teil der therapeutischen Wirkung des Getränks.
- **Es hängt natürlich vom Klima ab.** Bei 35 °C Außentemperatur unter sengender Sonne haben Sie wahrscheinlich mehr Lust, ein Zitronenwasser zu trinken. Aber in der großen Mehrheit der Fälle suchen wir bei gesundheitlichen Problemen eher die Wärme.
- **Sie haben die Kontrolle über die Qualität.** Für Tees und Dekokte können Sie Ihre Rohstoffe und auch Ihren Lieferanten sorgfältig auswählen. Sie werden

nämlich keine fertigen Teebeutel (die berühmten handelsüblichen »Aufgussbeutel«) für Ihre Zubereitungen verwenden. Ganz im Gegenteil, Sie werden die lose Pflanze verwenden und können dabei ihr Aussehen und ihren Duft kontrollieren. Tee und Dekokt erlauben also eine Kontrolle vor der Zubereitung.

Nachteile

Tees und Dekokte haben auch Nachteile. Der erste Nachteil ist: Sie müssen sich auf Wasser als Lösungsmittel verlassen. Das Wasser muss nämlich die gesamte Extraktionsarbeit leisten. Und obgleich es zu den beiden besten Lösungsmitteln für Pflanzen gehört – das andere ist Alkohol –, hat Wasser seine Grenzen. Es tut sich insbesondere schwer damit, harzige Substanzen zu extrahieren. Nun werden Sie mir entgegenhalten, dass nur wenige Pflanzen harzig sind, und das ist richtig. Aber für die Pflanzen, auf die es zutrifft, wie beispielsweise auf die ganze Blüte beziehungsweise den Blütenkorb* der Ringelblume *(Calendula officinalis)*, ist ein Tee nicht die passendste Form.

Es gibt auch Inhaltsstoffe, bei denen Wasser nicht optimal wirkt: Alkaloide und ätherische Öle ... Ich sage nicht, dass Wasser diese Substanzen nicht extrahiert. Sie werden sicher bemerkt haben, dass ein Thymian- oder Eukalyptustee sehr aromatisch ist, das Wasser hat also einen Teil der ätherischen Öle der Pflanze gut extrahieren können. Alkohol leistet jedoch hier bessere Arbeit.

Insgesamt ist Wasser das Lösungsmittel »für jede Gelegenheit«. Man kann kaum etwas falsch machen mit einem Tee oder einem Dekokt, es sei denn, Sie sehen in Ihren Referenzbüchern, dass die Pflanze eine andere Zubereitungsart verlangt. Dabei können wir der Überlieferung vertrauen. Wenn unsere Vorfahren festgestellt haben, dass ein Dekokt der Wurzel der Großen Klette *(Arctium lappa)* wirkt, ist es nicht nötig, eine Tinktur zuzubereiten, es sei denn, es gibt dafür andere Gründe als die Extraktion selbst, beispielsweise dass die Tinktur praktischer mitzunehmen ist oder besser schmeckt.

Ein weiterer Nachteil: Tee verlangt eine gewisse Logistik. Man muss jeden Morgen eine Viertelstunde einplanen, um die Pflanze und das heiße Wasser vorzubereiten, um den Tee ziehen zu lassen, abzuseihen und den Tagesbedarf in eine Thermoskanne zu füllen, wenn der Tee zur Arbeit mitgenommen werden soll.

STECKBRIEF

Thymian

Thymus vulgaris
Mehrjährige Gewürz- und Aromapflanze

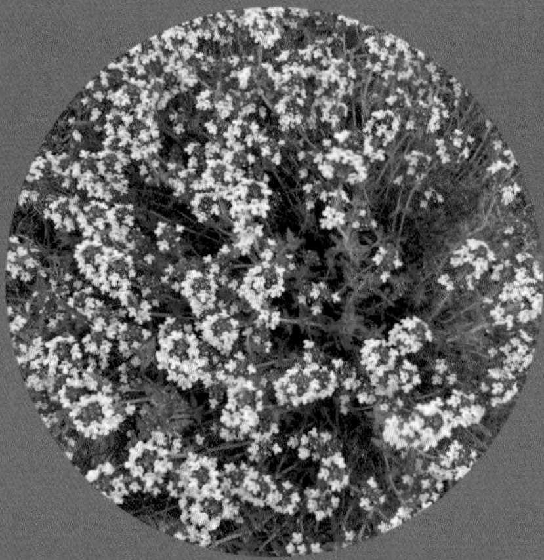

Ernte: Wenn die Pflanze zu blühen beginnt, schneidet man alle oberirdischen Teile ab. Sonst bei Bedarf die Zweigchen ernten.

Reinigen: nicht nötig

Trocknen: Man lässt die ganzen Zweige auf einem Rost liegend trocknen, wobei unter den Rost ein Behältnis gestellt wird, das die kleinen Blätter auffängt, die nach und nach abfallen. Wenn die Äste trocken sind, werden sie über einer Schüssel oder großen Papiertüte aneinandergerieben, um die Blätter zu sammeln. Zweige kompostieren.

Aufbewahrung: in Papiertüten

Beste Methode zur Extraktion der Wirkstoffe: Ein Tee aus frischen oder trockenen Blättern ist ausgezeichnet. Eine Tinktur aus frischen Blättern ist sehr kräftig, verwenden Sie pro 100 g Blätter 200 ml reinen Alkohol. Auch eine Tinktur aus kürzlich getrockneten Blättern ist kräftig: Verwenden Sie hier pro 100 g Blätter 500 ml Alkohol mit 55 Vol.-%.

Anwendung: Erkrankungen der Atemwege (Bronchitis, Keuchhusten, Katarrh), bei Verdauungsstörungen, Blähungen, Harnwegsinfekten

Manche Menschen werden sich diese Zeit nicht nehmen, was bedauerlich ist. In diesem Fall muss auf eine andere, praktischere und bereits fertige Form zurückgegriffen werden.

Der letzte, aber nicht unbedeutende Nachteil: Teetrinken bedeutet, viel Flüssigkeit aufzunehmen. Wenn Sie einen Tee mit ausgeprägtem Geschmack trinken müssen –eine diplomatische Formulierung für einen Tee, der nicht gut schmeckt –, wird es Ihnen vielleicht schwerfallen, pro Tag einen halben Liter oder Liter davon zu trinken. Dasselbe Problem besteht, wenn Sie einen besonders empfindlichen Gaumen haben: Finden Sie Chicorée sehr bitter? Schwarzen Rettich zu kräftig? Dann werden Sie bei zahlreichen Tees Schwierigkeiten haben, diese zu trinken.

Um dieses Problem auszugleichen, können Sie Pflanzen mitverwenden, die einen angenehmen Geschmack beitragen: Pfefferminze oder Zitronenverbene beispielsweise. Diese Pflanzen liefern natürlich auch einen gewissen therapeutischen Effekt, insgesamt jedoch werden sie die übrige Mischung nicht zu sehr stören. Sie können auch versuchen, Honig oder Zitronensaft zuzugeben. Manchmal wird es dann jedoch zu kompliziert, solche Tees zu trinken, und man greift besser auf eine andere Zubereitungsform zurück

Feuchtigkeitsspendend oder austrocknend?

Tees und Dekokte sorgen dafür, dass Sie eine große Flüssigkeitsmenge zu sich nehmen, daher werden Sie vermutlich annehmen, dass diese Sie mit ausreichend Flüssigkeit versorgen. Das ist allerdings nicht ganz richtig. Die große Mehrheit der Heilpflanzen hat nämlich eine Wirkung, die entweder leicht oder stark harntreibend ist. Dazu gehören zwei Pflanzen, die Sie gut kennen und vielleicht täglich konsumieren: *Coffea arabica* und *Camellia sinensis*. Stürzen Sie nun nicht zu einem Botanikbuch, ich spreche hier ganz einfach von Kaffee und Tee!

Im Endeffekt entziehen Ihnen diese Tees also eher einen Teil Ihrer Körperflüssigkeiten. Bildlicher gesprochen: Nach dem Trinken von 250 ml Kräutertee werden Sie mehr urinieren als nach dem Trinken von 250 ml Wasser. Falls es Ihnen schwerfällt, sich ausreichend mit Flüssigkeit zu versorgen, ist es daher unersetzlich, dass Sie Wasser trinken. Man könnte auch zu jeder Tasse Kräutertee ein Glas Wasser trinken, aber dann wird es wirklich sehr viel Flüssigkeit …

Diese mehr oder weniger stark harntreibende Wirkung kann Ihnen zusetzen, wenn Sie einen besonders niedrigen Blutdruck haben. Diuretika, also harntreibende Mittel, können nämlich schrittweise den Blutdruck senken, natürlich abhängig von der Menge und Dauer der Einnahme. Eine Tasse Brennnesseltee hin und wieder ist kein Problem. Trinken Sie hingegen 10 Tage lang täglich einen Liter Brennnesseltee à 25 g/l, so werden Sie sich vielleicht ausgetrocknet fühlen oder merken, dass Ihr Blutdruck besonders niedrig ist.

In bestimmten Fällen können Sie der Mischung eine antidiuretische Pflanze zusetzen, die diesen Flüssigkeitsverlust ausgleicht. Ich kenne nur eine, nämlich das Süßholz *(Glycyrrhiza glabra)*. Setzen Sie pro Liter Tee aus harntreibenden Pflanzen 5 g Rhizom (gemeinhin als »Süßholzpulver« bezeichnet) zu. Für eine Tasse Tee mit 200 bis 250 ml entspricht das zwischen 1 und 1,25 g pro Tasse. Wenden Sie diesen kleinen Trick nur an, wenn Sie von Natur aus einen besonders niedrigen Blutdruck haben und Schwindelgefühle vermeiden wollen, nachdem Sie eine Woche lang regelmäßig Tee aus Brennnessel, Löwenzahn, Goldrute oder einer anderen Pflanze getrunken haben, die in Ihren Büchern über Pflanzenheilkunde als Diuretikum bezeichnet wird.

Süßholzwurzel ist im Prinzip nicht für einen langfristigen Verzehr geeignet. Folgen Sie diesem Rat also nur während des Gebrauchs harntreibender Pflanzen.

Frische oder getrocknete Pflanzen verwenden?

Ist in den klassischen Büchern von Kräutertees oder Dekokten die Rede, geht es immer um Zubereitungen aus getrockneten Pflanzen. Wenn Sie daran gewöhnt sind, frische Pflanzen zu sammeln, könnte Sie das überraschen. Würde die frische Pflanze nicht eine viel reichhaltigere Zubereitung ergeben?

Die Antwort lautet Ja, aber die Bücher und die Überlieferung haben sich dennoch rund um die getrockneten Pflanzen entwickelt. Man bekam früher auf den Märkten oder im Kräuterhandel getrocknete Pflanzen – Pflanzen, die man im Winter im Schrank hatte. Die Pflanze bleibt nur eine relativ kurze Zeit lang »frisch«, daher ist die frische Pflanze keine Form, um die herum sich gute Anwendungsgewohnheiten entwickeln können, insbesondere hinsichtlich der Dosierungen. Wenn nur ein Fünftel der Menschen Zugang zu frischen Pflanzen hat, müssen Standards eher anhand getrockneter Pflanzen entwickelt werden.

Trotzdem sind frische Pflanzen eine absolut brauchbare Form für Kräutertees oder Dekokte. Was die Wirksamkeit anbelangt, muss man kein Doktor der Chemie sein, um festzustellen, dass das fertige Produkt sehr gut schmeckt, ein Zeichen dafür, dass die Pflanze ihr Bestes gegeben hat. Was die Dosierung betrifft, braucht man im Allgemeinen von den frischen Pflanzen mehr als von den getrockneten Pflanzen, da die frische Form sehr viel mehr Wasser enthält, im Durchschnitt zwischen 60 und 80 % ihres Gewichts. Logischerweise müssen die Mengenangaben der getrockneten Pflanze also mit 3 bis 5 multipliziert werden. Ein Beispiel: Empfiehlt Ihr Buch 30 g Blüten des Schwarzen Holunders *(Sambucus nigra)* pro Liter und geht man davon aus, dass die wasserreichen Blüten 80 % Feuchtigkeit enthalten, müssten 150 g frische Blüten pro Liter verwendet werden. Da die frische Pflanze jedoch sehr viel aromatischer und reicher an Inhaltsstoffen ist als die getrocknete Pflanze – das Trocknen führt zu einem Verlust –, brauchen Sie in der Praxis keine so große Menge. Und da habe ich, so leid es mir tut, keine genaue Regel für Sie. Sie müssen für jede Pflanze ausprobieren, welche Menge Sie benötigen, um einen Tee oder ein Dekokt mit ausgeprägtem Geschmack zu erzielen.

Unabhängig von der Menge, die Sie verwenden: Vergessen Sie bitte nicht, die frische Pflanze fein aufzuschneiden, bevor Sie einen Tee zubereiten, denn so wird mehr Geschmack freigesetzt. Dieser Arbeitsschritt ist insbesondere bei Wurzeln erforderlich, die in Form eines Dekokts zubereitet werden. Beachten Sie außerdem, dass sich nicht alle Pflanzen frisch zubereiten lassen. Das Schöllkraut *(Chelidonium majus)* beispielsweise muss getrocknet werden, bevor daraus ein Tee zubereitet wird. Aber dies ist auch die Ausnahme von der Regel.

Kräutertee oder Aufguss

Ein Kräutertee im eigentlichen Sinn besteht aus einer guten Prise der ganzen Pflanze, die man mit heißem Wasser begießt und etwa 10 Minuten ziehen lässt. So einfach ist das, und ich kann Ihnen sagen, dass auch dies ein Getränk mit vielen schönen therapeutischen Eigenschaften ergibt. Das, was hier im Buch in den überwiegenden Fällen als Kräutertee bezeichnet wird, ist eigentlich eher ein Aufguss: Für diesen werden nur die zarten Pflanzenteile verwendet, nämlich die Blätter und Blüten. Diese Pflanzenteile werden vom heißen Wasser schnell durchdrungen.

In Pflanzenbüchern erfolgen die Mengenangaben immer bezogen auf die getrocknete Pflanze pro Liter. Einige traditionelle Bücher sprechen von Handvoll und Prise, was recht frustrierend ist, weil die individuellen Schwankungen sehr groß sein können. Bei solchen Mengenangaben besteht die Priorität darin, Richtwerte anzugeben. Lassen Sie sich von Ihrem Kräuterhändler beraten oder kaufen Sie Bücher, die das Gewicht der Pflanzen zur Teezubereitung in therapeutischer Qualität genau angeben.

Und was ist zu tun, wenn man keine Ahnung bezüglich der Mengen hat? Errechnet man einen Durchschnittswert anhand der Überlieferungen aus aller Welt, stellt man fest, dass eine Menge von rund 30 g/l repräsentativ ist für einen hochwertigen Kräutertee, nicht zu leicht und nicht zu stark. Um die heutigen Gaumen zu berücksichtigen, die auf bitteren, adstringierenden oder sauren Geschmack viel empfindlicher reagieren, rate ich Ihnen zu einem Richtwert von 20 bis 30 g/l je nach Pflanze. Beginnen Sie mit 20 g/l und probieren Sie, ob Sie diesen Geschmack gut vertragen. Falls ja, probieren Sie es mit 25 und gegebenenfalls 30 g/l.

Beachten Sie, dass dieser Richtwert nur dann gilt, wenn Sie nicht wissen, wie eine Pflanze zu dosieren ist. Er ist nicht auf alle Pflanzen anwendbar. Manche Pflanzen verlangen größere Mengen wie 40 g/l, andere wiederum geringere Mengen, weil sie sehr kräftig sind. Investieren Sie am besten in einige Bücher über die Verwendung von Heilpflanzen, um eine gute Anleitung zu haben.

Bei besonderer Empfindlichkeit und wenn Sie schon beim geringsten Anlass Übelkeit, Durchfall, ein Ekzem oder Migräne bekommen, wenn geringe Medikamentendosen bei Ihnen stark wirken, so ist dies ein Zeichen dafür, dass Sie mit kleinen Mengen starten und diese schrittweise erhöhen sollten. Mit anderen Worten: Sie sollten vielleicht mit Dosierungen von 10 bis 20 g/l beginnen, selbst wenn ein Buch 30 g/l empfiehlt.

Um zu erfahren, welches Wasser zu verwenden ist, lesen Sie den Abschnitt über Wasser, Seite 54. Manche lassen das Wasser für ihren Kräutertee kochen, sodass es 100 °C hat. Auch wenn diese Temperatur für die Pflanze und für die Puristen der Kräutertees etwas zu hoch ist, ist das Ergebnis im Endeffekt sehr zufriedenstellend. Wollen Sie jedoch in einen Wasserkocher mit Temperatureinstellung investieren, stellen Sie die Temperatur auf 85 °C ein oder, falls das nicht möglich ist, auf 90 °C.

Sie können Ihren Wasserkocher auch eichen: Nehmen Sie eine feste Wassermenge, beispielsweise 500 ml. Lassen Sie das Wasser aufkochen. Sobald sich der Wasserkocher ausschaltet, stecken Sie ein Küchenthermometer durch die Ausgussöffnung in den Wasserkocher (dafür müssen Sie eventuell den kleinen Filter entfernen, der den Kalk herausfiltert). Lassen Sie einen Küchenwecker laufen. Beobachten Sie auf dem Thermometer, wie die Temperatur sinkt, und stoppen Sie den Wecker, sobald die Temperatur 85 °C beträgt. Hat es beispielsweise 10 Minuten gedauert, wissen Sie beim nächsten Mal, dass Sie bei einer Wassermenge von 500 ml 10 Minuten warten müssen, nachdem der Wasserkocher sich ausgeschaltet hat, um die ideale Wassertemperatur zu haben. Ich wiederhole folgende Punkte, weil sie sehr wichtig sind:

- Investieren Sie in einen Wasserkocher mit Temperatureinstellung, wenn Sie sich das leisten können, und gießen Sie das Wasser über die Pflanze, wenn es 85 °C heiß ist.
- Wenn Sie sich einen solchen Wasserkocher nicht leisten können, eichen Sie Ihren Wasserkocher wie oben erklärt.
- Wenn Sie weder das entsprechende Budget noch die Geduld (wirklich?) haben, verwenden Sie das Wasser bei 100 °C.

Der Unterschied zwischen Kräutertee beziehungsweise Aufguss und Dekokt, das wir uns ab Seite 90 noch genauer ansehen werden, besteht übrigens darin, dass man beim Dekokt das Wasser samt Pflanzenteilen oder Pflanzen mehrere Minuten kochen lässt, damit es durch die härtesten Pflanzenteile dringen kann. Beachten Sie jedoch, dass Dekokte nicht ausschließlich bei Pflanzen mit harten Teilen angewendet werden – dies ist keine absolute Regel und gelegentlich lässt man diese Tradition außer Acht. Das Bettlerkraut *(Desmodium adscendens)* beispielsweise, eine bemerkenswerte Pflanze, um eine leidende Leber wieder aufzubauen, hat ein relativ zartes Blatt. Dennoch sagt uns die afrikanische Tradition, dass daraus ein Dekokt zubereitet werden muss, um aus der Pflanze das Beste zu extrahieren.

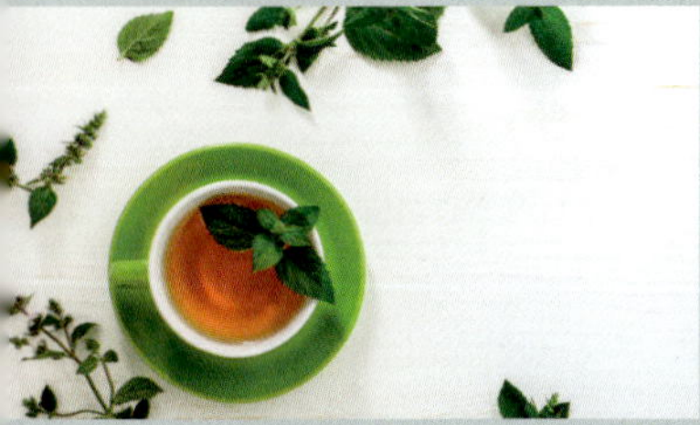

Kräutertee

Einfache Methode

Nachfolgend die einfachste und schnellste Methode, einen Kräutertee zuzubereiten:

- Gewünschte Pflanzenmenge mit einer Küchenwaage abwiegen, die auf 1 g genau wiegt.
- Pflanzen in eine Teekanne, eine Tasse, ein Glasgefäß oder ein anderes Gefäß geben, das für die gewünschte Flüssigkeitsmenge ausreichend groß ist.
- Wasser erhitzen, im Idealfall auf 85 °C.
- Pflanzen mit dem Wasser übergießen.
- Gefäß sofort abdecken.
- 10 Minuten ziehen lassen.
- Kräuter abseihen und im Sieb mit einem Löffel zerdrücken, um einen Teil der zurückgebliebenen Flüssigkeit herauszudrücken.
- Warm trinken.

Optimale Methode

Es geht noch besser! Dafür brauchen Sie aber etwas mehr Zeit als bei der einfachen Methode.

- Gewünschte Pflanzenmenge mit einer Küchenwaage abwiegen, die auf 1 g genau wiegt.
- Pflanzen in einen Edelstahltopf legen.
- Gewünschte Wassermenge über die Pflanze gießen – das Wasser soll kalt sein.
- Deckel aufsetzen und etwa 30 Minuten ruhen lassen.
- Langsam auf 85 bis 90 °C erhitzen.
- Topf vom Herd nehmen und den Tee zugedeckt 10 Minuten ziehen lassen.
- Kräuter abseihen und im Sieb mit einem Löffel zerdrücken, um einen Teil der zurückgebliebenen Flüssigkeit herauszudrücken.
- Warm trinken.

Zur optimalen Zubereitung gehört vor dem Erhitzen zusätzlich eine Mazeration in kaltem Wasser. Dadurch kann das Wasser bereits in die Pflanze eindringen und ihre Inhaltsstoffe extrahieren. Zur Kontrolle, dass die Wassertemperatur im Topf nicht zu stark ansteigt, können Sie ein Küchenthermometer verwenden, das Sie zwischen Topfrand und Deckel klemmen. Wenn Sie kein Küchenthermometer zur Verfügung haben, lassen Sie das Wasser nur sieden und nehmen den Topf sofort vom Herd.

Bei der einfachen Methode können Sie die Pflanze in einem der folgenden Gefäße ziehen lassen:

- In einer großen Teetasse, die 250 bis 300 ml fasst
- In einer Teekanne
- In einem dicht schließenden Glasgefäß

Bei der optimalen Methode können Sie folgendes Gefäß verwenden:

- Einen Edelstahltopf – beachten Sie, dass bestimmte Metalle wie beispielsweise Eisen mit den Tanninen reagieren können, was zu vermeiden ist; Edelstahl ist in jedem Fall geeignet.

Eine Teekanne oder Tasse wird hierbei nur zum Servieren verwendet, nicht für die Zubereitung des Tees.

Beachten Sie bitte Folgendes: Sperren Sie die Pflanze nicht auf kleinem Raum ein. Sie muss frei im Wasser schwimmen können, damit der Austausch mit dem Wasser erfolgen kann. Verwenden Sie vor allem kein Teeei, denn darin wird die Pflanze zusammengedrückt und das Wasser kann nicht gut zirkulieren. Nehmen Sie in Teekannen und Tassen auch keine zu kleinen Teesiebe.

Bei der einfachen Zubereitung mit Teesieb in einer Tasse verwenden Sie ein Sieb, das mindestens ein Drittel des Tassenvolumens einnimmt. Beim Übergießen des Tees mit dem heißen Wasser überprüfen Sie, dass die Pflanze im Sieb Bewegungsfreiheit hat und nicht zusammengedrückt ist. Sonst nehmen Sie das Sieb heraus und lassen die Pflanze lose im Wasser ziehen. In diesem Fall den Tee vor dem Trinken abseihen.

In den meisten Fällen lassen Sie die Kräuter etwa 10 Minuten ziehen. Das genügt für eine gute Extraktion der Inhaltsstoffe. Nachfolgend zwei Ausnahmen, die ich berücksichtige:

- **Bei einer sehr aromatischen Pflanze,** also bei einer Pflanze, die reich an ätherischen Ölen ist wie beispielsweise Thymian, Rosmarin, Melisse, Salbei, Bohnenkraut oder Oregano, können Sie die Ziehzeit auf 2 bis 3 Minuten reduzieren. Dies genügt, um die aromatischen Substanzen zu extrahieren ohne den bitteren oder adstringierenden Geschmack, der manchmal entsteht, wenn man diese Pflanzen zu lange ziehen lässt. Die bitteren und adstringierenden Stoffe gehören natürlich gelegentlich zum erwünschten therapeutischen Effekt. In den meisten Fällen jedoch haben die ätherischen Öle selbst die erwartete therapeutische Wirkung und der Tee lässt sich durch eine kürzere Ziehzeit angenehmer trinken.
- **Bei einer sehr mineralstoffhaltigen Pflanze** wie Brennnessel, Haferstroh, Wiesenklee oder Luzerne. sollte der Tee länger ziehen, zwischen 30 Minuten und 1 Stunde. In den USA lassen Anhänger der angesehenen Kräuterexpertin Susun Weed die »nährstoffreichen« (mineralstoffreichen) Pflanzen gelegentlich über Nacht ziehen und trinken den Tee am folgenden Morgen. Probieren Sie es aus, Sie werden es nicht bereuen.

Kräutertee für die innere Anwendung

Hier einige Beispiele für warme Kräutertees. Die angegebenen Mengen stammen entweder aus dem Buch von Dr. Valnet oder aus dem Buch von Paul-Victor Fournier, die in der Bibliografie auf Seite 277 genannt werden.

Pflanze	Verwendeter Teil	Menge	Anwendung
Andorn *(Marrubium vulgare)*	oberirdische Teile	1 Esslöffel pro Tasse	Entschlackung, Bronchitis (schleimlösend)
Bärentraube *(Arctostaphylos uva-ursi)*	Blätter	10–15 g pro Liter Wasser	Harnwegsinfekte
Beifuß *(Artemisia vulgaris)*	oberirdische Teile	10–15 g pro Liter Wasser	fehlende Regelblutungen, Verdauungsstörungen
Berg-Flockenblume *(Centaurea montana)*	Blüten	1 Handvoll pro Liter Wasser	träge Verdauung mit Mangel an Magensäften; vor den Mahlzeiten trinken
Brennnessel *(Urtica dioica, U. urens)*	Blätter	50 g pro Liter Wasser	Allergien, Gelenkschmerzen
Dill *(Anethum gra veolens)*	Samen	1–2 Teelöffel pro Liter Wasser	Aufgeblähtsein, Blähungen
Fenchel *(Foeniculum vulgare)*	Samen	1 Teelöffel pro Tasse	Aufgeblähtsein, Blähungen

Pflanze	Verwen-deter Teil	Menge	Anwendung
Frauenmantel *(Alchemilla vulgaris)*	ganze Pflanze	1 Handvoll pro Liter Wasser	starke Regelblutungen, Menstruationsbeschwerden, mangelhafte Progesteronausschüttung
Gundermann *(Glechoma hederacea)*	oberirdische Teile	1 Teelöffel pro Tasse	Bronchitis, Asthma
Herzgespann *(Leonurus cardiaca)*	Blätter	30–50 g pro Liter Wasser	Angstzustände, begleitet von Herzklopfen, Schilddrüsenüberfunktion
Hirtentäschel *(Capsella bursa-pastoris)*	ganze Pflanze, nach Möglichkeit frisch	30–60 g pro Liter Wasser	starke Regelblutungen und jede andere Blutung
Schwarzer Holunder *(Sambucus nigra)*	Blüten	1 Handvoll pro Liter Wasser	Schnupfen, Bronchitis, Fieber
Hopfen *(Humulus lupulus)*	Zapfen*	30 g pro Liter Wasser	nächtliche Hitzewallungen, Schlafstörungen
Schwarze Johannisbeere *(Ribes nigrum)*	Blätter	1 Esslöffel pro Tasse	übermäßig viel Harnsäure (Rheuma, Gicht), Durchfall, Heuschnupfen
Kalmus *(Acorus calamus)*	Rhizome	1 Teelöffel pro Tasse	Darmträgheit, Verdauungsstörungen, Darmgärung, Fieber

Pflanze	Verwendeter Teil	Menge	Anwendung
Echte Kamille *(Matricaria recutita)*	Blüten	1 Esslöffel pro Tasse	Bauchkrämpfe und -schmerzen, Unruhe beim Kind
Katzenminze *(Nepeta cataria)*	Blätter	30–50 g pro Liter Wasser	Bauchkrämpfe, Aufgeblähtsein, Verdauungsstörungen, insbesondere bei Kindern
Kleinblütige Königskerze *(Verbascum thapsus)*	Blätter oder Blüten	30 g Blätter pro Liter Wasser, 1 Handvoll Blüten pro Liter Wasser	Entzündung der Luftröhre (Tracheitis), Angina, trockener und entzündlicher Husten; bei Verwendung der Blätter den Tee durch einen nicht gebleichten Kaffeefilter abseihen, um die Härchen herauszufiltern
Lavendel *(Lavandula angustifolia)*	Blüten	2 Blüten pro Tasse	Angstzustände
Linde *(Tilia europaea)*	Blüten	1 Prise pro Tasse	Stress, Schlafstörungen
Mädesüß *(Filipendula ulmaria)*	Blütenstände	1 Teelöffel pro Tasse	Wassereinlagerung, Gelenkschmerzen, natürliche entzündungshemmende Wirkung
Mais *(Zea mays)*	Narben (Maisbart)	1 Handvoll pro Liter Wasser	Wassereinlagerung, Harnwegsinfekte, Nierensteine

Pflanze	Verwen-deter Teil	Menge	Anwendung
Melisse *(Melissa officinalis)*	Blätter	1 Teelöffel pro Tasse	Angstzustände und geringfügige Verdau-ungsprobleme
Odermennig *(Agrimonia eupatoria)*	oberirdische Teile	30–50 g pro Liter Wasser	Durchfall, Nierenstei-ne, Halsentzündungen, Aphten
Olivenbaum *(Olea europaea)*	Blätter	30–80 g pro Liter Wasser	arterielle Hypertonie
Passionsblume *(Passiflora incarnata)*	Blätter	1 Teelöffel pro Tasse	Angst/innere Unruhe, Schlafstörungen
Rosmarin *(Rosmarinus officinalis)*	Blätter oder Blüten-stände	1 Teelöffel pro Tasse	allgemeine Schwäche, Gedächtnisverlust, Le-berschwäche, Migräne
Salbei *(Salvia officinalis)*	Blüten-stände	20 g pro Liter Wasser	Halsschmerzen, Ver-dauungsprobleme, Hitzewallungen
Schafgarbe *(Achillea millefolium)*	blühende oberirdische Teile	30 g pro Liter Wasser	Blutungen, Fieber, Menstruations-beschwerden, Ver-dauungsgs- und Kreislaufstörungen, Hämorrhoiden, Aus-fluss

Pflanze	Verwen-deter Teil	Menge	Anwendung
Spitzwegerich *(Plantago lanceolata)*	Blätter	30 g pro Liter Wasser	Rachenentzündungen und Geschwüre der Darmschleimhäute, Allergien
Thymian *(Thymus vulgaris)*	Blätter oder Blüten stände	1 Zweig pro Tasse	antiseptische Wirkung auf die Bronchien und Schleimlöser
Waldmeister *(Galium odora-tum)*	Blüten-stände	1 Teelöffel pro Tasse	Schlaflosigkeit bei Kin-dern und alten Men-schen, Rekonvaleszenz, Neurasthenie, Verdau-ungsstörungen
Weißdorn *(Crataegus mo-nogyna)*	Blüten-stände	1 Teelöffel pro Tasse	Hypertonie, Herzklop-fen (Palpitationen), Herzprobleme
Wermutkraut *(Artemisia absinthium)*	Blätter	5–15 g pro Liter Wasser	Darmträgheit: 10 Mi-nuten vor der Mahlzeit trinken; verdauungs-störungen, Blähungen: während der Verdau ung in kleinen Mengen; verspätete Regel
Ysop *(Hyssopus officinalis)*	Blüten-stände	20 g pro Liter Wasser	Bronchitis, Asthma

Kräutertee für die äußerliche Anwendung

Kräutertee kann auch mittels Kompresse auf der Haut angewendet werden oder auf den Schleimhäuten, die man mit der Flüssigkeit spült. Hierfür muss der Tee (oder Dekokt) in höherer Konzentration zubereitet werden, als wenn er zum Trinken verwendet wird. Manchmal werden in den Büchern größere Pflanzenmengen für die äußerliche Anwendung genannt, manchmal nicht.

Für die Mund- und Rachenschleimhäute den Mund spülen oder gurgeln. Für die Vaginalschleimhaut können Sie eine Klistierspritze verwenden, die aus hygienischen Gründen nur dafür verwendet wird und nicht auch für Darmspülungen/Einläufe. Für die Augenschleimhaut verwenden Sie eine kleine Augenbadewanne und verarbeiten den Tee oder das Dekokt zu einer physiologischen Lösung. Hierzu der Flüssigkeit (Tee oder Dekokt) 9 g Salz pro Liter zufügen. Dadurch wirkt das Augenbad nicht reizend.

Zur Anwendung auf der Haut verwenden Sie, sofern die Haut intakt ist, also keine offene Wunde hat, ein Stück sauberes Tuch. Bei nicht intakter Haut verwenden Sie eine sterile Gaze. Bei Bedarf die Anwendung mehrmals täglich wiederholen. Hier einige Beispiele für die äußerliche Anwendung:

Pflanze	Zubereitung	Anwendung
Augentrost *(Euphrasia officinalis)*	Tee aus den oberirdischen Teilen	Augenbad für allergisch entzündete Augen
Beinwell *(Symphytum officinale)*	Tee aus den Blättern	örtliche Anwendung bei einer Knochen- oder Knorpelprellung: den Tee vor der Anwendung durch einen Kaffeefilter abseihen, um reizende Härchen zu eliminieren

Pflanze	Zubereitung	Anwendung
Echte Kamille *(Matricaria recutita)*	Tee aus den Blüten	auf den Augenlidern anwenden, wenn die Augen entzündet und ermüdet sind
Kornblume *(Centaurea cyanus)*	Tee aus den Blüten	Augenbad bei müden, gereizten Augen, bei Bindehautentzündung, Gerstenkorn
Odermennig *(Agrimonia eupatoria)*	Tee aus den oberirdischen Teilen	bei einer Halsentzündung gurgeln (zusammen mit Salbei); auf eine schlecht heilende Wunde auftragen
Rosskastanie *(Aesculus hippocastanum)*	Dekokt aus den Früchten	Anwendung bei schweren Beinen, wenn der venöse Rückstrom gestört ist
Schafgarbe *(Achillea millefolium)*	Tee aus den oberirdischen Teilen	zur Linderung bei einer Prellung
Spitzwegerich *(Plantago lanceolata)*	Tee aus den Blättern	bei einem Ekzem oder Insektenstich
Thymian *(Thymus vulgaris)* oder **Oregano** *(Origanum vulgare)*	Tee aus den Blättern	zur Wunddesinfektion

Dekokt (Absud)

In Fällen, in denen ein einfacher Kräutertee nicht ausreicht, weil der Pflanzenteil zu faserig oder fleischig ist, bereitet man ein Dekokt zu. Diese Art der Zubereitung empfiehlt sich für Wurzeln, Zweigchen, Rinden und bestimmte härtere Blätter. Die Blätter der Eiche *(Quercus* subsp.*)* beispielsweise verlangen ein Dekokt.

Häufig diktiert die Tradition ein Dekokt. In der chinesischen Tradition werden die meisten Zubereitungen, bei denen es sich um komplexe Pflanzenmischungen handelt, bei milden Temperaturen und über einen längeren Zeitraum abgekocht. Ganz ähnlich wie bei den Kräutertees lässt sich anhand der Traditionen aus aller Welt feststellen, dass der Durchschnittswert von etwa 30 g/l für ein hochwertiges Dekokt steht, nicht zu schwach und nicht zu stark. Um die heutigen Gaumen zu berücksichtigen, die sehr viel empfindlicher auf bitteren, adstringierenden oder sauren Geschmack reagieren, empfehle ich Ihnen je nach Pflanze einen Richtwert von 20 bis 30 g/l. Beginnen Sie mit 20 g/l und prüfen Sie, ob Sie den Geschmack vertragen. Falls ja, probieren Sie es mit 25 und anschließend gegebenenfalls mit 30 g/l. Beachten Sie, dass dies nur dann gilt, wenn Sie nicht wissen, wie Sie die Pflanze dosieren sollen.

Dieser Richtwert ist nicht auf alle Pflanzen anwendbar. Manche Pflanzen verlangen größere Mengen wie 40 g/l, andere wiederum verlangen kleinere Mengen, da sie sehr kräftig sind. Konsultieren Sie Ihre Nachschlagwerke, um Richtwerte zu finden.

Wie im Abschnitt über die Kräutertees auf Seite 78 erläutert, sollten besonders empfindliche Menschen mit Dosierungen von 10 bis 20 g/l beginnen, wenn im Buch 30 g/l empfohlen werden.

Dekokte aus anderen Pflanzen als Gewürz- und Aromapflanzen

Um die Kontaktfläche mit dem Wasser zu vergrößern und damit für eine bessere Extraktion zu sorgen, können Pflanzen, die nicht zu den Gewürz- und Aromapflanzen zählen – beispielsweise Enzian, Wilde Karde, Taigawurzel, Mongolischer Tragant etc. – vor dem Abkochen gemahlen werden. So kann der Großteil der Faserigkeit aufgebrochen werden, um eine bessere Extraktion zu erreichen. Gewürz- und Aromapflanzen hingegen lässt man zum Abkochen besser in Stü-

Dekokt

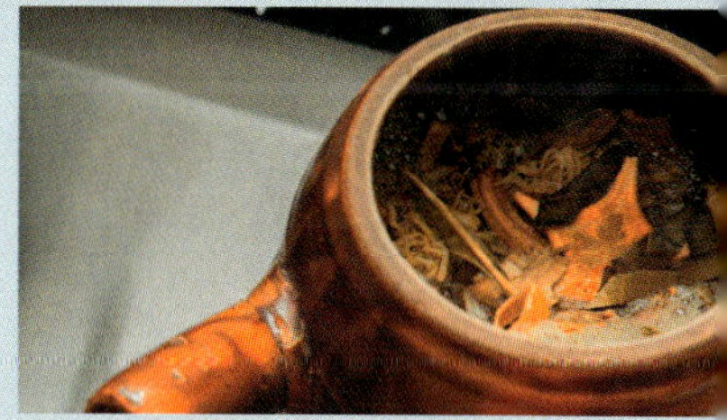

So wird ein Dekokt zubereitet:

- Gewünschte Pflanzenmenge mit einer Küchenwaage abwiegen, die auf 1 g genau wiegt.
- Pflanzen in einen Edelstahltopf geben.
- Mit der gewünschten Menge an kaltem Wasser übergießen und einen Deckel aufsetzen.
- Wenn es Ihre Zeit erlaubt, lassen Sie die Pflanze 1 bis 2 Stunden im kalten Wasser ziehen, bevor Sie mit dem Abkochen beginnen.
- Wasser erhitzen, bis es siedet.
- Wärmezufuhr reduzieren und 5 bis 10 Minuten leicht sieden lassen. Das Wasser soll nicht brodeln, sondern nur sieden.
- Topf vom Herd nehmen und 15 Minuten ruhen lassen.
- Dekokt durch ein Sieb abseihen. Mit einem Löffel die Pflanzen im Sieb zerdrücken, um einen Teil der Restflüssigkeit zu extrahieren.
- Vorzugsweise warm trinken.

cken und mahlt sie nicht, damit ihre Aromastoffe durch das Mahlen nicht verloren gehen.

Beachten Sie jedoch, dass sehr viel weniger Gewürz- und Aromapflanzen beziehungsweise deren aromatische Wurzeln oder Rinden als Dekokt verarbeitet werden müssen als Nichtgewürzpflanzen. Es ist also sehr oft möglich, eine Pflanze zu mahlen. Die meist faserigen Nichtgewürzpflanzen können dann in Pulverform sogar einfach als Tee zubereitet werden. Denn wurde die Faserigkeit aufgebrochen, sodass das Wasser leicht in die Pflanze eindringen kann, ist das vorige Abkochen nicht mehr nötig. Daher kann jede zu Pulver gemahlene Pflanze als Tee zubereitet werden.

Hier einige Beispiele für andere Pflanzen, die als Dekokt zubereitet werden und gemahlen werden können: Lindensplint* aus der Rinde der Linde *(Tilia cordata)*, Karde *(Dipsacus sylvestris, D. fullonum)*, Eiche *(Quercus* subsp.*)*, Enzian *(Gentiana lutea)*, Hamamelis *(Hamamelis virginiana)* und sehr viele weitere.

Und hier einige Beispiele für Gewürzpflanzen, die als Dekokt zubereitet werden (was viel weniger verbreitet ist): Die Große Klette *(Arctium lappa)* ist leicht aromatisch und verträgt das Mahlen schlecht, Baldrian *(Valeriana officinalis)*, Echter Alant *(Inula helenium)*, Echte Schlüsselblume *(Primula veris)*.

Das Mahlen von Pflanzen zum Abkochen wird heute relativ selten durchgeführt, da es kein traditionelles Verfahren ist. Nachdem ich damit jedoch zahlreiche Versuche durchgeführt habe, kann ich Ihnen sagen, dass die Etappe des Mahlens – mehr hierzu auf Seite 142 – zwar umständlich ist, aber letztlich ein deutlich konzentrierteres Dekokt ergibt. Dadurch kann das Dekokt übrigens etwas geringer dosiert werden und der Pflanzenbestand hält länger vor.

STECKBRIEF

Echter Alant

Inula helenium

Mehrjährig mit wohlschmeckender Wurzel

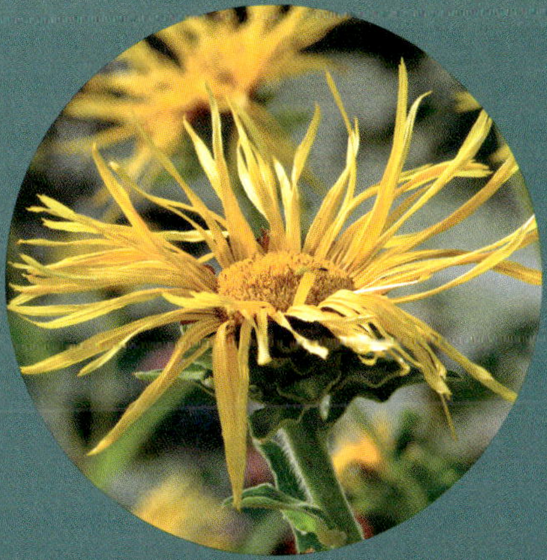

Ernte: Im Herbst, wenn die oberirdischen Teile zu verschwinden beginnen. Gesammelt werden die Wurzeln einer Pflanze, die mindestens 2 bis 3 Jahre alt ist.

Reinigen: Abbürsten und mit reichlich Wasser abspülen.

Trocknen: Wurzeln in Stücke schneiden, dicke Wurzeln anschließend der Länge nach aufschneiden und auf einem Rost ausgebreitet trocknen lassen.

Aufbewahrung: in Papiertüten

Beste Methode zur Extraktion der Wirkstoffe: Vorzugsweise eine Tinktur aus den frischen Wurzeln herstellen (200 ml reiner Alkohol pro 100 g fein aufgeschnittener Wurzeln). Andernfalls eine Tinktur aus kürzlich getrockneten Wurzeln herstellen (500 ml Alkohol 45 Vol.-% pro 100 g Wurzeln). Überprüfen Sie zuvor, dass die Wurzeln noch schön aromatisch sind. Auch ein Dekokt der Wurzeln ist sehr gut, gemäß Valnet 10 bis 20 g pro Liter Wasser.

Anwendung: Bronchitis, Asthma, Anämie, allgemeine Erschöpfung

Dekokt für die innere Anwendung

Hier einige Beispiele für Dekokte zum Trinken:

Pflanze	Verwendeter Teil	Menge	Anwendung
Alant *(Inula helenium)*	Wurzeln	10–20 g pro Liter Wasser	Bronchitis, allgemeine Erschöpfung nach einer Infektion im Winter
Eiche (*Quercus* subsp.)	Rinde, Zweige, Blätter	5 g pro Liter (Rinde), 1 Handvoll pro Liter (Blätter)	akuter Durchfall, nässende Wunde (äußerliche Anwendung)
Graue Heide, Besenheide *(Erica cinerea, Calluna vulgaris)*	oberirdische Teile	1 Handvoll pro Liter Wasser	Harnwegsinfekte
Wilde Karde *(Dipsacus sylvestris)*	Wurzeln	1 Teelöffel pro Tasse	Hautprobleme: Dermatosen, Psoriasis (Schuppenflechte), Ekzem, Akne
Große Klette *(Arctium lappa)*	Wurzeln	40 g pro Liter Wasser	überlastete und ermüdete Leber, Wassereinlagerungen, Hautprobleme
Linde *(Tilia sylvestris)*	Lindensplint	40 g pro Liter Wasser	überlastete und ermüdete Leber, Wassereinlagerungen, Hautprobleme

Pflanze	Verwendeter Teil	Menge	Anwendung
Löwenzahn *(Taraxacum officinale)*	Wurzeln	30–60 g pro Liter Wasser	überlastete und ermüdete Leber, Wassereinlagerungen, Hautprobleme
Schlafbeere *(Withania somnifera)*	Wurzeln	40 g pro Liter Wasser	mangelnde Vitalität, chronischer Stress, unruhiger Schlaf; abends 1 oder 2 Tassen trinken
Große Schlüsselblume *(Primula veris)*	Wurzeln	1 Teelöffel pro Tasse	Bronchitis (fördert das Abhusten)
Seifenkraut *(Saponaria officinalis)*	Wurzeln	15 g pro Liter Wasser	Ekzem, Gelenkschmerzen, Bronchitis (fördert das Abhusten)
Silber-Weide *(Salix alba)*	Rinde	20–35 g pro Liter Wasser	Neuralgien, Gelenkschmerzen und andere Arten von Schmerzen, entzündungshemmende Wirkung
Stechwinde *(Smilax* subsp.)	Wurzeln	1 Handvoll pro Liter Wasser	zu viel Harnstoff, Gelenkprobleme, Hautprobleme (Psoriasis, Ekzem etc.)

Dekokt für die äußerliche Anwendung

Wie der Kräutertee kann auch das Dekokt mittels Kompressen äußerlich angewendet werden. Hier einige Beispiele:

Pflanze	Verwendeter Teil	Anwendung
Hamamelis *(Hamamelis virginiana)*	Blätter und Zweige	Das gut gekühlte Dekokt auf schweren Beinen oder Hämorrhoiden anwenden.
Rosskastanie *(Aesculus hippocastanum)*	Früchte (Kastanien)	Das gut gekühlte Dekokt auf schweren Beinen oder Hämorrhoiden anwenden.
Gewöhnliches Seifenkraut *(Saponaria officinalis)*	Wurzeln	Das »schäumende« Dekokt zum Reinigen einer frischen Wunde anwenden.
Silber-Weide *(Salix alba)*	Rinde	Auf entzündeten und schmerzhaften Gelenken anwenden.
Stechender Mäusedorn *(Ruscus aculeatus)*	Rhizome	Das gut gekühlte Dekokt auf schweren Beinen oder Hämorrhoiden anwenden.

Kombination aus Kräutertee und Dekokt

Sie werden gelegentlich Pflanzen kombinieren, um ein spezielles gesundheitliches Problem anzugehen. Eine Pflanze alleine ist gut, ein ganzes Team zu Ihren Diensten ist jedoch noch besser! Bei einer Mischung haben Sie manchmal Pflanzen, die als Tee verarbeitet, und Pflanzen, die abgekocht werden müssen. Wie wird eine solche Kombination zubereitet? Das ist ganz einfach. Zwei getrennte Zubereitungen sind nicht nötig: Sie bereiten zuerst das Dekokt zu und lassen die anderen Pflanzen anschließend in diesem Dekokt ziehen.

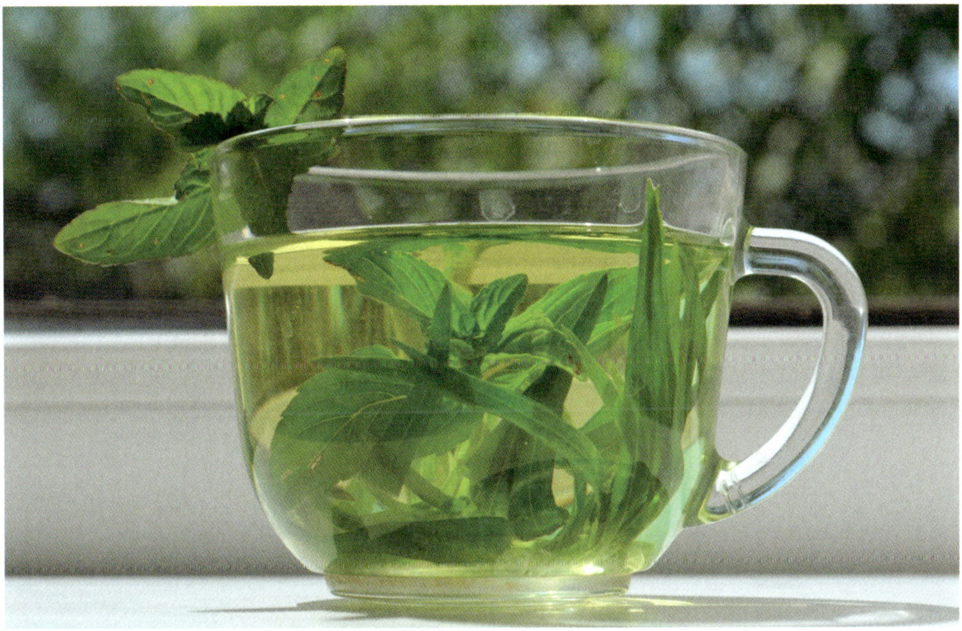

Angenommen, Sie leiden unter chronischer Migräne. Sie haben Ihren Arzt aufgesucht und es ist bis auf die Migräne alles in Ordnung. Um möglichst große Abstände zwischen den Migräneanfällen zu erreichen, möchten Sie eine Mischung probieren aus der Rinde der Silber-Weide *(Salix alba)* mit entzündungshemmenden und schmerzlindernden Eigenschaften und aus Blütenständen des Mutterkrauts *(Tanacetum parthenium)*, das als Antimigränemittel gilt. Sie lassen sich von Ihrem Lieblingskräuterhändler von jeder dieser Pflanzen einen Beutel schicken.

Nachdem Sie recherchiert haben, beschließen Sie, von jeder Pflanze 15 g pro Liter zu verwenden, also insgesamt 30 g der Mischung pro Liter. So bereiten Sie das Dekokt zu:

- Mit 15 g Silber-Weiden-Rinde in einem Liter Wasser ein Dekokt zubereiten.
- Topf vom Herd nehmen.
- Deckel vom Topf nehmen und 15 g Mutterkraut dazugeben.
- Deckel wieder aufsetzen und 10 Minuten ziehen lassen.
- Mischung abseihen.

Aufbewahrung und Haltbarkeit von Tees und Dekokten

Idealerweise werden Tee und Dekokt täglich frisch zubereitet, entweder morgens für den Tag – in einer Thermoskanne aufbewahren, um die Wärme zu erhalten – oder in kleineren Mengen mehrmals über den Tag verteilt. Die Haltbarkeit von Kräutertees oder Dekokten ist kurz. Beides können Sie einen Tag bei Zimmertemperatur lagern, und was übrig bleibt, können Sie in den Kühlschrank stellen und am nächsten Tag verbrauchen. Länger ist beides nicht mehr zu verwenden. Bakterien sind begierig nach Zellulose*, Schleimstoffen und weiteren Substanzen in der Flüssigkeit, die daher schnell zu deren Nährboden wird.

Sie können jedoch auch die Gefriertruhe nutzen. Das kann interessant sein, wenn Sie im Garten Pflanzen haben, die Sie frisch verwenden wollen, denn beim Trocknen könnten sie viel von ihren Inhaltsstoffen verlieren. Das gilt beispielsweise für die Melisse *(Melissa officinalis)* oder das Indische Basilikum oder Tulsi *(Ocimum sanctum)* . Bereiten Sie in diesem Fall einen konzentrierten Tee zu, für den Sie etwas mehr als die empfohlene Menge an Pflanzen nehmen, und bewahren Sie ihn in Eiswürfelbereitern auf. Bei Bedarf einen oder mehrere dieser Eiswürfel herausnehmen und vor dem Trinken in lauwarmem Wasser auflösen. Sozusagen ein Eiswürfel mit Heilkraft!

Es gibt auch die Möglichkeit mit reinem Alkohol. In England verkaufen einige Arzneimittelfirmen konzentrierte Kräutertees oder Dekokte, die mit Alkohol haltbar gemacht sind. Um die Flüssigkeit auf unbestimmte Zeit aufbewahren zu können, fügen Sie so viel reinen Alkohol hinzu, dass ein Gehalt von 20 Vol.-% Alkohol erreicht wird. Bei der Verwendung von zum Verzehr geeignetem Alkohol mit 96 Vol.-% können Sie 79 ml Tee oder Dekokt auf 21 ml Alkohol verwenden.

Mein Kräutertee schmeckt nicht!

Diese Klage ist ein Dauerbrenner. Der heutige Gaumen ist an den Geschmack von Kräutertees und Dekokten nicht mehr gewöhnt. Aber selbst in früheren Zeiten haben die Kräuterhändler immer versucht, den schlechten Geschmack einer Pflanze durch den Geschmack einer anderen Pflanze zu überdecken. So ist manchmal in einer Mischung eine Pflanze nicht wegen ihrer therapeutischen Eigenschaften enthalten, sondern nur wegen ihres guten Geschmacks. Hier einige Pflanzen und Tipps, die man diesbezüglich kennen sollte:

- Die Süßholzwurzel *(Glycyrrhiza glabra)* ist ein klassischer »Geschmacksverbesserer«, da sie sehr süß ist, sie hat aber auch ihre Nachteile. Wird sie über einen längeren Zeitraum verzehrt, kann sie den Blutdruck erhöhen. Bei Bluthochdruck ist sie daher kontraindiziert. Wenn Ihr Blutdruck normal ist, können Sie kleine Mengen der stark süßenden Wurzel verwenden, um einem Tee oder Dekokt einen angenehmen Geschmack zu geben, sagen wir 5 g/l. Ziel ist es, mit möglichst wenig eine angenehme Wirkung zu erzielen. Vermeiden Sie den ununterbrochenen Verzehr von Süßholzwurzel über mehrere Wochen.
- Denken Sie an Pfefferminze *(Mentha piperita)* oder Grüne Minze *(Mentha spicata)*, beide können unangenehm schmeckende Tees in ein sehr viel angenehmeres Getränk verwandeln.
- Dasselbe gilt für die Zitronenverbene *(Aloysia triphylla)* und das Zitronengras *(Cymbopogon citratus)*.
- Einen guten Geschmack ergeben auch Anissamen *(Pimpinella anisum)*, Fenchelsamen *(Foeniculum vulgare)* oder andere Samen von Gewürzpflanzen aus der Familie der Doldenblütler* wie Kümmel, Kreuzkümmel etc.

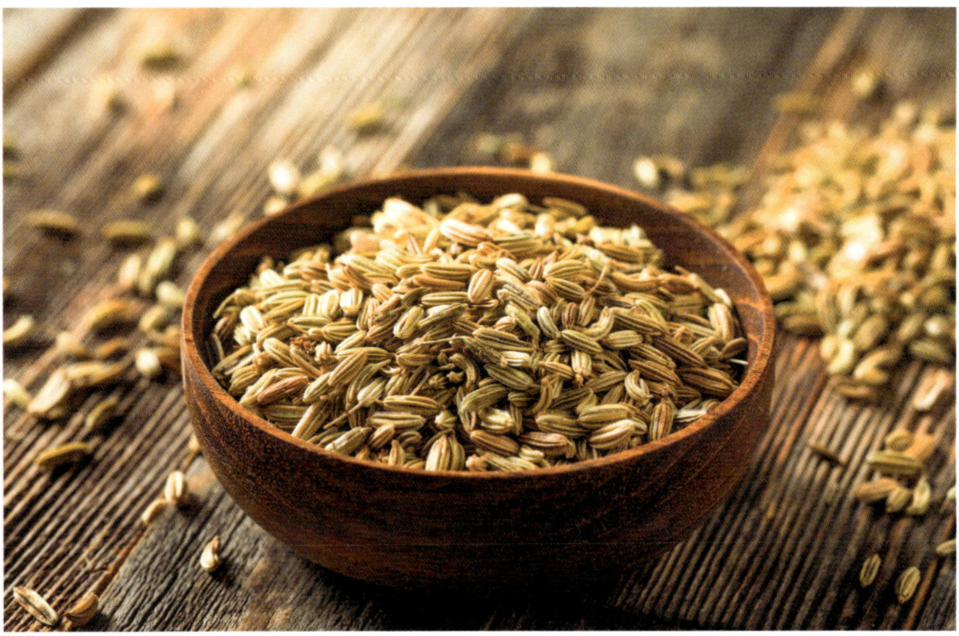

Fenchelsamen machen Tee geschmackvoller.

STECKBRIEF

Silber-Weide

Salix alba
Häufiger Baum an Flüssen und Bächen

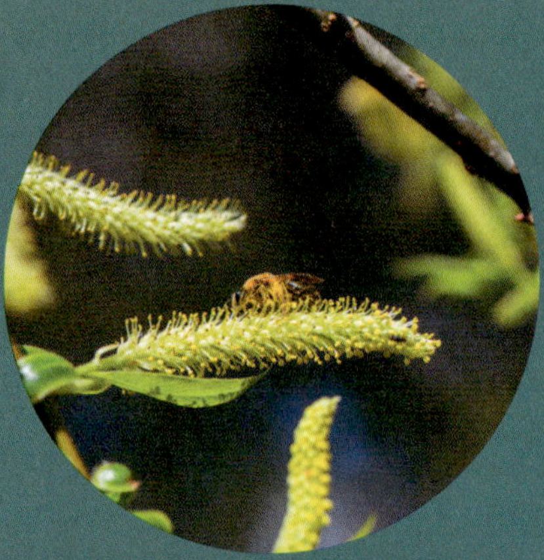

Ernte: Gesammelt wird die Rinde mittelgroßer Zweige von 1–2 cm Durchmesser. Zweig abschneiden und mit einem Taschenmesser der Länge nach einschneiden. Anschließend einfach den Zweig »schälen«, indem Sie die Rinde abziehen.

Reinigen: nicht nötig

Trocknen: Rinde in 2–3 cm große Stücke schneiden und ausgebreitet trocknen lassen.

Aufbewahrung: in Papiertüten

Beste Methode zur Extraktion der Wirkstoffe: Ein Dekokt der getrockneten Rinde ist ausgezeichnet, manchmal jedoch nicht ganz leicht zu trinken – laut Valnet 20 bis 35 g Rinde pro Liter, 2 oder 3 Tassen pro Tag.

Anwendung: Fieberzustände, Gelenkentzündungen, Gicht, Neuralgien, Rückenschmerzen, Übersäuerung des Magens

Hinsichtlich der Mengen gilt es, die geringste Menge zu verwenden, die nötig ist, um die Zubereitung trinkbar zu machen. Da heißt es experimentieren. Beginnen Sie beispielsweise mit 5 g/l und testen Sie, ob Sie die Dosis anpassen müssen.

Mit Zucker oder Honig können Sie einen bitteren Geschmack nicht überdecken – im Gegenteil: Dieser tritt nur umso deutlicher hervor. Verwenden Sie dazu besser etwas Zitronensaft. Wenn Sie eine sehr bittere Pflanze wegen ihrer verdauungsfördernden Eigenschaften verwenden, überdecken Sie das Bittere nicht zu sehr, denn dieser bittere Geschmack muss im Mund spürbar werden, um die gewünschte Wirkung auszulösen. Bei jedem anderen problematischen Geschmack außer dem bitteren können Sie allerdings durchaus etwas Honig verwenden.

Dosierung von Kräutertees und Dekokten

Es gibt für Kräutertees und Dekokte keine Standarddosierung. Es hängt immer von der Pflanze ab. Daher brauchen Sie verschiedene Bücher über Pflanzenheilkunde. Falls Sie der französischen Sprache mächtig sind, empfehle ich ganz besonders *La Phytothérapie* von Jean Valnet.

Vergessen Sie nicht, dass Sie hinsichtlich der Dosierung immer zwei Ansatzpunkte haben:

- Welche Menge der Pflanze verwenden Sie pro Liter Wasser (g/l)?
- Welche Flüssigkeitsmenge trinken Sie pro Tag: eine Tasse, zwei Tassen oder einen ganzen Liter?

Das Gewicht pro Liter schwankt im Durchschnitt zwischen 10 und 50 g, wobei der Mittelwert bei 30 g/l liegt, wie bereits erklärt. Die pro Tag getrunkene Flüssigkeitsmenge schwankt zwischen 2 Tassen und 1 Liter. Da es nicht die Zielsetzung dieses Buches ist, zu sehr auf die therapeutische Seite einzugehen, da wir uns hier vielmehr auf die Zubereitungen konzentrieren, überlasse ich es Ihnen, die Dosierungen selbst herauszufinden.

Richtig oder falsch?

Sie können Tee oder Dekokt warm oder kalt trinken, das spielt keine Rolle.	**Richtig.** Eine warme Flüssigkeit ist jedoch wohltuender als eine kalte. Die Wärme hat in zahlreichen Situationen, insbesondere bei Schmerzen und Krämpfen, ebenfalls eine therapeutische Wirkung.
Sie können erkalteten Tee oder Dekokt wieder aufwärmen.	**Richtig.** Aber wärmen Sie die Flüssigkeit langsam und zugedeckt auf, ohne sie zu stark zu erhitzen, sonst werden bestimmte empfindliche Substanzen geschädigt oder gehen verloren.
Je größer die verwendete Pflanzenmenge, desto wirksamer sind Tee oder Dekokt. Wenn 30 g/l wirksam sind, sind 60 g/l doppelt so wirksam.	**Falsch.** Wasser kommt wie auch jedes andere Lösungsmittel rasch an den Sättigungspunkt und kann dann nicht mehr viel extrahieren. Belassen Sie es daher bei rund 30 g/l oder mehr, wenn dies in Ihren Büchern empfohlen wird.
Wenn eine Pflanze mit 30 g/l als Tee zubereitet wird und eine zweite Pflanze auch mit 30 g/l, müssen Sie, wenn Sie beide Pflanzen mischen, 60 g/l der Mischung verwenden.	**Falsch.** Bei einer Mischung aus mehreren Pflanzen muss die Dosierung jeder Pflanze reduziert werden, um im Endeffekt eine Dosierung von rund 30 g/l zu erreichen. Die Regel von durchschnittlich 30 g/l ändert sich nicht.

Je länger Sie die Pflanze ziehen lassen oder abkochen, desto reichhaltiger werden Tee oder Dekokt. Wenn also 10 Minuten Ziehzeit eine gute Zubereitung ergeben, wird das Ergebnis nach 30 Minuten Ziehzeit noch besser.	**Falsch.** Die meisten Inhaltsstoffe werden in den ersten Minuten extrahiert. 10 Minuten sind im Allgemeinen bei Weitem ausreichend. Eine Ausnahme bilden sehr mineralstoffhaltige Pflanzen (Brennnessel, Haferstroh, Wiesenklee, Luzerne), die von längerem Ziehen profitieren.
Nachdem eine Pflanze gezogen hat oder abgekocht wurde, kann ich ihren Rest unten in der Tasse oder Teekanne für einen weiteren Tee verwenden.	**Falsch.** Die Pflanze hat zu viele Inhaltsstoffe abgegeben, um eine weitere therapeutische Zubereitung daraus herzustellen. Zwar bleibt etwas Geschmack übrig, wenn Sie jedoch Hilfe für ein gesundheitliches Problem benötigen, sollten Sie für jede Zubereitung neue Pflanzen verwenden, die noch Substanz haben.
Sie können etwas doppelt ziehen lassen oder abkochen, das heißt, Sie lassen eine neue Pflanzenmenge in Ihrem Tee ziehen oder kochen sie ab, um die Flüssigkeit stärker zu konzentrieren. Wenn Sie beispielsweise einen Thymiantee zubereitet haben, können Sie ihn abseihen und darin eine neue Menge Thymian ziehen lassen.	**Richtig.** Der Gewinn wird jedoch so marginal sein, dass die Pflanze damit eher vergeudet wird. Der Tee ist nämlich beinahe gesättigt. Wenn Sie darin eine weitere Pflanzenmenge ziehen lassen, kommt es zu keiner wirksamen Extraktion. Das ist keine gute Nutzung der Pflanze.
Wird eine Pflanze, die abgekocht werden muss, zu Pulver gemahlen, kann man daraus einen Tee zubereiten.	**Richtig.** Wurde die Faserigkeit der Pflanze durch Mahlen zu einem Pulver aufgebrochen, genügt eine Zubereitung als Tee.

STECKBRIEF

Indisches Basilikum oder Tulsi

Ocimum sanctum, O. gratissimum, O. tenuiflorum
Gewürzpflanze, in unseren Breitengraden einjährig, auch wenn sich einige Arten einmal überwintern lassen

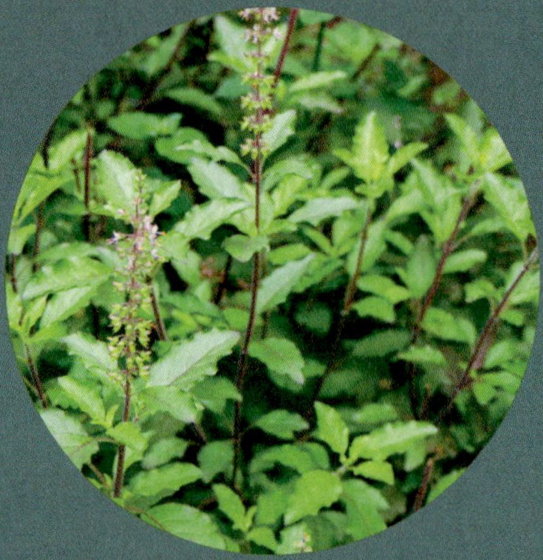

Ernte: Gesammelt werden alle oberirdischen Teile, die Blüten vorzugsweise zu Beginn der Blüte, ansonsten nur die Blätter, die ebenfalls sehr aromatisch sind. Vor einer Zubereitung die Stängel entfernen.

Reinigen: nicht nötig

Trocknen: Im Idealfall frisch verwenden. Sonst ganze Zweige abschneiden und als Strauß kopfüber hängend trocknen lassen.

Aufbewahrung: In Papiertüten. Die möglichst vollständige Pflanze aufbewahren, nicht zerteilen.

Beste Methode zur Extraktion der Wirkstoffe: Am besten ist ein Tee aus der frischen Pflanze. Hierzu eine ausreichende Menge in die Tasse geben, um einen aromatischen und angenehm zu trinkenden Tee zu gewinnen (200 ml reiner Alkohol auf 100 g fein geschnittener oberirdischer Teile). Wenn nicht anders möglich, verwenden Sie die getrocknete Pflanze (Tee oder Tinktur mit Alkohol mit 45 Vol.-%, 500 ml pro 100 g getrockneter Pflanze), überzeugen Sie sich aber davon, dass die Pflanze sehr aromatisch ist.

Anwendung: chronischer Stress, Konzentrationsstörungen, Allergien der Atemwege, Verdauungsstörungen, Stoffwechselstörungen (zu hoher Blutzucker)

Kaltmazeration

Bestimmte Pflanzen können mehrere Stunden lang in kaltem Wasser mazerieren. Dafür gibt es zwei Gründe:

- Das kalte Wasser blockiert die Extraktion bestimmter unerwünschter Inhaltsstoffe.
- Das kalte Wasser ergibt einen weniger starken Geschmack, weniger bitter beispielsweise.

Der Fall des Echten Eibischs

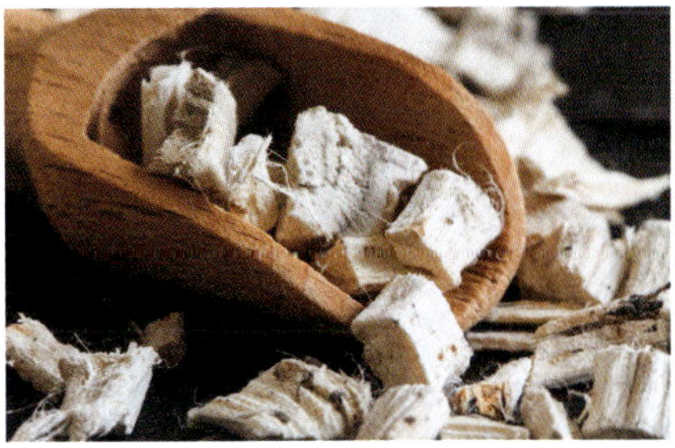

Die Wurzel des Echten Eibischs *(Althaea officinalis)* enthält reizlindernde Schleimstoffe, die für zahlreiche therapeutische Anwendungen sehr interessant sind. Man kann sie nämlich als eine Art »Verband« für entzündete Schleimhäute einsetzen – Hals, Speiseröhre, Magen, Darm. Auch auf andere Organsysteme wirken sie reizlindernd, beispielsweise auf die Harnwege, obgleich die Schleimstoffe nicht direkt eindringen können. Man glaubt heute, dass sich die reizlindernde Wirkung dank des Nervensystems reflexartig auf andere Organe ausbreitet.

Diese Schleimstoffe werden durch warmes oder kaltes Wasser extrahiert. Die Wurzel des Echten Eibischs enthält jedoch auch Stärke, die eher schadet als hilft. Sie wird nämlich vom Körper rasch in Glucose verwandelt, und es ist besser, eine neue Zuckerquelle zu meiden. Die Stärke braucht warmes Wasser, um extrahiert zu werden. Um eine »reinere« Zubereitung zu erzielen, die nur die Schleimstoffe, nicht jedoch die Stärke enthält, wird die Wurzel des Echten Eibischs daher durch Mazeration in kaltem Wasser zubereitet. Wie Sie dazu vorgehen, lesen Sie auf Seite 107.

Einen hohen Gehalt an Schleimstoffen bietet auch die Rinde der Rot-Ulme *(Ulmus rubra)*. Man bekommt sie bei einigen Kräuterhändlern und sie ergibt bei Zubereitung in kaltem Wasser dieselbe Art Gel wie der Echte Eibisch. In Nordamerika ist diese Pflanze ein Klassiker.

Nutzen Sie Gel aus Echtem Eibisch oder Rot-Ulme, um eine Reizung oder Entzündung der Schleimhaut der Atemwege oder des Verdauungssystems zu lindern. Das Gel eignet sich ausgezeichnet, um beispielsweise einen trockenen und entzündlichen Husten bei Kindern zu beruhigen. Sie können auch eine Tinktur zum Gel hinzugeben, um seine therapeutischen Eigenschaften zu verbessern. Hier einige Beispiele:

- 30 Tropfen Süßholztinktur *(Glycyrrhiza glabra)* in 100 ml Gel zur Beruhigung von trockenem und entzündlichem Husten
- 40 Tropfen Ringelblumentinktur *(Calendula officinalis)* zur Linderung einer Entzündung oder Geschwürbildung der Schleimhäute der Speiseröhre (Ösophagitis) oder des Magens (Gastritis, Magengeschwür)
- 30 Tropfen Salbeitinktur *(Salvia officinalis)* zur Schmerzlinderung bei einer Angina

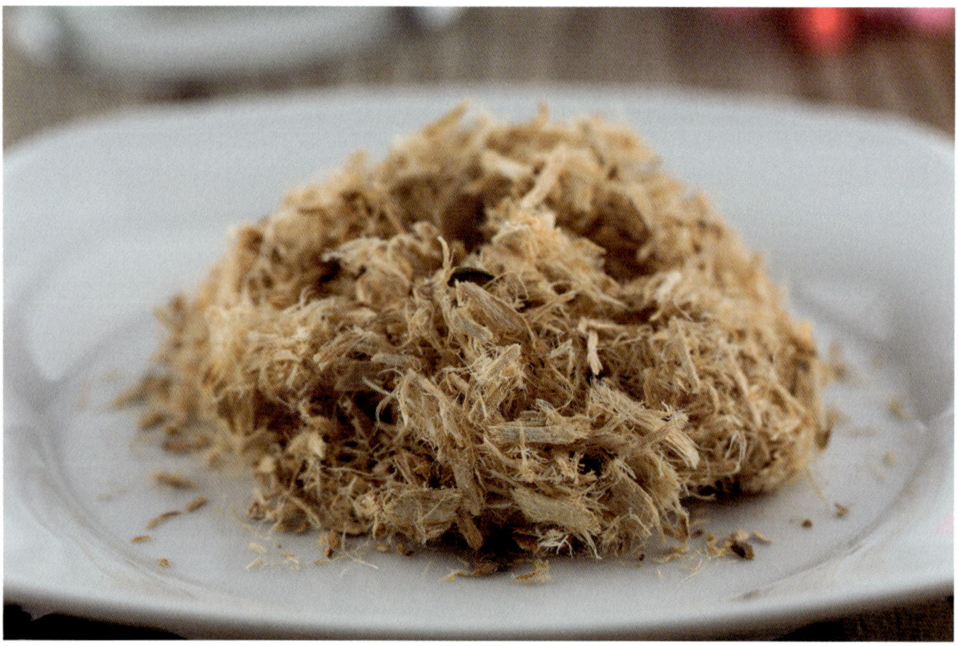

Innenrinde einer Rot-Ulme (Ulmus rubra)

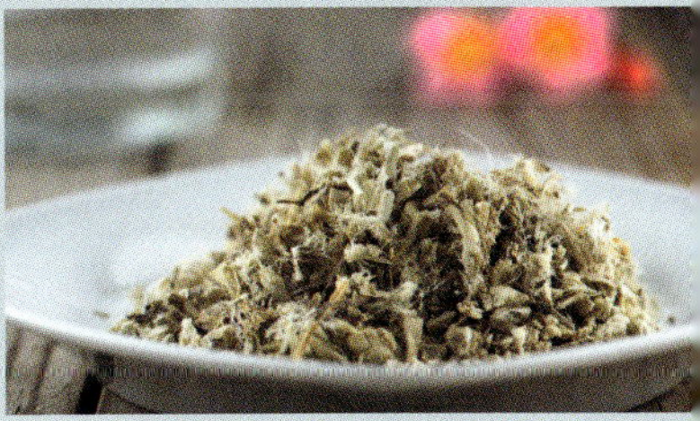

Kaltmazeration Echter Eibisch

Bei Verwendung von gemahlener Eibischwurzel:

- 6 g Pulver in ein Glas geben.
- Mit 200 ml kaltem Wasser übergießen.
- Mit einem Löffel umrühren.
- 1 Stunde ruhen lassen.
- Erneut umrühren.
- Warten, bis sich das Pulver auf dem Boden des Glases absetzt, dann die Flüssigkeit trinken, die als »Eibisch-Gel« bezeichnet wird. Sie hat nicht die Konsistenz eines Gelees, eigentlich ist sie sogar sehr flüssig, jedoch reich an reizlindernden Schleimstoffen.

Bei Verwendung der in kleine Stücke geschnittenen Eibischwurzel:

- Stückchen der Eibischwurzel in eine große Tasse geben, sodass ein Viertel der Tasse gefüllt ist.
- Tasse mit kaltem Wasser füllen und abdecken, damit sich kein Staub auf der Flüssigkeit absetzt.
- Über Nacht ruhen lassen.
- Am nächsten Morgen Mischung durch ein Sieb filtern, um das flüssige Gel aufzufangen.

Zu »starke« Pflanzen

Manche Autoren empfehlen eine Kaltmazeration für Pflanzen, die einen zu starken oder zu bitteren Geschmack haben. Bei meinen Recherchen ist mir klar geworden, dass diese Empfehlungen keiner bestimmten Logik folgen. Jean Valnet beispielsweise spricht in seinem berühmten Werk *La Phytothérapie* von Kaltmazeration für Baldrianwurzeln *(Valeriana officinalis)* und verwendet dabei 100 g getrocknete Wurzeln pro Liter lauwarmem Wasser, die Wurzeln lässt er 12 Stunden mazerieren. Bei der Teufelskralle *(Harpagophytum procumbens)* rät er, sie in kaltem Wasser zu mazerieren, damit die Zubereitung nicht zu bitter wird.

Doch warum gilt das dann nicht auch für den Enzian *(Gentiana lutea)* oder das Mutterkraut *(Tanacetum parthenium)*? Das kann ich Ihnen nicht erklären. Wahrscheinlich hat die Tradition das entschieden oder der Autor hat die Zubereitung ausprobiert, die ihm gefallen hat oder die ihm trinkbarer erschien als ein traditioneller Tee oder ein traditionelles Dekokt.

Sie können die Methode der Kaltmazeration mit jeder beliebigen getrockneten Pflanze ausprobieren. Verwenden Sie etwa 30 g Pflanzen pro Liter kaltem Wasser und lassen Sie die Pflanzen über Nacht mazerieren. Am nächsten Morgen werden Sie überrascht sein, was für eine Flüssigkeit entstanden ist. Sie ist reich an Geschmack, zwar weniger konzentriert als ein traditioneller Tee, aber feiner, insbesondere bei Gewürzpflanzen. Warum nutzt man diese Methode nicht häufiger bei allen Pflanzen? Ganz einfach: Weil ein warmer Tee allgemein besser wirkt.

Empfehlung

Die Kaltmazeration ergibt insbesondere mit frischen und mit Gewürz- und Aromapflanzen angenehme Zubereitungen: Minze, Melisse, Zitronenthymian etc. Ich empfehle Ihnen eine Kaltmazeration der Melisse an heißen Sommertagen, auch gerne mit einem Schuss Zitronensaft.

Tinkturen

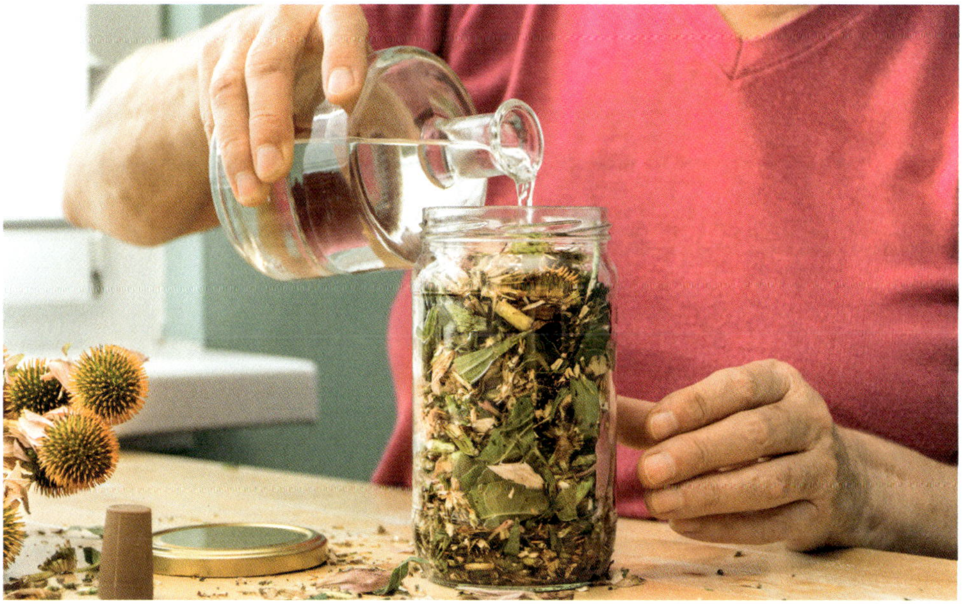

Eine Tinktur ist eine Mazeration der getrockneten oder frischen Pflanze in Alkohol. Für die getrocknete Pflanze wird verdünnter Alkohol mit rund 45 Vol.-% verwendet, für die frische Pflanze hochprozentiger Alkohol, in der Regel mit 80 bis 96 Vol.-%. Die Zubereitung einer Tinktur ist sehr einfach, wie Sie bald entdecken werden. Bevor wir jedoch zur Tat schreiten, sollten Sie einige grundlegende Punkte verstehen.

Klärung der verwendeten Begriffe

Der Begriff »Muttertinktur« ist einer spezifischen homöopathischen Zubereitung vorbehalten, die aus der frischen Pflanze hergestellt wird. Diese Zubereitung garantiert, dass 10 g Muttertinktur 1 g der getrockneten Pflanze entsprechen. Unsere hausgemachten Tinkturen sind in der Regel keine »Muttertinkturen«, denn wir befolgen nicht exakt dasselbe Verfahren und können diese Entsprechung nicht garantieren. Der Begriff »Muttertinktur« wird heute in Büchern und in der Fachpresse häufig nicht korrekt verwendet und auch ich selbst habe diesen Fehler in der Vergangenheit gemacht. In diesem Buch verwende ich daher nur den Begriff »Tinktur«.

STECKBRIEF

Sonnenhut

Echinacea purpurea, E. pallida, E. angustifolia
Mehrjährig

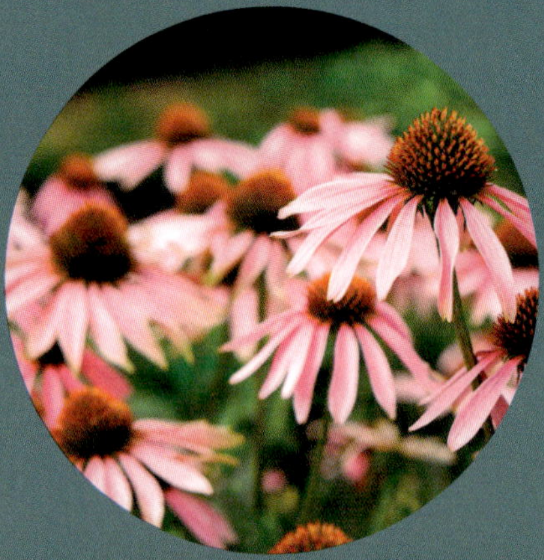

Ernte: Gesammelt wird die Wurzel von Pflanzen, die mindestens 2 bis 3 Jahre alt sind, im Herbst, wenn die oberirdischen Teile der Pflanze verschwunden sind.

Reinigen: Man bürstet die Wurzeln in reichlich Wasser. Die Wurzeln von *E. purpurea* sind schwierig zu reinigen. Ich ziehe *E. pallida* stark vor, ihre Wirksamkeit ist gleichwertig, sie lässt sich aber viel leichter bearbeiten.

Trocknen: Bei *E. pallida* oder *E. angustifolia* die Wurzeln in Stücke schneiden, bei einem großen Durchmesser anschließend noch der Länge nach aufschneiden und ausgebreitet auf einem Rost trocknen lassen. Bei *E. purpurea* sind die Wurzeln dünn, man trocknet sie so gut wie möglich ausgebreitet auf einem Rost oder, noch besser, verarbeitet sie zu einer Tinktur aus frischen Wurzeln.

Aufbewahrung: in Papiertüten

Beste Methode zur Extraktion der Wirkstoffe: Eine Tinktur ist die bei Weitem beste Zubereitung. Vorzuziehen ist eine Tinktur aus der frischen Pflanze (200 ml reiner Alkohol pro 100 g fein geschnittener Wurzeln). Wenn Sie nur Zugriff auf die getrocknete Wurzel haben, ist dies eine gute zweite Wahl. In diesem Fall 500 ml Alkohol mit 70 Vol.-% pro 100 g fein geschnittener Wurzeln verwenden.

Anwendung: **Sonnenhut regt das Immunsystem bemerkenswert an – man verwendet ihn daher in jeder Situation, in der das Immunsystem schlappmacht, zur Vorbeugung von Infektionen im Winter beispielsweise. Man nimmt Sonnenhut auch zu Beginn und während einer Infektion und dann auch häufiger.**

In Frankreich verwenden wir das Wort »teinture« im Allgemeinen für eine Mazeration der getrockneten Pflanze in Alkohol und den Begriff »alcoolature« für eine Mazeration der frischen Pflanze in Alkohol. Da ich viele Jahre in Nordamerika gelebt habe, verwende ich persönlich den Begriff »Tinktur aus der trockenen Pflanze« für eine Mazeration der getrockneten Pflanze in Alkohol und »Tinktur aus der frischen Pflanze« für eine Mazeration der frischen Pflanze in Alkohol. Das entspricht den englischen Begriffen und ermöglicht, mit der großen englischsprachigen Gemeinde der Kräutersammler problemlos zu kommunizieren.

Ich werde in diesem Buch also diese beiden Begriffe beibehalten: »Tinktur aus der getrockneten Pflanze« und »Tinktur aus der frischen Pflanze«. Zum einen, weil sie einfach und anschaulich sind, zum zweiten, um die Kontinuität mit meinen vorherigen Büchern zu wahren, und schließlich wegen der leichten Kommunikationsmöglichkeit, die die englischsprachige Tradition bietet.

Vor- und Nachteile

Die Verwendung von Tinkturen hat mehrere Vorteile und ein paar Nachteile.

Die Vorteile:

- Alkohol ist ein starkes Lösungsmittel, das zahlreiche Inhaltsstoffe aus der Pflanze extrahieren kann. Die Tinktur liefert daher in den meisten Fällen eine sehr wirksame Extraktion.
- Alkohol ist ein ausgezeichnetes Konservierungsmittel. Die Tinktur ist daher ein haltbares Präparat, einige Ausnahmen nenne ich weiter unten.
- Eine Tinktur wird in sehr viel niedrigeren Dosen eingenommen als ein Tee oder ein Dekokt. Man spricht von der Anzahl Tropfen oder von Millilitern pro Einnahme, ein deutlicher Unterschied zu einem halben oder ganzen Liter Tee oder Dekokt, der über den Tag verteilt zu trinken ist.
- Eine Tinktur ist gebrauchsfertig, sie müssen die kleine Flasche nur vorher schütteln. Die Tinktur wird vor Einnahme immer mit etwas Wasser verdünnt.
- Eine Tinktur lässt sich einfacher mitnehmen als ein Tee, da die Tagesdosis viel niedriger ist. Ein Fläschchen für 50 bis 100 ml Flüssigkeit mit Tropfenzähler ist in der Regel ausreichend für mehrere Einnahmetage.

- Eine Tinktur vereinfacht die Einnahme von Pflanzen, die unangenehm schmecken. Die Tinktur wird mit ein wenig kaltem Wasser eingenommen und kann schnell mit zugehaltener Nase geschluckt werden.

Die Nachteile:

- Eine Tinktur enthält Alkohol, was für trockene Alkoholiker, für Menschen mit schwerwiegenden Leberproblemen, sehr junge Kinder oder Personen, deren Religion den Alkoholgenuss verbietet, problematisch sein kann.
- Eine Tinktur erlaubt manchmal keine optimale Dosierung. Falls Sie nämlich eine größere Menge des pflanzlichen Wirkstoffs einnehmen müssen, würde das eine zu große Menge Tinktur und damit zu viel Alkohol erfordern. Wir sprechen über diesen Punkt weiter unten noch genauer.

Welche Alkoholmengen nimmt man bei einer Behandlung mit einer Tinktur zu sich?

In zahlreichen Überlieferungen liegt die Menge, die für einen Erwachsenen im Durchschnitt empfohlen wird, bei 5 bis 10 ml pro Tag. Das ist nur ein Mittelwert, der die Tatsache unberücksichtigt lässt, dass bestimmte »starke« Pflanzen eine sehr viel geringere Dosis erfordern. Im Folgenden rechne ich zur Veranschaulichung der Einfachheit halber jedoch mit 10 ml pro Tag.

Eine Tinktur der getrockneten Pflanze enthält im Durchschnitt 45 % Alkohol. Dieser Gehalt ist bei einer Tinktur der frischen Pflanze höher und kann auf 55 % Alkohol oder sogar noch mehr steigen. Wir wollen jedoch bei der Tinktur der getrockneten Pflanze bleiben, die am geläufigsten ist. 10 ml Tinktur bedeuten also 4,5 ml reiner Alkohol, der täglich konsumiert wird.

Nehmen wir nun zum Vergleich ein Glas Wein, das etwa 140 ml Flüssigkeit enthält. Da Wein einen Alkoholgehalt von durchschnittlich 12 Vol.-% hat, enthält dieses Glas also 0,12 × 140 = 16,8 ml Alkohol. Die tägliche Einnahme einer Tinktur entspricht also circa einem viertel Glas Wein der genannten Menge. Ist das viel? Ist das zu viel? In Anbetracht der therapeutischen Wirkung von Tinkturen halte ich das in den meisten Fällen überhaupt nicht für problematisch, außer in den genannten Fällen. Aber das sollten Sie selbst beurteilen.

Tinktur aus der frischen Pflanze

Wie der Name schon sagt, wird diese Tinktur aus der frisch geernteten, im Fall von Wurzeln auch gereinigten Pflanze hergestellt. Die frische Pflanze enthält viel Wasser, normalerweise zwischen 60 und 80 %. Um die gesamte Flüssigkeit zu extrahieren, die in den Zellen der Pflanze enthalten ist, werden Sie einen hochprozentigen Alkohol, im Allgemeinen mit 96 Vol.-% und nicht unter 80 Vol.-%, verwenden. Wenn Sie darauf keinen Zugriff haben, jedoch die Möglichkeit besteht, die frische Pflanze zu ernten, lesen Sie den Abschnitt »Tinktur aus der nicht vollständig getrockneten Pflanze«, Seite 120.

Info

Starker Alkohol hat, wie Sie mittlerweile wissen, ein hohes Entwässerungspotenzial. Wenn Sie etwas Alkohol mit 90 Vol.-% auf die Haut auftragen, trocknet diese sofort aus. Bei einer Tinktur werden die Inhaltsstoffe der frischen Pflanze daher durch Dehydratation, also Entzug von Wasser, extrahiert. Den Zellen der Pflanze wird also die Flüssigkeit entzogen, dabei werden die Inhaltsstoffe vom Alkohol angezogen. Der Vorgang erfordert kein Umrühren im Glasgefäß, in dem die Tinktur hergestellt wird – die Dehydratation vollzieht sich, ohne dass dazu eine Bewegung nötig wäre.

Wann bereitet man eine Tinktur aus der frischen Pflanze zu?

Eine Tinktur aus der frischen Pflanze empfiehlt sich dann, wenn die Pflanze beim Trocknen nicht stabil bleibt oder wenn die Gemeinschaft der Kräutersammler durch Erfahrung und Praxis zu dem Schluss kommt, dass diese oder jene Pflanze in Form einer Tinktur aus der frischen Pflanze wirksamer ist. Der Sonnenhut (*Echinacea* subsp.) beispielsweise bleibt beim Trocknen relativ stabil. Nach meiner Erfahrung ist jedoch eine Tinktur aus der frischen Wurzel einer Tinktur aus der getrockneten Wurzel haushoch überlegen.

Gewürz- und Aromapflanzen, die beim Trocknen normalerweise einen Teil ihrer ätherischen Öle einbüßen, profitieren von einer Zubereitung als Tinktur aus der frischen Pflanze. Empfindliche Gewürz- und Aromapflanzen wie die Melisse *(Melissa officinalis)*, die Kamille *(Matricaria recutita)* oder das Indische Basilikum oder Tulsi *(Ocimum sanctum, O. gratissimum, O. tenuiflorum)* ergeben eine ausgezeichnete Tinktur aus der frischen Pflanze. Aus Erfahrung weiß ich, dass die getrocknete Version weniger wirksam ist. Hier einige Pflanzen für eine Tinktur aus der frischen Pflanze:

Umgangssprachliche Bezeichnung	Wissenschaftlicher Name	Pflanzenteile zur Verwendung	Warum die frische Pflanze zur Tinktur verarbeiten?
Baldrian	*Valeriana officinalis*	Wurzeln	Tinktur aus der frischen Pflanze ist wirksamer
Indisches Basilikum (Tulsi)	*Ocimum sanctum, O. gratissimum, O. tenuiflorum*	Blätter, Blütenstände	beim Trocknen sehr empfindlich
Johanniskraut	*Hypericum perforatum*	Blütenstände	Tinktur aus der frischen Pflanze ist wirksamer
Kamille	*Matricaria recutita*	Blüten	beim Trocknen sehr empfindlich
Melisse	*Melissa officinalis*	Blätter, Blütenstände	beim Trocknen sehr empfindlich
Sonnenhut	*Echinacea* subsp.	Wurzeln	Tinktur aus der frischen Pflanze ist wirksamer

STECKBRIEF

Melisse

Melissa officinalis
Mehrjährige Gewürz- und Aromapflanze
mit relativ kurzer Lebensdauer (2–3 Jahre)

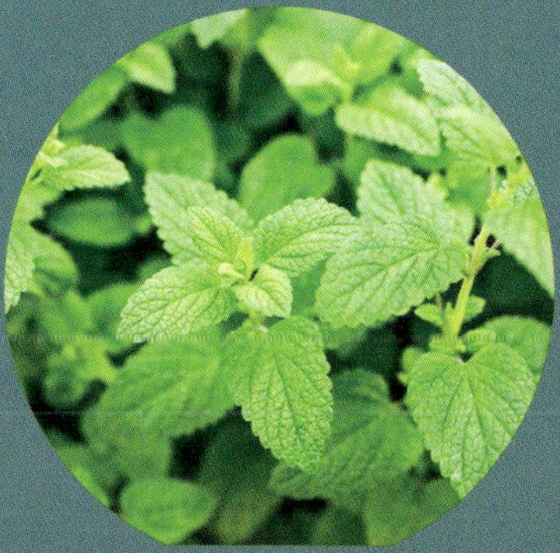

Ernte: Gesammelt werden die Blütenstände, wenn die Pflanze gerade zu blühen beginnt oder direkt vor der Blüte. Ansonsten sind auch die bei Bedarf geernteten Blätter sehr gut.

Reinigen: nicht nötig

Trocknen: Getrocknete Melisse hat beinahe alle Eigenschaften verloren, daher ist dies eine Pflanze, die nach Möglichkeit frisch verwendet werden sollte. Wenn Sie sie trocknen müssen, schneiden Sie ganze Zweige ab und lassen diese kopfüber an einem dunklen und wirklich trockenen Ort trocknen. Anschließend die Blätter und Blüten vorsichtig ablösen und die Stängel kompostieren.

Aufbewahrung: Die Blütenstände und die ganzen Blätter in Papiertüten aufbewahren, nicht zerkleinern.

Beste Methode zur Extraktion der Wirkstoffe: Ein Tee aus den Blütenständen oder frischen Blättern ist ausgezeichnet, hierfür eine gute Prise pro Tasse nehmen. Den Tee abdecken, während er zieht. Auch eine Tinktur aus frischen Blütenständen ist ausgezeichnet, hierfür 200 ml reinen Alkohol pro 100 g fein geschnittener Blütenstände verwenden.

Anwendung: Melisse wirkt krampflösend auf das Verdauungssystem und den Uterus, beispielsweise bei Krämpfen des Verdauungssystems und krampfartigen Menstruationsschmerzen. Sie wirkt beruhigend und angstlösend. Etwa 40 Tropfen Tinktur pro Einnahme in etwas Wasser sind ausreichend.

Generell gilt: Wenn Sie Zugriff auf die frische Pflanze und hochprozentigen Alkohol haben, rate ich Ihnen, immer eine Tinktur aus der frischen Pflanze zu testen, um die höchste Vitalität der Pflanze einzufangen. Mit der Zeit können Sie sie mit einer Tinktur aus der getrockneten Pflanze vergleichen und die Unterschiede im Geschmack und Aroma prüfen. Sollte die Tinktur aus der getrockneten Pflanze ein ebenso gutes Ergebnis bringen wie die Tinktur aus der frischen Pflanze, sollten Sie den hochprozentigen Alkohol besser für Pflanzen aufheben, die auf das Trocknen empfindlicher reagieren.

Welche Arten von hochprozentigem Alkohol kann man verwenden?
Alkohol mit 96 Vol.-% ist der hochprozentigste Alkohol, der auf dem Markt zu bekommen ist, und der beste Ausgangspunkt für eine Tinktur aus der frischen Pflanze. Je nachdem, in welchem Land Sie leben, bekommen Sie eher Alkohol mit 90 oder sogar nur mit 80 Vol.-%. Auch dies ist eine ausgezeichnete Ausgangsbasis.

Bitte beachten Sie: Verwenden Sie niemals denaturierten Alkohol. Er ist giftig und nicht zum Verzehr geeignet. Verwenden Sie ihn auch nicht zur äußerlichen Anwendung.

Einfache Methode zur Herstellung einer Tinktur aus der frischen Pflanze: die »Volksmethode«
Englischsprachige Kräuterkundler nennen diese Methode die »Volksmethode«. Es ist eine sehr einfache Herstellungsmethode, die keinerlei Berechnungen erfordert. Man wiegt nichts ab, man misst nichts ab. Allerdings hat dieses Verfahren folgenden Mangel: Sie verwenden dabei mehr Alkohol als bei der optimalen Methode.

PRAXIS

Tinktur aus der frischen Pflanze

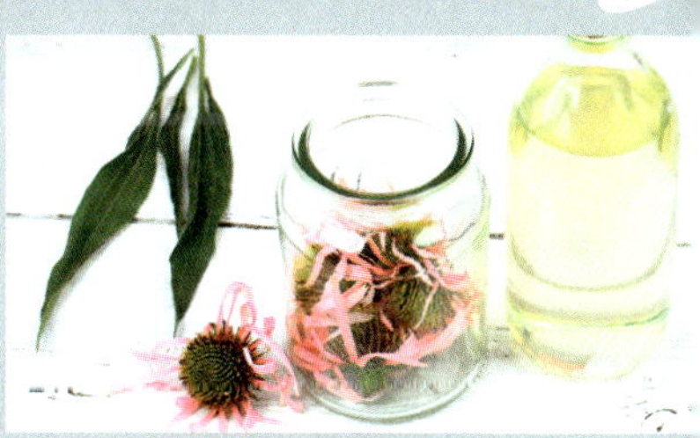

»Volksmethode«

Zutaten

- Frisch geerntete und gereinigte Pflanze
- Alkohol mit einem Gehalt über 80 Vol.-%, im Idealfall 96 Vol.-%

Material

- Großes luftdicht verschließbares Glasgefäß. Wenn Sie 1 l Tinktur herstellen wollen, verwenden Sie ein Gefäß mit 1,5 bis 2 l Fassungsvermögen.

Methode

- Pflanze mit einer Gartenschere, einem Küchenmesser oder einem Wiegemesser möglichst fein schneiden. Achtung: Dieser Arbeitsschritt ist sehr wichtig, denn je feiner die Pflanze geschnitten ist, desto besser wird die Tinktur.
- Pflanze in das Glasgefäß legen.
- Ausreichend Alkohol zugießen, um die Pflanze komplett zu bedecken, aber nicht mehr. Ziel ist es, die geringstmögliche Menge Alkohol zu verwenden.
- 2 Wochen lichtgeschützt mazerieren lassen. Schütteln ist nicht nötig, der Vorgang erfolgt alleine durch Dehydratation der Pflanzenteile.
- Wenn Sie eine Tinktur aus Wurzeln, Rinden oder sonstigen sehr kompakten Pflanzenteilen herstellen, beispielsweise aus den Früchten der Rosskastanie (Steckbrief Seite 119), geben Sie die Mischung am Ende der ersten Woche in einen Standmixer. Dieser Arbeitsschritt ist optional, aber von Vorteil. Die Verwendung eines Standmixers während der Mazeration wird auf Seite 205 erläutert.
- Die erzielte Flüssigkeit auspressen und filtern, in eine Flasche oder ein Fläschchen füllen, verschließen, beschriften und lagern. Informationen zum Auspressen und Filtern finden Sie auf Seite 129, zum Etikettieren auf Seite 141 und auf Seite 208 und zum Aufbewahren auf Seite 141.

Optimale Methode zur Herstellung einer Tinktur aus der frischen Pflanze
Je nach Land und Überlieferung werden Sie verschiedene Angaben zu den Mengenverhältnissen Pflanze/Alkohol finden. Ich nenne Ihnen im Folgenden die Mengenverhältnisse und das Verfahren, die mich immer am meisten zufriedengestellt haben und die aus meiner Erfahrung in der Welt der amerikanischen Kräutersammler und -händler stammen.

Eine Tinktur aus der frischen Pflanze wird mit 200 ml Alkohol mit mindestens 80 Vol.-% pro 100 g der frischen Pflanze zubereitet. Das bedeutet, dass letztlich 1 ml Tinktur 0,5 g der frischen Pflanze entspricht. Und da die frische Pflanze zwischen 60 und 80 % Feuchtigkeit enthält, entspricht dies etwa 0,1 bis 0,2 g der getrockneten Pflanze – im Durchschnitt 0,15 g. Ich nenne Ihnen diese Zahlen, damit Sie Vergleiche zur Tinktur aus der getrockneten Pflanze anstellen können, auf die wir im Abschnitt »Tinktur aus der getrockneten Pflanze«, Seite 120, noch eingehen werden. Dort werden Sie sehen, dass dabei 1 ml Tinktur für 0,2 g der getrockneten Pflanze steht. Eine Tinktur aus der getrockneten Pflanze scheint daher konzentrierter zu sein als die aus der frischen Pflanze. Das ist jedoch ein reiner Zahlenwert, der nichts über die Qualität des fertigen Produkts aussagt. Die frische Pflanze ist noch voller Leben, was ebenfalls zu berücksichtigen ist.

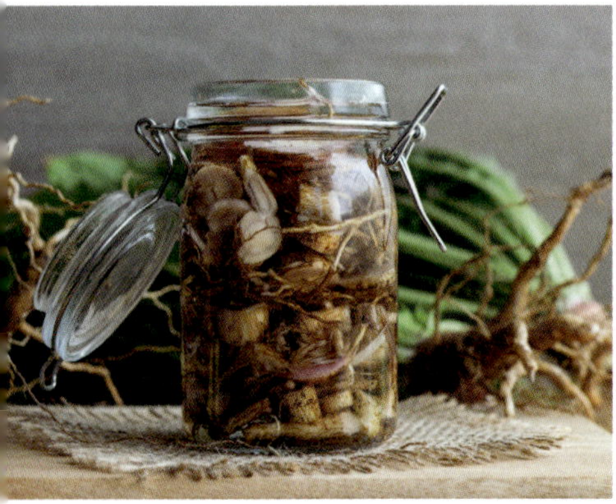

Gehen Sie bei der »optimalen Methode« genauso vor wie bei der zuvor beschriebenen »Volksmethode«, verwenden Sie hier aber eine exakt abgemessene Alkoholmenge. Wollen Sie beispielsweise eine Tinktur aus 220 g frischen Sonnenhutwurzeln zubereiten, fügen Sie 220 × 2 = 440 ml Alkohol hinzu.

Beachten Sie bitte: Häufig werden Sie auf die »Tipps, um die Pflanze gut mit Flüssigkeit bedeckt zu halten« auf Seite 127 zurückgreifen müssen. Wenn die Pflanze selbst mit diesen Tipps nicht gut bedeckt ist, fügen Sie noch ein klein wenig mehr Alkohol hinzu, gerade so viel, dass die Pflanze komplett mit Alkohol bedeckt ist.

STECKBRIEF

Gewöhnliche Rosskastanie

Aesculus hippocastanum

Großer Baum, der häufig zur Zierde gepflanzt wird

Achtung: Verwechseln Sie die Gewöhnliche Rosskastanie nicht mit der Edelkastanie.

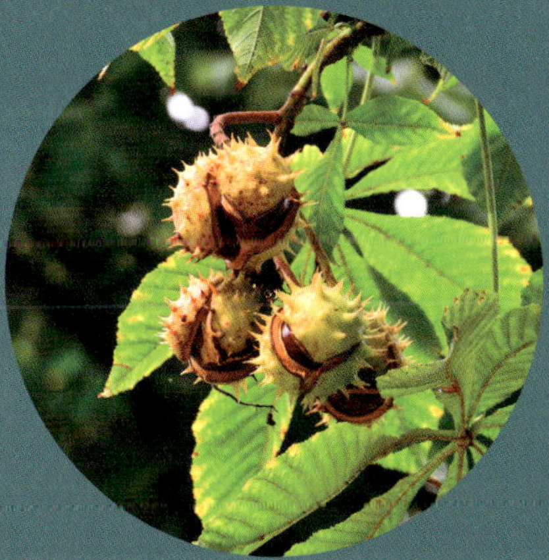

Ernte: Gesammelt wird die Frucht (die Kastanie) ohne ihre grüne stachelige Fruchthülle*.

Reinigen: Verschmutzte Kastanien kann man rasch unter fließendem Wasser abspülen und dann mit einem Trockentuch trocknen.

Trocknen: Kastanien mit einem Hammer, einer Rohrzange oder einem anderen geeigneten Werkzeug zerquetschen. Anschließend die kleinen Stücke einschließlich der Schale ausgebreitet auf einem Rost trocknen lassen.

Aufbewahrung: in Papiertüten

Beste Methode zur Extraktion der Wirkstoffe: Eine Tinktur ist die beste Zubereitungsart, ein Dekokt ist nicht geeignet. Die Tinktur mit 500 ml Alkohol mit 50 Vol.-%, beispielsweise Rum, pro 100 g Früchte zubereiten. Nach einer Woche Mazeration alles in einen Standmixer geben und zu einem Brei verarbeiten. Diesen eine weitere Woche ruhen lassen, dann filtern.

Anwendung: bei Venenschwäche – ausreichend sind im Allgemeinen 12 Tropfen der Tinktur in etwas Wasser 3-mal täglich –, schweren Beinen, Wassereinlagerung in den Waden, Krampfadern, Hämorrhoiden, Leberstauung, Kongestion der Prostata oder Stauung der Organe im kleinen Becken

Tinktur aus der nicht vollständig getrockneten Pflanze

Möglicherweise leben Sie in einem Land, in dem Sie keinen hochprozentigen Alkohol kaufen können. Also müssen Sie sich mit einem handelsüblichen Alkohol begnügen wie Wodka, Traubentresterbrand, Alkohol zum Einlegen von Früchten oder Rum, bei denen der Alkoholgehalt in der Regel zwischen 40 und 55 Vol.-% liegt.

Dieser Alkoholgehalt ist leider nicht hoch genug für noch frische, mit Wasser gesättigte Pflanzen. Das Wasser in der Pflanze lässt nämlich den Alkoholgehalt der finalen Lösung auf Werte sinken, die zu niedrig sind für eine optimale Haltbarkeit. Zudem wird die Wirkung der Dehydratation mit verdünntem Alkohol nicht groß genug sein. Mit anderen Worten: Die Tinktur wird nur eine verdünnte Version dessen, was sie hätte werden können.

Um dies zu umgehen, warten Sie, bis die Pflanze den größten Teil ihres Wassers verloren hat, ohne sie deshalb jedoch völlig trocknen zu lassen. So kann die Pflanze eine optimale Vitalität beibehalten. Das wenige Wasser, das ihr bleibt, reicht aus, um sie am Leben zu erhalten.

Beobachten Sie jedoch die Trocknungsphase sehr genau, denn wenn Sie zu lange warten, trocknet die Pflanze komplett aus. Überprüfen Sie ihren Zustand ein oder zwei Mal pro Tag: Sie soll vollständig schrumpeln und sich noch weich anfühlen, ohne dabei zu knistern oder brüchig zu sein. Wenn die Pflanze diesen Zustand erreicht hat, können Sie einfach die nachfolgend beschriebene Methode »Tinktur aus der getrockneten Pflanze« anwenden.

Tinktur aus der getrockneten Pflanze

Eine Tinktur aus der vollständig getrockneten Pflanze ist die Zubereitungsart, die Sie am häufigsten verwenden werden. Dazu können Sie nämlich eine im Handel, im Allgemeinen also bei einem Kräuterhändler gekaufte getrocknete Pflanze und einen handelsüblichen Alkohol mit einem Gehalt zwischen 40 und 55 Vol.-% verwenden.

Wenn Sie die Pflanzen in der Natur ernten oder im eigenen Garten anpflanzen, können Sie für diese Methode Ihre Pflanzen trocknen und lagern, bis Sie tatsächlich eine Tinktur herstellen wollen. Haben Sie beispielsweise eine gute

STECKBRIEF

Ringelblume

Calendula officinalis
Verbreitete einjährige Gartenpflanze

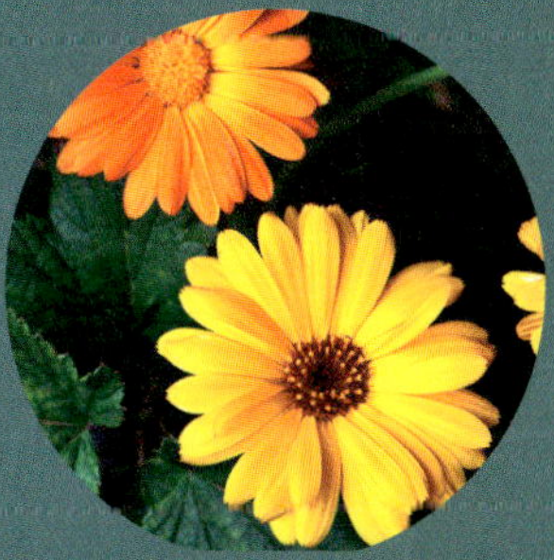

Ernte: Gesammelt wird die geöffnete Blüte. Gut darauf achten, die ganze Blüte zu ernten und nicht nur die Hüllblätter, gemeinhin als Blütenblätter bezeichnet, also wirklich die Blütenstände mit dem Blütenboden. Einfacher, wenn auch botanisch nicht korrekt ausgedrückt wird also die komplette Blüte mit dem orangefarbenen oberen Teil und dem grünen, leicht klebrigen unteren Teil gesammelt.

Reinigen: nicht nötig

Trocknen: Die ganzen Blüten ausgebreitet auf einem Rost trocknen lassen.

Aufbewahrung: in Papiertüten

Beste Methode zur Extraktion der Wirkstoffe: Der hohe Gehalt an Harzen in dieser Pflanze verlangt vorzugsweise eine Extraktion durch Alkohol. Ausgezeichnet ist eine Tinktur aus der frischen oder getrockneten Pflanze. Für eine Tinktur aus der getrockneten Pflanze am besten 500 ml Alkohol mit 70 Vol.-% pro 100 g fein geschnittener Blüten verwenden. Sollten Sie keinen Alkohol mit 70 Vol.-% zur Verfügung haben, nehmen Sie Rum mit 55 Vol.-%. Pro Einnahme etwa 30 Tropfen der Tinktur mit etwas Wasser verdünnen. Für die äußerliche Anwendung ist ein Ölmazerat mit Alkohol als Lösungsmittel eines der besten Präparate bei Hautproblemen.

Anwendung: Bei schmerzhaften Regelblutungen und jeder Geschwürbildung der Verdauungswege vom Mund bis zum Darm wie Aphten, Zahnfleischentzündung, Ösophagitis, Gastritis, Geschwür oder Kolitis. Äußerlich anzuwenden bei allen Entzündungen der Haut, Wunden, Insektenstichen, Schrunden, Frostbeulen, Ekzem, Schuppenflechte, Krampfadern.

Menge Ringelblumen (*Calendula officinalis*) geerntet, werden Sie vielleicht einen kleinen Teil der Blüten zu einer Tinktur aus frischen Blüten verarbeiten und die restlichen Blüten trocknen lassen, um sie später zu verwenden. Wenn Sie nämlich literweise Tinktur mit hochprozentigem Alkohol herstellen und dann im Keller lagern, ist weder die Pflanze noch der Alkohol gut genutzt – und letztlich ist auch Ihr Geld nicht sinnvoll angelegt.

Zur Herstellung von Tinkturen aus der getrockneten Pflanze bieten sich vor allem zwei Methoden an. Die erste ist bekannt und nennt sich Tinktur durch Mazeration. Dafür stelle ich Ihnen, wie auch schon für die Herstellung von Tinkturen aus der frischen Pflanze, im Folgenden zwei Methoden vor: die »Volksmethode« und die »optimale Methode«. Die Mazeration ist sehr einfach, es dauert allerdings 2 Wochen, bis das Produkt fertig ist.

Die zweite Methode ist sehr viel weniger bekannt, ich habe sie Anfang 2010 auf meinem Blog vorgestellt. Davor war dieses Verfahren den pharmazeutischen Firmen vorbehalten. Diese Methode heißt Perkolation, gelegentlich hört man auch den Begriff »Auslaugung«. Diese Methode, die ich Ihnen ab Seite 132 genauer erläutere, ist komplizierter, ergibt jedoch eine Tinktur besserer Qualität und wird schneller fertig – nämlich schon nach 24 Stunden. Ich schlage Ihnen vor, beide Methoden gründlich auszuprobieren.

Der durchschnittliche Alkoholgehalt, der für eine Tinktur aus der getrockneten Pflanze erforderlich ist, liegt bei 45 Vol.-%, auch wenn er je nach Pflanze etwas variieren kann. Zur Bestimmung des genauen Alkoholgehalts informieren Sie sich in der Tabelle im Abschnitt »Verhältnis zwischen getrockneter Pflanze und Alkohol«, Seite 146.

Welche Art von Alkohol ist für die Zubereitungen geeignet? Sie finden im Handel zahlreiche Alkohole vom Typ Wodka, Alkohol zum Einlegen von Früchten, Rum, Traubentresterbrand etc. Der wichtigste Faktor ist der Alkoholgehalt, denn er bestimmt, wie wirksam die Extraktion erfolgt. Ein Rum mit 45 Vol.-% wird daher die Inhaltsstoffe der Pflanze ebenso wirksam extrahieren wie ein Wodka mit 45 Vol.-% oder ein Traubentresterbrand mit 45 Vol.-%.

Allerdings ist auch der Geschmack des Alkohols wichtig. Verwenden Sie Alkohol mit möglichst neutralem Geschmack, damit der Geschmack der Pflanze deutlich hervortreten kann.

- Wodka und Alkohol zum Einlegen von Früchten sind die beiden Alkoholsorten mit neutralem Geschmack. Wodka hat einen Alkoholgehalt zwischen 35 und 45 Vol.-%, Alkohol zum Einlegen von Früchten einen Alkoholgehalt zwischen 40 und 45 Vol.-%.
- Rum hat einen sehr süßen Geschmack, der gut zu bestimmten Pflanzen passt, und zwar zu solchen mit einem eher süßlichen Geschmack wie beispielsweise Kamille *(Matricaria recutita)*, Große Klette *(Arctium lappa)* oder die Blütenstände der Sommerlinde *(Tilia platyphyllos)*. Rum hat noch einen weiteren Vorteil: Sie erreichen damit einen Alkoholgehalt von bis zu 55 Vol.-%, der bei Wodka oder anderen Alkoholsorten schwer zu finden ist.
- Traubentresterbrand hat einen sehr viel kräftigeren und ausgeprägteren Geschmack. Er ist nicht meine erste Wahl, weil er häufig den Geschmack der Pflanze überdeckt. Es gibt eine Ausnahme, und zwar dann, wenn Ihnen jemand erzählt, dass er noch einen Vorrat im Keller hat, den er nicht mehr verwendet (ich spreche aus eigener Erfahrung) – es wäre zu schade, ihn verderben zu lassen!

Für welche Pflanzen ist eine Tinktur aus der getrockneten Pflanze passend? Verwenden Sie diese Methode, wenn Sie wissen, dass die Pflanze durch das Trocknen nicht einen Großteil ihrer Eigenschaften verliert. Wie wir im Abschnitt »Tinktur aus der frischen Pflanze« auf Seite 113 gesehen haben, müssen einige Gewürz- und Aromapflanzen, die beim Trocknen rasch an Aroma und guten Eigenschaften verlieren, oder Pflanzen, die erfahrungsgemäß frisch wirksamer sind, zu einer Tinktur aus der frischen Pflanze zubereitet werden. Die meisten anderen Pflanzen bleiben beim Trocknen stabil und können zu einer Tinktur aus der getrockneten Pflanze verarbeitet werden.

Genau wie bei der Tinktur aus der frischen Pflanze können Sie bei der Mazeration entweder die »Volksmethode« oder eine »optimale Methode« anwenden. Hier zuerst die »Volksmethode«. Sie hat den Vorteil, dass sie sehr einfach durchführbar ist. Allerdings verwenden Sie dabei mehr Alkohol als bei der optimalen Methode.

Tinktur aus der getrockneten Pflanze durch Mazeration

»Volksmethode«

Zutaten

- Handelsüblicher Alkohol mit durchschnittlich 45 Vol.-%; der genaue Alkoholgehalt je nach Pflanze ist anhand der Tabelle ab Seite 147 zu bestimmen.
- Getrocknete Pflanze

Material

- Großes luftdicht verschließbares Glasgefäß. Wenn Sie 1 l Tinktur zubereiten wollen, verwenden Sie ein Gefäß mit 1,5 bis 2 l Fassungsvermögen.

Methode

- Die getrocknete Pflanze mit einer Gartenschere oder einem anderen passenden Werkzeug so fein wie möglich schneiden und in das Glasgefäß geben.
- Ausreichend Alkohol zugießen, um die Pflanze komplett zu bedecken, jedoch nicht mehr. Ziel ist es, die geringstmögliche Menge Alkohol zu verwenden.
- Das Gefäß luftdicht verschließen, schütteln und lichtgeschützt in einen Schrank stellen.
- Nach 24 Stunden hat die Pflanze einen Teil des Alkohols aufgesaugt und Sie müssen Alkohol nachgießen. Gießen Sie nur so viel Alkohol nach, dass die Pflanze gerade bedeckt ist.
- Gefäß 2 Wochen lang jeden Tag kräftig schütteln. Täglich überprüfen, dass die Pflanze mit Alkohol bedeckt ist. Falls nötig, die Pflanze nach dem Schütteln mit einem Löffel zusammendrücken und als letztes Hilfsmittel noch etwas Alkohol nachgießen.
- Wenn Sie Wurzeln, Rinden oder andere sehr kompakte Pflanzenteile zu einer Tinktur verarbeiten (Kastanien beispielsweise), geben Sie die Mischung am Ende der ersten Woche in den Standmixer. Dieser Arbeitsschritt ist optional, sorgt aber für ein großes Plus. Die Verwendung eines Standmixers während der Mazeration wird auf Seite 205 erläutert.
- Die erzielte Flüssigkeit auspressen und filtern, in eine Flasche oder ein Fläschchen füllen, verschließen, beschriften und lagern. Informationen zum Auspressen und Filtern finden Sie auf Seite 129, zum Etikettieren auf Seite 141 und auf Seite 208 und zum Aufbewahren auf Seite 141.

Optimale Methode

Zutaten

- Handelsüblicher Alkohol mit durchschnittlich 45 Vol.-%; der genaue Alkoholgehalt je nach Pflanze ist anhand der Tabelle ab Seite 147 zu bestimmen. Sie brauchen 500 ml Alkohol auf 100 g getrockneter Pflanze.
- Getrocknete Pflanze

Material

- Großes luftdicht verschließbares Glasgefäß. Wenn Sie 1 l Tinktur zubereiten wollen, verwenden Sie ein Gefäß mit 1,5 bis 2 l Fassungsvermögen.

Methode

- Die getrocknete Pflanze mit einer Gartenschere oder einem anderen passenden Werkzeug so fein wie möglich schneiden und in das Glasgefäß geben.
- Pflanze mit dem Alkohol übergießen: Pro 100 g getrockneter Pflanze 500 ml Alkohol zugießen.
- Gefäß luftdicht verschließen, schütteln und lichtgeschützt in einen Schrank stellen.
- Gefäß 2 Wochen lang jeden Tag kräftig schütteln. Täglich überprüfen, dass die Pflanze mit Alkohol bedeckt ist. Falls nötig, nach dem Schütteln die Pflanze mit einem Löffel zusammendrücken oder wie auf Seite 127 erklärt beschweren.
- Wenn Sie Wurzeln, Rinden oder andere sehr kompakte Pflanzenteile zu einer Tinktur verarbeiten (Kastanien beispielsweise), geben Sie die Mischung am Ende der ersten Woche in den Standmixer. Dieser Arbeitsschritt ist optional, sorgt aber für ein großes Plus. Die Verwendung eines Standmixers während der Mazeration wird auf Seite 205 erläutert.
- Pflanzen auspressen und die gewonnene Flüssigkeit filtern, in eine Flasche oder ein Fläschchen füllen, verschließen, beschriften und lagern. Informationen zum Auspressen und Filtern finden Sie auf Seite 129, zum Etikettieren auf Seite 141 und auf Seite 208 und zum Aufbewahren auf Seite 141.
- Beachten Sie bitte: Häufig werden Sie auf die »Tipps, um die Pflanze gut mit Flüssigkeit bedeckt zu halten« auf Seite 127 zurückgreifen müssen. Wenn die Pflanze selbst mit diesen Tipps nicht gut bedeckt ist, fügen Sie noch ein klein wenig mehr Alkohol hinzu, gerade so viel, dass die Pflanze komplett mit Alkohol bedeckt ist.

STECKBRIEF

Echte Kamille

Matricaria recutita
Einjährige aromatische Heilpflanze

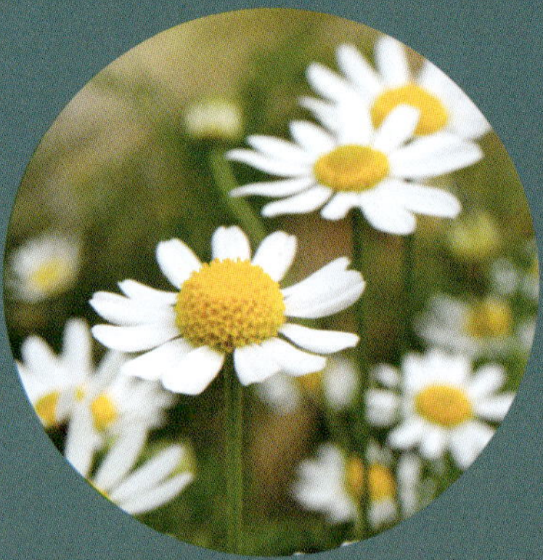

Ernte: Gesammelt wird die Blüte, wenn sie offen ist. Jede Pflanze ergibt eine große Blütenmenge. Anstatt Blüte für Blüte zu sammeln, kann man die Methode »Kamm« nutzen: Die Finger leicht spreizen und damit wie mit einem Kamm durch die Blütenstände fahren, um Blüten abzuziehen und in der Hand aufzufangen. Mit dieser Methode geht das Sammeln schneller, im Allgemeinen wird dabei jedoch die Pflanze beschädigt, da man häufig hier und da Stängel abreißt.

Reinigen: nicht nötig

Trocknen: Die frische Pflanze ist bei Weitem wirksamer als die trockene. Falls Sie sie jedoch trocknen müssen, tun Sie dies an einem trockenen und lichtgeschützten Ort, in einer einzigen Lage auf einem Rost ausgebreitet.

Aufbewahrung: In Papiertüten. Die Haltbarkeit der getrockneten Kamille beträgt nur wenige Monate, sie verliert rasch an Kraft.

Beste Methode zur Extraktion der Wirkstoffe: Ein Tee aus den frischen Blüten ist überragend – eine gute Prise Blüten pro Tasse, zugedeckt ziehen lassen. Ausgezeichnet ist auch eine Tinktur aus den frischen Blüten: 200 ml reiner Alkohol pro 100 g frischer Blüten. Pro Einnahme etwa 30 Tropfen in etwas Wasser.

Anwendung: Verdauungsstörungen, Blähungen, Magengeschwüre, Nervenkrisen, Reizbarkeit, Menstruationsstörungen wie fehlende oder zu starke Regelblutungen, bestimmte Migräneformen

Tipps, um die Pflanze gut mit Flüssigkeit bedeckt zu halten
Die Pflanze darf während der Mazeration nicht aus dem Alkohol herausragen. Die der Luft ausgesetzten Teile der Pflanze würden sonst oxidieren, schwarz werden und den Geschmack und die Beschaffenheit der Tinktur verändern. Es muss also ein Mittel gefunden werden, die Pflanze mit der vorgeschriebenen Menge Alkohol bedeckt zu halten. Der einfachste Trick besteht darin, einen sauberen Kieselstein, etwas kleiner als der Durchmesser des Glasgefäßes, auf die Pflanze zu legen, um diese zu beschweren, wie in der Abbildung gezeigt.

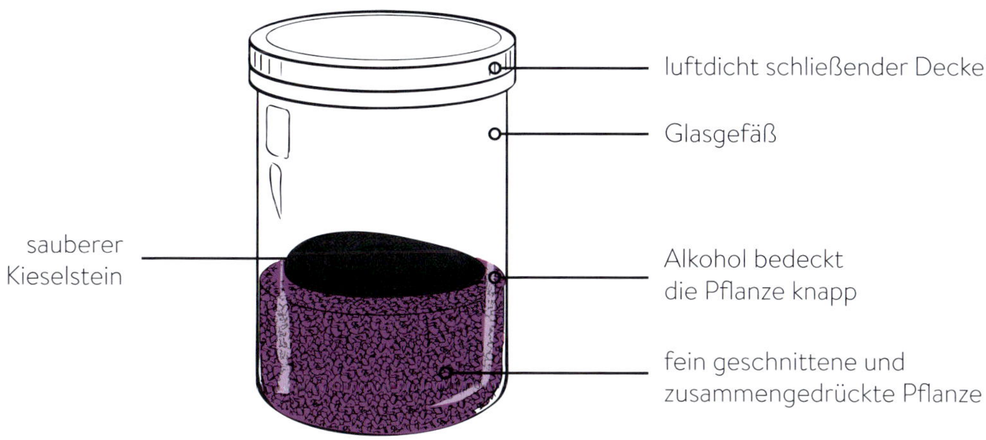

Methode »Beschweren mit einem Kieselstein« während der Zubereitung der Tinktur

Bei der Zubereitung einer Tinktur aus der getrockneten Pflanze wird es durch den Kieselstein allerdings schwierig, die Tinktur täglich zu schütteln, denn es besteht die Gefahr, das Gefäß dadurch zu zerbrechen. In diesem Fall das Gefäß ganz sanft bewegen, damit der Alkohol um die Pflanze zirkulieren kann.

Ein anderer Trick ist die Nutzung eines großen Kaffeebereiters aus Glas und Edelstahl; Kunststoff sollte gemieden werden. Die Pflanze in die Glaskanne legen, Alkohol zugießen und den Pressfilter so weit nach unten schieben, dass der Alkohol die Pflanze gerade bedeckt. Sie können den Pressfilter durch Verwendung eines Gurtes, beispielsweise eines breiten Gummibandes, unten halten, wie in der Abbildung auf Seite 128 gezeigt.

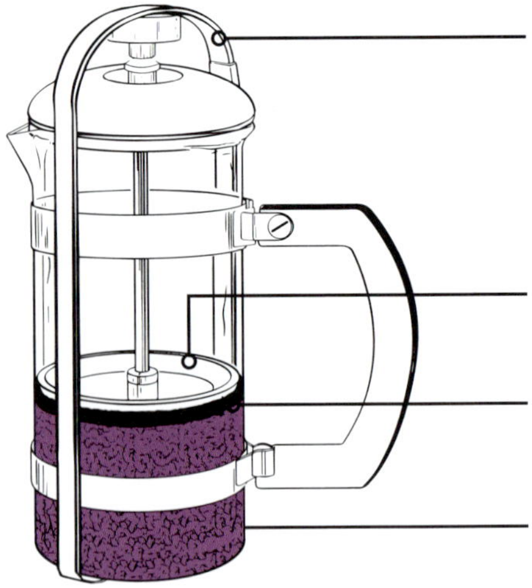

Methode zur Zubereitung einer Tinktur mit Kaffeepresse

Da die Kaffeepresse eine Öffnung zum Ausgießen der Flüssigkeit enthält, kann während der 2 Wochen etwas Alkohol verdunsten. Die Erfahrung zeigt jedoch, dass diese Verdunstung nicht nennenswert ist, wenn die Presse an einem kühlen Ort steht.

Als dritte Methode können Sie als Presse ein kleines Glasgefäß verwenden, das, wie in der folgenden Abbildung gezeigt, in das große Gefäß gestellt wird.

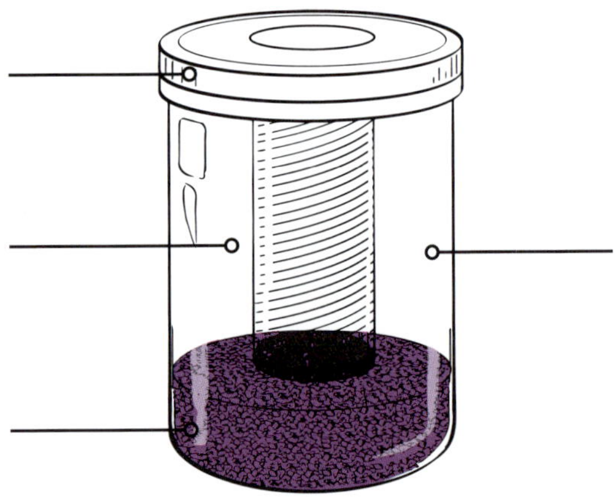

Methode »Glasgefäß in Glasgefäß«

Richtig oder falsch?

Je länger die Pflanze mazeriert, desto besser ist die Extraktion. Mit anderen Worten: Es ist es besser, die Pflanze 6 Monate in Alkohol mazerieren zu lassen als 2 Wochen.	**Falsch.** Der Großteil der Extraktion erfolgt während der ersten Tage der Mazeration. Je länger man anschließend wartet, desto stärker ist der Alkohol mit den Inhaltsstoffen der Pflanze gesättigt. Nach 2 Wochen ist die Extraktion abgeschlossen.
Wenn Sie die Pflanze länger als 2 Wochen mazerieren lassen, ist die Tinktur nicht mehr gut.	**Falsch.** Selbst wenn Sie das Glasbehältnis mehrere Monate im Schrank vergessen, ist die Tinktur immer noch ausgezeichnet und bereit zum Filtern, vorausgesetzt, die Pflanze war mit Alkohol bedeckt. Also nicht verwerfen!
Ragt die Pflanze aus dem Alkohol heraus, nimmt die Tinktur eine schwärzliche Farbe und einen unerwünschten Geschmack an. Sie ist oxidiert und muss verworfen werden.	**Richtig.** Ich weiß, dass dies sehr enttäuschend ist, aber es ist die gute Praxis. Behalten Sie nur optimale Zubereitungen.

Auspressen und Filtern der Zubereitung

Ob bei einer Mazeration der frischen oder der getrockneten Pflanze: Am Ende muss sie ausgepresst werden. Die Pflanze wirkt nämlich ähnlich wie ein Schwamm. Wenn Sie nur die Tinktur abseihen, verzichten Sie auf einen Teil der Pflanzentinktur. Das wäre bedauerlich. Also muss dieser »Pflanzenschwamm« am Ende der Zubereitung ausgepresst werden, damit nicht ein Teil der Tinktur in den Kompost wandert. Hierzu brauchen Sie eine Presse. Sie können verschic dene Geräte dafür verwenden, die nachfolgend vom einfachsten und preiswertesten bis zum kompliziertesten und teuersten aufgeführt werden.

- **Kartoffel- oder Spätzlepresse aus Edelstahl,** die Ähnlichkeit mit einer Knoblauchpresse hat, nur ist sie viel größer. Diese Presse mit einem Edelstahlkorb mit Löchern ermöglicht es, eine kleine Pflanzenmenge kräftig auszudrücken. Vorsicht, manche dieser Pressen sind empfindlich; wenn Sie zu stark pressen, verbiegen sich möglicherweise einige Teile.

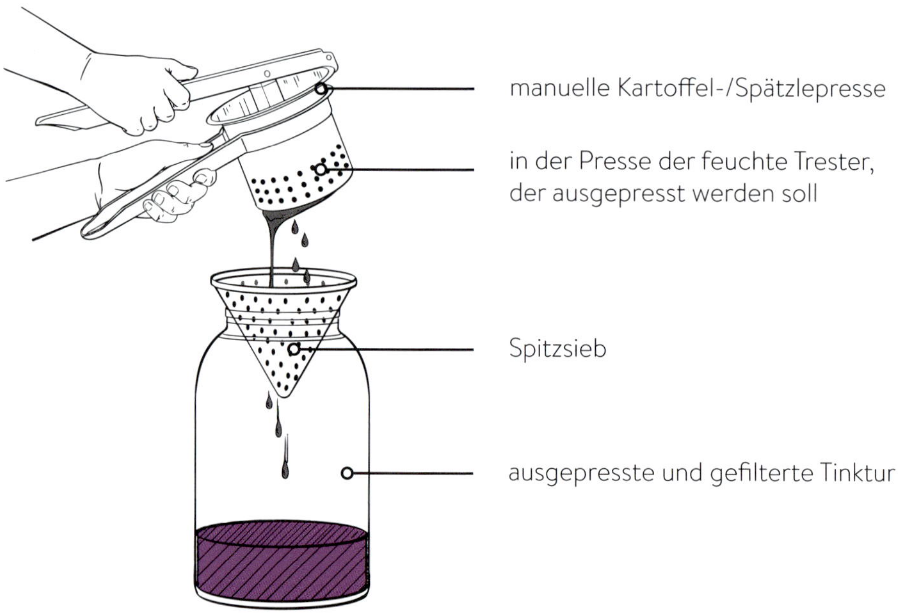

Methode mit Kartoffel-/Spätzlepresse

- **Zentrifuge,** wie sie für Frucht- und Gemüsesäfte verwendet wird. Ich empfehle keinen Entsafter, der mit niedriger Geschwindigkeit läuft. Ich habe meinen ruiniert, da ihn bestimmte harte Pflanzenteile beschädigt haben.
- **Trauben- oder Obstpresse** mit Pressschraube. Sie ist deutlich größer als die beiden ersten Vorrichtungen, aber sehr effektiv.
- **Hydraulische Presse,** die speziell für die Herstellung von Tinkturen konzipiert ist, teuer und zumindest in Frankreich schwer zu finden, aber sehr effektiv.

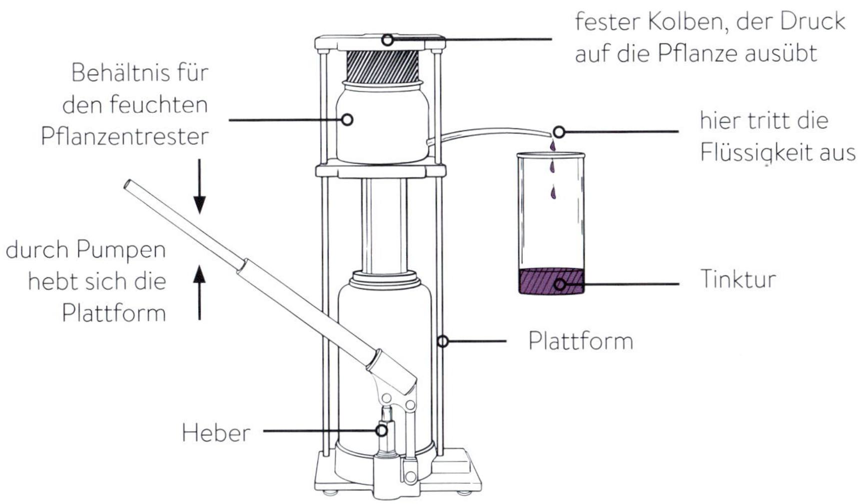

Hydraulische Presse

Nach dem Auspressen der Pflanze bleiben immer kleine Rückstände in der Tinktur, möglicherweise sogar etwas Erde. Die Flüssigkeit muss also gefiltert werden. Hierzu einen Trichter auf eine Glasflasche setzen, einen ungebleichten Kaffeefilter in den Trichter drücken und die Tinktur durch diesen Filter gießen. Abfälle, Erde und Sand bleiben im Kaffeefilter zurück.

Falls Sie keine Presse haben, können Sie die noch feuchte Pflanze mit in den Trichter geben. Lassen Sie die Pflanze über Nacht abtropfen. Am nächsten Tag wird sie relativ trocken sein, denn die Schwerkraft erledigt gute Arbeit … jedoch bei Weitem keine so gute wie eine Presse!

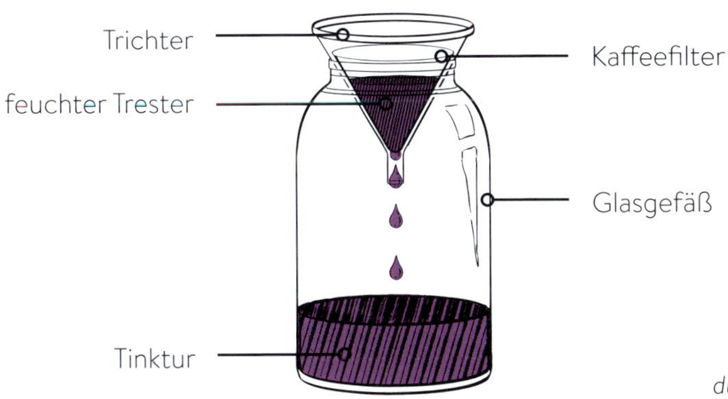

Auspressen allein durch die Schwerkraft

Tipp

Wie bereits erklärt, ist es sehr wichtig, die Pflanze in möglichst kleine Stücke zu schneiden, bevor man sie in Alkohol mazerieren lässt. Das ist sehr lästig, insbesondere bei sehr harten Pflanzenteilen wie Rinden, Wurzeln oder einigen Trockenfrüchten. Häufig geht man daher einen Kompromiss ein, um nicht zu viel Zeit damit zuzubringen.

Hier ein Tipp, der mir sehr oft nützlich war und der die Qualität des fertigen Produktes deutlich verbessert: Geben Sie nach einer Woche Mazeration der Rinden oder Wurzeln den Inhalt des Glasgefäßes in einen Standmixer und zerkleinern Sie die Mischung darin für ein paar Sekunden. So erhalten Sie einen Pflanzenbrei. Füllen Sie diesen Brei wieder in das ursprüngliche Glasgefäß und lassen ihn eine weitere Woche mazerieren. So haben Sie einfach die Kontaktfläche zwischen Alkohol und Pflanze vergrößert. Die Extraktion wird dadurch viel besser.

Warum wendet man diese Methode nicht auch bei Blättern und Blüten an? Weil diese sehr viel mehr Volumen haben und weniger kompakt sind. Sie laufen deutlich schlechter durch den Standmixer, die Klingen haben viel mehr Mühe, sie zu erfassen, und neigen dazu, sich im Leeren zu drehen.

Tinktur aus der getrockneten Pflanze durch Perkolation

Die Perkolation ist eine Zubereitungsmethode, die nur bei der getrockneten Pflanze anwendbar ist, da diese hierfür zuerst gemahlen werden muss, was mit einer frischen Pflanze nicht möglich ist. Die Perkolation hat zwei große Vorteile:

- Die Tinktur ist nach 24 Stunden fertig, im Vergleich zu 2 Wochen Wartezeit bei der Mazeration.
- Die Tinktur hat im Allgemeinen eine höhere Qualität als die durch Mazeration gewonnene.

Der erste Vorteil wird offensichtlich, wenn wir über die Herstellungsmethode sprechen, der zweite ist weniger leicht zu erfassen und braucht eine Erklärung. Hierzu muss man zuerst das Phänomen der Sättigung des Alkohols mit den Inhaltsstoffen der Pflanze verstehen.

Wir wollen es extrem vereinfachen und einmal annehmen, dass eine Pflanze zwei Inhaltsstoffe enthält: Inhaltsstoff A, der in Alkohol sehr gut löslich ist und bereits in den ersten Stunden der Mazeration extrahiert wird, und Inhaltsstoff B, der schlecht löslich ist und erst nach mehreren Tagen extrahiert sein wird. Nehmen wir außerdem an, dass die Pflanze von jedem Inhaltsstoff 50 % enthält.

Starten wir nun die Mazeration. Bereits in den ersten Stunden wird Inhaltsstoff A weitgehend extrahiert. Aber genau das ist das Problem: Inhaltsstoff A sättigt den Alkohol, der dadurch seine Extraktionskraft verliert. Dieses Problem der Sättigung des Lösungsmittels findet sich auch in anderen Situationen. Versuchen Sie beispielsweise einmal, Zucker – die Wirksubstanz – in Wasser – dem Lösungsmittel – aufzulösen. Ganz am Anfang löst sich der Zucker sehr schnell auf, denn das Wasser ist noch nicht mit Zucker gesättigt. Je mehr Zucker Sie anschließend zugeben, desto schwieriger wird es, ihn aufzulösen, bis der Zucker sich irgendwann am Boden des Gefäßes absetzt, weil das Wasser zu 100 % gesättigt ist. Bei der Tinktur gilt dasselbe. Je mehr der Alkohol durch Inhaltsstoff A gesättigt ist, desto schwieriger wird es für ihn, Inhaltsstoff B zu extrahieren.

Die perfekte Tinktur besteht letztlich zu 50 % aus Inhaltsstoff A und zu 50 % aus Inhaltsstoff B und spiegelt damit die Zusammensetzung der Pflanze wider. Bei einer Mazeration sieht die Realität jedoch ganz anders aus: Da stellt Inhaltsstoff A den größeren Anteil und Inhaltsstoff B ist in der Minderheit.

Die Perkolation löst dieses Problem. Wie in der Abbildung auf Seite 134 zu sehen ist, befindet sich die Pflanze in einem Perkolationskonus. Dieser Konus ist auf einem Behältnis angebracht, in dem sich die Tinktur sammeln soll. Dann wird der Konus mit Alkohol gefüllt. Durch die Pflanze rieselt also ständig »neuer« Alkohol, sie badet nie im eigenen Saft. Der Alkohol ist zu jedem Zeitpunkt ungesättigt.

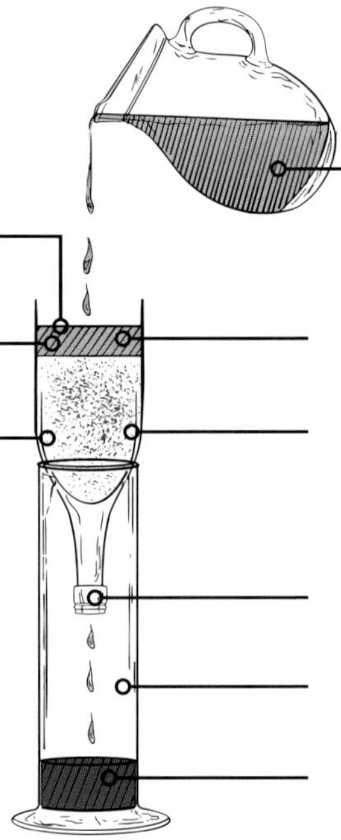

Perkolation

Veranschaulichen wir auch dies durch ein Beispiel. Stellen Sie sich vor, Sie haben schmutzige Wäsche zu waschen. Erste Methode: Sie tauchen sie in ein Wasserbecken und wechseln das Wasser nicht, das durch die Verschmutzung rasch braun wird. Zweite Methode: Sie legen die Wäsche in einen Bach, wo sie ständig vom Wasser durchspült wird. Welche Methode wird Ihrer Meinung nach die Wäsche besser waschen? Der Bach natürlich. Die Methode durch Perkolation ist vergleichbar mit der Extraktion der pflanzlichen Inhaltsstoffe durch einen Alkoholbach!

Anfangs extrahiert der Alkohol die Inhaltsstoffe A und macht anschließend mit der kompletten Extraktion der Inhaltsstoffe B weiter. Am Ende des Perkolationsverfahrens bleibt im Konus nur noch eine Pflanze zurück, deren Wirkstoffe komplett erschöpft sind. Sie ist reif für den Kompost, es würde nichts nützen, sie auszupressen, um noch irgendetwas herauszuholen – was im Trester, also der gemahlenen und vom Alkohol durchnässten Pflanze, zurückbleibt, ist nicht mehr und nicht weniger als der neutrale Alkohol.

An dieser Stelle fragen Sie sich möglicherweise: Kann ich anstelle einer Perkolation nicht einfach eine erste Mazeration in Alkohol durchführen, die Pflanze anschließend filtern und wieder in neuen Alkohol legen? Die Antwort lautet: Nein, das würde die Tinktur nur zu sehr verdünnen, diese würde in der großen Alkoholmenge untergehen. Vergessen Sie nicht, dass es das Ziel einer Tinktur ist, eine Extraktion mit einer möglichst geringen Menge Alkohol durchzuführen – es sei denn, der Zustand der Trunkenheit würde Sie mehr interessieren als Ihr Gesundheitszustand! Hier die Nachteile der Perkolation:

- Man braucht eine größere Alkoholmenge als bei der Mazeration. Die fertige Tinktur enthält jedoch nicht mehr Alkohol, am Ende der Perkolation bleibt ein Teil des Alkohols ungenutzt im Perkolationskonus zurück.
- Das Verfahren ist komplizierter als das der Mazeration.

Auch wenn die soeben vorgestellte Methode kompliziert wirkt, sollten Sie sich weder von der Dauer noch von einigen erforderlichen Berechnungen einschüchtern lassen. Befolgen Sie die Methode einfach Schritt für Schritt, dann werden Sie auf keine größeren Schwierigkeiten stoßen.

Sie brauchen einen Perkolationskonus aus Glas, den Sie selbst basteln müssen, denn im Handel werden Sie ihn nicht so leicht finden. Sie brauchen hierfür eine Glasflasche mit einem Schraubverschluss. Eine Flasche mit Korken eignet sich nicht. Ideal war die bauchige Form der ehemaligen 750-ml-Glasflasche Perrier, aber man bekommt sie immer seltener. Einige Roséflaschen haben einen Schraubverschluss und eignen sich sehr gut. Sobald Sie eine passende Flasche gefunden haben, muss der Boden mit einem Diamantschneider oder einem anderen Werkzeug zum Glasschneiden abgeschnitten werden. Einige Werkzeuge sind eigens dafür gemacht, Flaschen zu zerschneiden. Suchen Sie im Internet danach. Wenn der Flaschenboden abgeschnitten ist, muss die Schnittstelle mit Glaspapier geschliffen werden, damit Sie sich später nicht daran verletzen.

Außerdem brauchen Sie ein Glasgefäß in geeigneter Größe, um die Tinktur aufzufangen. Das kann eine zylindrische durchsichtige Glasvase sein. Der Konus wird in dieses Gefäß gestellt.

Des Weiteren brauchen Sie ungebleichte Kaffeefilter, um sie innen in den Konus zu setzen und zu verhindern, dass die Pflanze in den Flaschenhals sinkt. Und Sie benötigen noch eine Glasflasche, um den Alkohol für die Perkolation griffbereit zu haben. Dieser Alkohol wird nach und nach über die Pflanze gegossen.

Der erste Schritt besteht darin, die Pflanze fein zu mahlen. Dazu muss die Pflanze getrocknet sein, denn eine frische Pflanze lässt sich nicht mahlen. Achtung: Die Pflanze muss fein gemahlen und gesiebt sein, sonst verläuft die Perkolation nicht korrekt. Im Abschnitt »Zu Pulver mahlen« auf Seite 142 finden Sie weitere Informationen.

Nun müssen Sie einige Berechnungen anstellen. Falls Mathe ein Schreckgespenst für Sie ist, laufen Sie jetzt bitte nicht davon! Bleiben Sie einfach dabei und schummeln Sie nicht! Wir machen das Schritt für Schritt. Ich verspreche Ihnen sehr einfache Grundrechenarten. Beschaffen Sie sich ein Blatt Papier und einen Taschenrechner, falls nötig. Wiegen Sie zuerst Ihre gemahlene Pflanze. Notieren Sie G, das Gewicht in Gramm. Angenommen, Sie haben 100 g Süßholzwurzelpulver. Schreiben Sie auf Ihr Blatt G = 100. Geben Sie das Pulver dann in einen Messbecher. Lassen Sie das Pulver sich setzen, indem Sie mit dem Messbecher mehrmals auf eine ebene Fläche klopfen – Vorsicht, dass Sie dabei nicht den Messbecher zerbrechen! Notieren Sie anschließend das Volumen, das dieses Pulver im Messbecher auf der Skala für Flüssiges einnimmt. Notieren Sie dieses Volumen V in Millilitern. Nehmen wir einmal an, Sie haben 150 ml Süßholzwurzelpulver.

Schreiben Sie auf Ihr Blatt V = 150 ml. Für die Perkolation brauchen Sie ein Alkoholvolumen in Millilitern von $A = 5 \times G + V$. Achtung, die Einheiten sind wichtig. G muss in Gramm angegeben sein und V in Millilitern. In unserem Beispiel heißt das $A = 5 \times 100 + 150 = 650$ ml Alkohol. Schreiben Sie auf Ihr Blatt A = 650 ml. Informationen zur Bestimmung des Alkoholgehalts finden Sie im Abschnitt »Verhältnis zwischen getrockneter Pflanze und Alkohol« ab Seite 146. Der Alkoholgehalt ist bei Mazeration und Perkolation der getrockneten Pflanze gleich und hängt ausschließlich von der gewählten Pflanze ab. Für die Süßholzwurzel beispielsweise brauchen wir einen Alkoholgehalt von 50 Vol.-%.

Legen wir eine kurze Pause ein, um uns klarzumachen, dass die Perkolation tatsächlich mehr Alkohol benötigt als die Mazeration. Um 100 g Pflanze zu mazerieren, brauchen wir nämlich 500 ml Alkohol – die Erklärung dazu finden Sie auf Seite 133. Bei der Perkolation verbrauchen wir jedoch 650 ml, da ein Teil des Alkohols, genau gesagt 150 ml, am Ende der Perkolation in der Pflanze verbleibt und nicht verwendet wird.

Das Pflanzenpulver muss mit etwas Alkohol getränkt werden und dann 24 Stunden ruhen. Die zum Tränken der Pflanze verwendete Menge, die ich I nenne, beträgt etwa ⅔ von V, also I = ⅔ × 150 ml, das sind 100 ml. Schreiben Sie auf Ihr Blatt I = 100 ml.

Beachten Sie, dass diese Menge von der Gesamtmenge Alkohol A für die Perkolation genommen wird. Zur Durchführung der Perkolation bleibt also nur Q = A – I. In unserem Beispiel Q = 650 – 100 = 550 ml. Mit dieser Menge wird die Pflanze im Perkolationskonus begossen. Schreiben Sie auf Ihr Blatt Q = 550 ml. Hier eine Zusammenfassung der Berechnungen für unser Beispiel:

- G = 100 g – Gewicht des Süßholzwurzelpulvers für die Perkolation
- V = 150 ml – Volumen des Pflanzenpulvers im Messbecher
- A = 650 ml – Gesamtvolumen Alkohol mit 50 Vol.-% für die Perkolation der Süßholzwurzel
- I = 100 ml – Menge an Alkohol, die von der Gesamtmenge abzunehmen ist, um die Süßholzwurzel vor der Perkolation damit zu tränken
- Q = 550 ml – Alkoholmenge, die für die Perkolation übrig bleibt

Für jede einzelne Perkolation müssen die Mengen GVAIQ berechnet werden.

Sind Sie noch da? Wie schön! Auf der folgenden Praxisseite finden Sie nochmals alle Arbeitsschritte der Perkolation.

Tinktur aus der getrockneten Pflanze durch Perkolation

Zutaten

- Getrocknete und fein gemahlene Pflanze
- Die richtige Menge Alkohol mit der richtigen Alkoholkonzentration

Material

- Perkolationskonus aus Glas
- Glasgefäß passender Größe, um den Perkolationskonus stabil darin unterzubringen. Es muss ausreichend Platz zwischen dem Verschluss und dem Boden des Glasgefäßes sein.
- Küchenpinsel
- 1 Glas Wasser
- 2 ungebleichte Kaffeefilter
- 1 Schüssel und 1 Teller zum Abdecken, um die Pflanze darin zu durchtränken und 24 Stunden ruhen zu lassen
- Gegenstand mit flachem Boden, um den Trester im Perkolationskonus zusammenzudrücken. Ich verwende hierzu ein langes schmales Glasgefäß mit flachem Boden.

Methode

- Getrocknete Pflanze fein mahlen und die zuvor erklärten Berechnungen anstellen.
- Pulver mit der richtigen Menge Alkohol durchtränken. Achtung: Nicht die gesamte dafür vorgesehene Menge auf einmal über die Pflanze gießen, sondern nach und nach, damit der Trester durchfeuchtet, aber nicht durchweicht wird. Um zu testen, ob das befeuchtete Pulver die richtige Menge Alkohol enthält, nehmen Sie eine Handvoll Pulver in die Hand und drücken es zusammen.
    - Lässt sich das Pulver nicht kompakt zusammendrücken, sondern zerbröselt leicht, geben Sie noch etwas Alkohol über das Pulver, mischen Sie es gut und testen Sie erneut.

- Wenn sich der Trester kompakt zusammendrücken lässt, dabei jedoch Alkohol heraustropft, etwa so wie bei einem Schwamm, den man ausdrückt, haben Sie zu viel Alkohol zugegeben und eine Mazeration in Gang gesetzt. Das ist problematisch. Führen Sie dann dieses Mal lieber eine Mazeration durch und beim nächsten Mal eine Perkolation. Nicht vergessen, dass Sie für eine Mazeration weniger Alkohol brauchen, als Sie für die Perkolation vorbereitet haben.
- Wenn der Trester eine kompakte Masse bildet und das Lösungsmittel beim Zusammendrücken nicht oder kaum heraustropft, haben Sie die richtige Durchtränkung des Tresters erreicht.

- **Bitte beachten:** Wenn Sie nicht die gesamte vorgesehene Alkoholmenge zum Durchtränken der Pflanze verbraucht haben, geben Sie die Restmenge zum restlichen Alkohol für die Perkolation.
- Schüssel mit dem Teller abdecken und 24 Stunden ruhen lassen.
- Am nächsten Tag können Sie mit der Perkolation starten. Zuerst den Kaffeefilter so falten, dass er einen Konus mit etwa demselben Durchmesser bildet wie der Perkolationskonus aus Glas. Die Ränder des Filters gut zusammendrücken, damit sie möglichst fest an der Konuswand anhaften.
- Küchenpinsel in das Wasserglas tauchen und die Ränder des Filters »anstreichen«, damit er gut am Glaskonus anhaftet.
- Konus mit dem feuchten Pulver befüllen. In Schichten arbeiten und diese jeweils fest zusammendrücken.
- Wenn das gesamte Pulver im Konus zusammengedrückt wurde, den zweiten Filter so zuschneiden, dass er eine Scheibe mit dem Durchmesser des Glaskonus bildet, die Sie auf das zusammengedrückte Pulver legen. Dieser zweite Filter ist wichtig: Er verhindert, dass sich ein Krater in der Pflanzenmasse bildet, wenn Sie diese mit dem Alkohol begießen.
- Für das Zusammendrücken brauchen Sie etwas Erfahrung.
  - Ist der Trester nicht ausreichend zusammengedrückt, erfolgt die Perkolation zu schnell und der Alkohol hat nicht genügend Zeit, seine Extraktionsaufgabe gut zu erledigen.
  - Ist der Trester zu kompakt zusammengedrückt, findet der Alkohol keinen Weg durch das Pulver.
- Den Schraubverschluss der Flasche so weit aufschrauben wie möglich, jedoch auf der Flasche lassen.
- Den Alkohol so über das Pulver gießen, dass er das Pulver immer 2 bis 4 cm hoch bedeckt. Sobald nicht mehr genügend Alkohol über dem Pulver steht,

nachgießen. Behalten Sie die Alkoholmenge im Konus immer im Blick. Gießen Sie so viel Alkohol nach, wie noch übrig ist.

- Anfangs läuft noch nichts. Es dauert mehrere Minuten, bis der Alkohol durch den Trester gesickert ist. Verfolgen Sie die Oberfläche des Alkohols, der durch das Pulver nach unten rinnt, sie soll mehr oder weniger waagerecht bleiben.
- Wenn die Tinktur in das Gefäß unter dem Konus zu tropfen beginnt, drehen Sie den Schraubverschluss nach und nach so weit zu, bis ein Rhythmus von etwa 2 Tropfen pro Sekunde erreicht ist. Michael Moore, der in den Vereinigten Staaten die Perkolation gelehrt hat, erklärte, die Tropfen sollten dem Rhythmus der berühmten Arie »Toreador« aus Bizets Oper *Carmen* folgen. Haben Sie die Melodie im Kopf? Sie ist Ihr Metronom. Während der ersten Minuten wird der Verschluss häufig weiter zu schließen oder weiter zu öffnen sein, um diese »perfekte« Rate zu erreichen. Überprüfen Sie regelmäßig, dass die Perkolation sich weder beschleunigt noch verlangsamt hat.
- Beobachten Sie, wie sich die Tinktur bildet, und achten Sie dabei auch auf die verschiedenen Farbschichten im Gefäß. Sie repräsentieren die verschiedenen Inhaltsstoffe der Pflanze, die zu unterschiedlichen Zeitpunkten der Perkolation extrahiert werden.
- Nach dem letzten Tropfen den Verschluss komplett aufdrehen, dabei können noch ein paar Tropfen fallen. Der gesamte Perkolationsvorgang kann bis zu einer Stunde dauern.

Empfehlung

Unbedingt beachten: Sobald die Perkolation beendet ist, die Pflanze nicht auspressen, die noch mit Alkohol getränkt ist. Die Pflanze ist erschöpfend genutzt, dieser Alkohol enthält sozusagen nichts mehr. Manche verwenden diesen relativ frischen Alkohol für die nächste Perkolation oder Mazeration wieder. Warum nicht?

Ist Ihre Tinktur fertig, müssen die Flaschen beschriftet werden. Genau wie eine gute Marmelade, die man mit Früchten aus dem Garten selbst gemacht hat, verdient auch eine gute Tinktur ein hübsches Etikett. Folgende Informationen sollten darauf zu lesen sein, illustriert anhand unseres Beispiels mit der Süßholzwurzel.

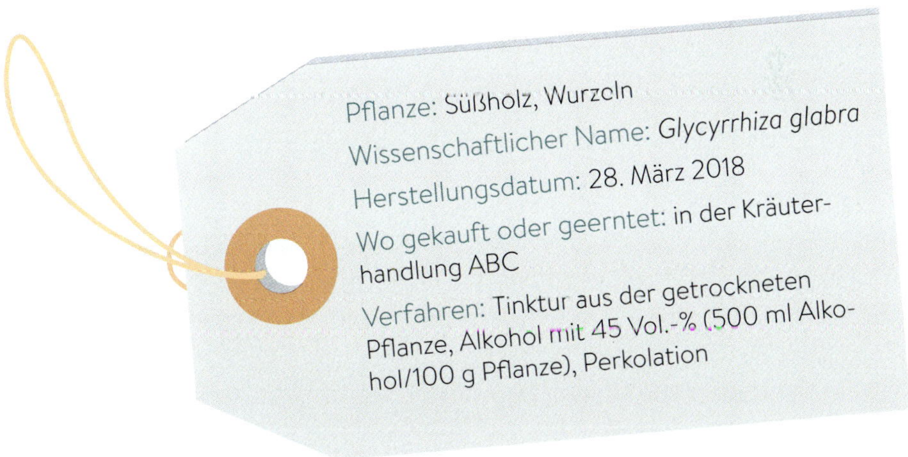

Aufbewahrung

Lagern Sie den Großteil Ihrer Tinkturen in Glasflaschen. Sie können beispielsweise die Flaschen aufheben, in denen Sie den Alkohol im Handel gekauft haben, um darin Ihre Tinkturen aufzubewahren. Sie sind praktisch und haben im Allgemeinen einen Schraubverschluss.

Für eine regelmäßige Anwendung füllen Sie zudem einen Teil Ihrer Tinkturen in Tropfflaschen zu 50 bis 100 ml, je nach Bedarf. In diesen Größen findet man die Flaschen problemlos aus braun oder blau gefärbtem Glas, was dem Inhalt einen idealen Lichtschutz bietet.

Bewahren Sie die Flaschen an einem kühlen und lichtgeschützten Ort auf. Sie sollten auch wissen, dass Temperaturschwankungen gelegentlich zu Ausfällungen in den Flaschen führen können. Räume mit starken Temperaturschwankungen wie Keller oder Speicher verbieten sich daher.

Eine Tinktur kann sich jahrelang halten, ohne ihre Eigenschaften einzubüßen. Um zu sehen, ob Ihre Tinktur noch »gut« ist, prüfen Sie:

- **Geschmack:** Schmeckt die Tinktur noch nach der Pflanze?
- **Geruch:** Riecht die Tinktur noch nach der Pflanze?
- **Aussehen:** Hat sich die Farbe der Flüssigkeit verändert? Hat sich am Boden der Flasche etwas abgesetzt?

Wenn Sie zu dem Schluss kommen, dass die Tinktur ihren Geruch oder Geschmack verloren hat, oder wenn ihr Aussehen Ihnen nicht gefällt, ist es an der Zeit, die Bestände zu erneuern.

Zu Pulver mahlen

Sie können sich dafür entscheiden, die getrocknete Pflanze vor der Zubereitung Ihrer Wahl zu mahlen. Wie bereits erklärt, ist das Mahlen für eine Perkolation keine Option, sondern zwingend erforderlich. Für eine Tinktur durch Mazeration ist es nicht üblich, aber dennoch sehr praktisch. Dasselbe gilt für einen Tee (Abschnitt »Kräutertee und Dekokte«, Seite 70), für ein Ölmazerat (Abschnitt »Ölmazerat«, Seite 187) oder einen Breiumschlag (Abschnitt »Breiumschläge«, Seite 233).

Vorteil

- Sie erhöhen damit die Kontaktfläche zwischen der Pflanze und dem Lösungsmittel, ob dies nun Wasser, Öl oder Alkohol ist. Die Extraktion wird daher viel besser.

Nachteile

- Es ist mühsam.
- Bestimmte Pflanzen vertragen das Mahlen schlecht. Enthält eine Pflanze flüchtige Substanzen, insbesondere ätherische Öle, führt das Mahlen zu einem Verlust dieser Substanzen. Gewürz- und Aromapflanzen wie Thymian, Rosmarin, Salbei, Lavendel, Melisse, Ysop, Goldmelisse und viele weitere sollen daher im Allgemeinen nicht gemahlen werden, es sei denn, die Zubereitungsmethode lässt keine andere Wahl, wie beispielsweise die Zubereitung von Pastillen, die ab Seite 247 beschrieben wird.
- Am besten erfolgt das Mahlen erst im letzten Moment, nicht im Voraus. Ist die Pflanze nämlich gemahlen, wird sie sehr viel anfälliger für eine Oxidation. Sie werden nun sagen, dass es auf dem Markt zahlreiche gemahlene Pflanzen gibt. Das stimmt, der Markt der chinesischen oder ayurvedischen Pflanzen hat sich rund um gemahlene Pflanzen entwickelt. Bei diesen Pflanzen lässt der Markt kaum eine andere Wahl, überzeugen Sie sich einfach davon, dass Ihr Lieferant seriös ist.

So mahlen Sie Ihre Pflanzen zu Hause

- Pflanze mit einer Gartenschere oder einem anderen geeigneten Werkzeug in kleine Stücke schneiden.
- Eine kleine Menge der Pflanze in eine Kaffeemühle geben und mahlen. Gelegentlich muss man etwas schütteln, damit die Klinge der Mühle alle Stückchen erfasst.
- Gemahlene Pflanze durch ein Küchensieb sieben.
- Größte Stücke erneut in die Kaffeemühle geben und so fortfahren, bis die gewünschte Menge erreicht wurde.

Wenn Sie eine große Menge zu mahlen haben, können Sie auch einen Standmixer verwenden. Beachten Sie jedoch, dass Sie selbst mit einem Standmixer die härtesten Teile abschließend noch in der Kaffeemühle mahlen müssen.

Tipp

Ein einfaches kleinmaschiges Küchensieb ist in der Regel ausreichend, um ein feines Pulver zu erzielen. Wenn Sie ein noch feineres Pulver anstreben, können Sie einen Pfannenspritzschutz verwenden, dessen Maschengröße in der Regel noch viel kleiner ist.

Dosierung von Tinkturen

Für Tinkturen gibt es keine Standarddosierung. Alles hängt von der Pflanze ab. Sie müssen sich daher verschiedene Bücher über Pflanzenheilkunde beschaffen. Ich empfehle insbesondere das französischsprachige Werk *La Phytothérapie* von Jean Valnet sowie *Materia Medica* von Michael Moore, das auf Englisch erhältlich ist und das ich auf meiner Website auch ins Französische übersetzt habe. Die genauen Angaben finden Sie bei den Literaturempfehlungen auf Seite 277.

Die Dosierungen schwanken zwischen 10 und 20 Tropfen und 10 bis 15 ml (2–3 Teelöffel) pro Tag. Bei solch großen Unterschieden ist es besser, sich vorab zu informieren!

STECKBRIEF

Rosmarin

Rosmarinus officinalis
Mehrjährige Gewürz- und Aromapflanze

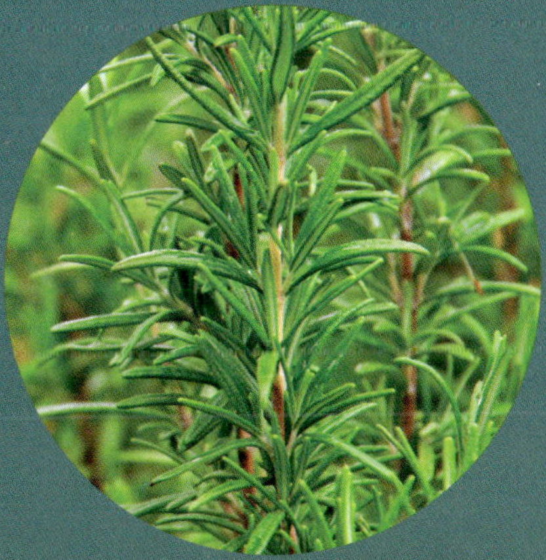

Ernte: Gesammelt werden alle oberirdischen Teile, am besten zu Beginn der Blüte, sonst bei Bedarf. Vor oder nach dem Trocknen die Nadeln und Blüten von den Zweigen trennen und Zweige kompostieren.

Reinigen: nicht nötig

Trocknen: Auf einem Rost ausgebreitet trocknen lassen oder die ganzen Stängel zu einem Strauß zusammenfassen und kopfüber hängend trocknen lassen.

Aufbewahrung: in Papiertüten

Beste Methode zur Extraktion der Wirkstoffe: Ein Tee ist die einfachste und wirksamste Zubereitung. Nehmen Sie pro Tasse eine gute Prise Nadeln, Ziel ist ein angenehm aromatischer Tee. Ebenfalls wirksam ist eine Tinktur aus der frischen Pflanze (200 ml reiner Alkohol pro 100 g frischer Pflanze) oder aus der getrockneten Pflanze (500 ml Alkohol mit 60 Vol.-% pro 100 g getrockneter Pflanze), aber an den guten alten Kräutertee reicht nichts heran.

Anwendung: allgemeine Schwäche, körperliche oder geistige Überanstrengung, Gedächtnisverlust, Hyotonie, Magen-Darm-Infektionen, Blähungen, Migräne und zur Entgiftung, da Rosmarin die Leber- und Gallenfunktion anregt

Jede Pflanze hat Eigenschaften, die eine besondere Dosierung verlangen. Da es nicht das Ziel dieses Buches ist, auf die therapeutische Wirkung einzugehen, sondern wir uns vielmehr auf die Zubereitungen konzentrieren, überlasse ich es Ihnen, die Dosierungen selbst zu erkunden.

Verhältnis zwischen getrockneter Pflanze und Alkohol

Zur Bestimmung des Alkoholgehalts, der für die Zubereitung von Tinkturen erforderlich ist, können Sie die nachfolgende Tabelle verwenden. Ein hoher Alkoholgehalt ist für Pflanzen erforderlich, die eine große Menge von Substanzen enthalten, die den Alkohol für eine erfolgreiche Extraktion brauchen, wie aromatische Substanzen, harzige Substanzen, Alkaloide etc.

Im Durchschnitt werden Sie feststellen, dass ein Alkoholgehalt von 50 Vol.-% verwendet werden muss, also eine Mischung, die zur Hälfte aus reinem Alkohol und zur Hälfte aus Wasser besteht. Das ergibt einen guten Kompromiss zwischen der Extraktion von in Wasser und in Alkohol löslichen Substanzen. Manchmal entspricht das jedoch nicht der Praxis, denn die geläufigsten Alkoholsorten im Handel – Wodka und Alkohol für das Einlegen von Früchten – haben keinen solch hohen Alkoholgehalt. Aus Erfahrung kann ich sagen: Wenn in den klassischen Büchern 50 Vol.-% angegeben sind, können Sie stattdessen einen Alkohol mit 45 Vol.-% verwenden und es ergibt trotzdem eine ausgezeichnete Tinktur. Auch ein Alkohol mit 40 Vol.-% ergibt noch eine gute Tinktur, auch wenn 45 Vol.-% natürlich vorzuziehen sind.

Sollten Sie als Ausgangsbasis einen Alkohol mit 90 oder 96 Vol.-% haben und diesen selbst verdünnen wollen, nutzen Sie eine Mischtabelle Alkohol/Wasser, die problemlos im Internet zu finden ist. Sollten Sie in der nachfolgenden Tabelle eine Pflanze nicht finden, verwenden Sie Alkohol mit 45 Vol.-%.

Beachten Sie, dass bei einer Pflanze, die reich an Alkaloiden und Tanninen ist, vor der Mazeration oder Perkolation dem Alkohol gelegentlich pflanzliches Glycerin zugesetzt werden muss. Die Tannine sind nämlich sauer (Tanninsäuren) und die Alkaloide alkalisch, also basisch. Beide können sich verbinden und Salze bilden, die im Lauf der Monate zu einem Bodensatz in der Flasche führen können. Um diesen Vorgang zu blockieren, verwenden Sie bei der Zubereitung der Tinktur etwas pflanzliches Glycerin. Falls das nötig ist, finden Sie den entsprechenden Hinweis in der Tabelle. Die erforderliche Menge an Glycerin wird als Prozentsatz der Gesamtmenge des Lösungsmittels für die Herstellung der Tinktur angegeben. Vor der Mazeration oder Perkolation den Alkohol gründlich mit dem Glycerin mischen.

Beispiel: Wenn Sie eine Tinktur durch Mazeration mit 100 g getrocknetem Zimt herstellen wollen, brauchen Sie 100 × 5 = 500 ml Lösungsmittel. In der Tabelle steht, dass Sie einen Alkohol mit 60 Vol.-% brauchen und 5 % pflanzliches Glycerin zufügen müssen. Sie brauchen also 500 ml × 5 % = 25 ml Glycerin. Um die 500 ml Lösungsmittel zu erzielen, sind also dem Glycerin 500 – 25 = 475 ml Alkohol mit 60 Vol.-% zuzusetzen.

Getrocknete Pflanze	Pflanzenteile	Alkohol in Vol.-%
Echter Alant *(Inula helenium)*	Wurzeln	60
Krauser Ampfer *(Rumex crispus)*	Wurzeln	50
Gewöhnlicher Andorn *(Marrubium vulgare)*	blühende oberirdische Teile	50
Arnika *(Arnica montana)* ausschließlich zur äußerlichen Anwendung	ganze Pflanze	50
Artischocke *(Cynara scolymus)*	Blätter	50
Augentrost *(Euphrasia officinalis)*	oberirdische Teile	50

Getrocknete Pflanze	Pflanzenteile	Alkohol in Vol.-%
Baldrian *(Valeriana officinalis)*	Wurzeln	70
Bärentraube *(Arctostaphylos uva-ursi)*	Blätter	50
Einjähriger Beifuß *(Artemisia annua)*	oberirdische Teile	50
Gemeiner Beifuß *(Artemisia vulgaris)*	oberirdische Teile	50
Beinwell *(Symphytum officinale)* ausschließlich zur äußerlichen Anwendung	Blätter	50
Berberitze *(Berberis vulgaris)*	Wurzeln	50
Bischofskraut *(Ammi visnaga)*	Samen	60
Bittersüßer Nachtschatten *(Solanum dulcamara)*	Stängel	60
Kleine Braunelle *(Prunella vulgaris)*	oberirdische Teile	50
Knotige Braunwurz *(Scrophularia nodosa)*	oberirdische Teile	50
Erd-Burzeldorn *(Tribulus terrestris)*	oberirdische Teile und Früchte	60

Getrocknete Pflanze	Pflanzenteile	Alkohol in Vol.-%
Eisenkraut *(Verbena officinalis)*	blühende oberirdische Teile	60
Engelwurz *(Angelica archangelica)*	Wurzeln	65
Enzian *(Gentiana lutea)*	Wurzeln	50
Erdrauch *(Fumaria officinalis)*	oberirdische Teile	50
Fenchel *(Foeniculum vulgare)*	Samen	60
Fieberklee *(Menyanthes trifoliata)*	ganze Pflanze	50
Ginkgo *(Ginkgo biloba)*	Blätter	60
Ginseng *(Panax ginseng)*	Wurzeln	70
Aufrechtes Glaskraut *(Parietaria officinalis)*	oberirdische Teile	50
Hamamelis *(Hamamelis virginiana)*	Blätter und Zweige	50
Herzgespann *(Leonurus cardiaca)*	blühende oberirdische Teile	60
Hirtentäschel *(Capsella bursa-pastoris)*	oberirdische Teile	50

Getrocknete Pflanze	Pflanzenteile	Alkohol in Vol.-%
Hopfen *(Humulus lupulus)*	Zapfen	65
Ingwer *(Zingiber officinale)*	Wurzeln	50
Johanniskraut *(Hypericum perforatum)*	Blütenstände	50
Kalmus *(Acorus calamus)*	Rhizome	60
Kardamom *(Elettaria cardamomum)*	Samen	50
Katzenminze *(Nepeta cataria)*	blühende oberirdische Teile	50
Kava-Kava *(Piper methysticum)*	Wurzeln	60
Große Klette *(Arctium lappa)*	Wurzeln	60
Kleinblütige Königskerze *(Verbascum thapsus)*	Blüten	60
Koriander *(Coriandrum sativum)*	Samen	65
Kurkuma *(Curcuma longa)*	Wurzeln	50
Löwenzahn *(Taraxacum officinale)*	Wurzeln	50

Getrocknete Pflanze	Pflanzenteile	Alkohol in Vol.-%
Mädesüß *(Filipendula ulmaria)*	blühende oberirdische Teile	50
Mahonie *(Mahonia aquifolium)*	Wurzeln	50
Mastixstrauch *(Pistacia lentiscus)*	Harz	95
Kalifornischer Mohn *(Eschscholzia californica)*	oberirdische Teile	50
Mönchspfeffer *(Vitex agnus-castus)*	Samen	65
Mutterkraut *(Tanacetum parthenium)*	oberirdische Teile	50
Myrrhe *(Commiphora molmol)*	Harz	96
Odermennig *(Agrimonia eupatoria)*	oberirdische Teile	50
Paprika *(Capsicum subsp.)*	Früchte	96
Passionsblume *(Passiflora incarnata)*	Blätter	50
Pfefferstrauch *(Piper nigrum)*	Samen	65
Propolis	Harz	96

Getrocknete Pflanze	Pflanzenteile	Alkohol in Vol.-%
Rhabarber *(Rheum palmatum)*	Wurzeln	50 + 10 % Gly- cerin
Ringelblume *(Calendula officinalis)*	ganze Blüten	70
Rosmarin *(Rosmarinus officinalis)*	blühende ober- irdische Teile	55
Rosskastanie *(Aesculus hippocastanum)*	Früchte	50
Ruprechtskraut *(Geranium robertiatum)*	Wurzeln	60 + 10 % Gly- cerin
Sägepalme *(Serenoa repens)*	Beeren	80
Salbei *(Salvia officinalis)*	blühende ober- irdische Teile	50
Schafgarbe *(Achillea millefolium)*	oberirdische Teile	50
Echte Schlüsselblume *(Primula veris)*	Wurzeln	50
Gewöhnlicher Schneeball *(Viburnum opulus)*	Rinde	50
Seifenkraut *(Saponaria officinalis)*	Wurzeln	60

Getrocknete Pflanze	Pflanzenteile	Alkohol in Vol.-%
Sonnenhut *(Echinacea angustifolia, E. purpurea, E. pallida)*	Wurzeln	70
Stechender Mäusedorn *(Ruscus aculeatus)*	Rhizome	50
Stechwinde *(Smilax* subsp.*)*	Wurzeln	60
Süßholz *(Glycyrrhiza glabra)*	Rhizome	50
Taigawurzel *(Eleutherococcus senticosus)*	Wurzeln	60
Thymian *(Thymus vulgaris)*	blühende oberirdische Teile	50
Mongolischer Tragant *(Astragalus membranaceus)*	Wurzeln	60
Spätblühende Traubenkirsche *(Prunus serotina)*	Rinde	60 + 10 % Glycerin
Trauben-Silberkerze *(Cimicifuga racemosa)*	Wurzeln	80
Wasserdost *(Eupatorium purpureum, E. cannabinum)*	oberirdische Teile	50
Indischer Wassernabel *(Centella asiatica)*	Blätter	50

Getrocknete Pflanze	Pflanzenteile	Alkohol in Vol.-%
Wegerich *(Plantago lanceolata, P. major)*	Blätter	50
Weißdorn *(Crataegus monogyna)*	blühende Zweig-spitzen	50
Wilde Möhre *(Daucus carota)*	Samen	60
Gemeiner Wolfstrapp *(Lycopus europeaus)*	oberirdische Teile	50
Zimt *(Cinnamomum zeilandicum)*	Rinde	60 + 5 % Glycerin

Äußerliche Anwendungen von Tinkturen

Eine Tinktur wird in erster Linie oral in Wasser oder Tee eingenommen – sie kann jedoch auch verdünnt werden und dann äußerlich auf eine Körperpartie aufgetragen werden, die eine besondere Pflege benötigt. In Form einer verdünnten Tinktur kann die Pflanze rasch durch verschiedene Hautschichten vordringen. Anstatt beispielsweise Beinwell *(Symphytum officinale)* in Form eines Ölmazerats bei einem Knochenbruch zu verwenden, können Sie mittels Kompresse eine verdünnte Tinktur aus Beinwellblättern anwenden. Der verdünnte Alkohol liefert zudem eine interessante antibakterielle Wirkung zur Desinfektion einer Wunde. Thymian beispielsweise ist ein großartiges antibakterielles Mittel. Eine verdünnte Thymiantinktur kann daher auf eine Wunde aufgetragen werden, um sie zu desinfizieren.

Ganz allgemein bedeutet »lokale Anwendung« nicht, dass die Pflanze nur oberflächlich an der Stelle wirkt, auf der sie aufgetragen wurde. Die Inhaltsstoffe der Pflanze gelangen dank der Kapillargefäße unter die Haut und können dadurch tiefe Zonen erreichen. Eine lange Tradition hat beispielsweise die Anwendung von Breiumschlägen im Bereich der Leber oder der Nieren, um diesen

Organen bei Krankheit Linderung zu verschaffen. Ebenfalls klassisch und wirksam ist die Anwendung auf dem Unterbauch, auf Muskeln oder Gelenken. Dabei sind diese Bereiche unter der Haut nicht unmittelbar zugänglich. Schlussfolgerung: Die lokale Anwendung einer pflanzlichen Substanz sollte man nicht geringschätzen.

Methode

- Die Tinktur mit Wasser verdünnen. Je nach Pflanze und Anwendung ein Viertel oder die Hälfte Tinktur verwenden und mit Wasser auffüllen. Eine kleine Menge zubereiten, um von der Tinktur nichts zu vergeuden.
- Direkt auftragen durch Einklopfen mit den Fingern, dazu vorher die Hände waschen, oder mittels einer Kompresse.
- Anwendung mehrmals täglich wiederholen.

STECKBRIEF

Echter Beinwell

Symphytum officinale
Mehrjährig

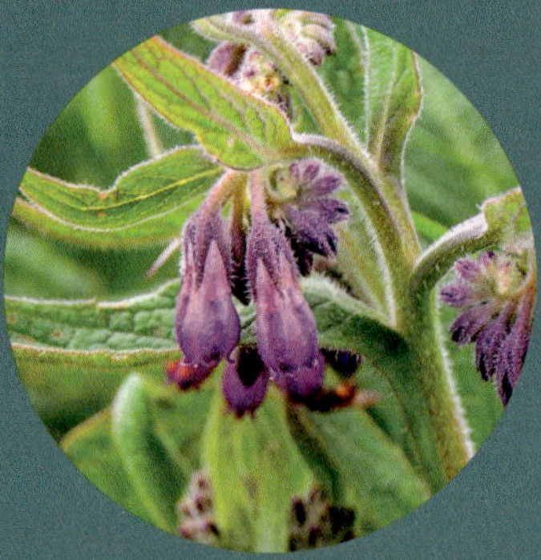

Ernte: Verwendet werden entweder die Wurzeln oder die Blätter, die sehr viel einfacher zu ernten sind.

Reinigen: Wurzeln mit reichlich Wasser abbürsten, um Erde zu entfernen. Bei den Blättern ist eine Reinigung nicht nötig.

Trocknen: Wurzeln in Stücke schneiden, wenn der Durchmesser sehr groß ist, anschließend noch der Länge nach aufschneiden und ausgebreitet auf einem Rost trocknen lassen. Blätter ausgebreitet auf einem Rost trocknen lassen. Einige Blätter können beim Trocknen schwarz werden, diese dann nicht verwenden, sondern kompostieren.

Aufbewahrung: in Papiertüten

Beste Methode zur Extraktion der Wirkstoffe: Eine Tinktur aus den frischen Blättern (200 ml reiner Alkohol pro 100 g fein geschnittener Blätter) oder aus den getrockneten Blättern (500 ml Alkohol mit 45 Vol.-% pro 100 g Blätter). Breiumschlag aus frischen, direkt zerstoßenen Wurzeln oder aus getrockneten Wurzeln. Bei getrockneten Wurzeln vor dem Zerstoßen etwas heißes Wasser zugeben, damit eine Paste entsteht. Ausgezeichnet ist auch ein Ölmazerat aus den getrockneten Blättern mit Alkohol als Lösungsmittel.

Anwendung: Bei oberflächlichen Wunden, Verbrennungen, Schrunden, Beingeschwüren, Analfissuren, Frakturen und anderen Knochenverletzungen, Verstauchungen, Sehnenentzündungen und allgemein bei allen Problemen mit Knochen, Knorpeln, Sehnen oder Bändern. Wegen der enthaltenen lebertoxischen Pyrrolizidinalkaloide ausschließlich zur äußerlichen Anwendung geeignet!

Vorschläge für die äußerliche Anwendung

Tinktur	Anwendung
Beinwell *(Symphytum officinale)*	Knochen- oder Knorpelschaden, oberflächliche Wunde, die schlecht heilt; nicht auf einer tiefen Wunde anwenden, da Beinwell die Wunde an der Oberfläche schließen würde, ohne das Problem in der Tiefe zu beheben
Johanniskraut *(Hypericum perforatum)*	geschädigter Nerv oder Nervenschmerzen durch eine Quetschung oder Perforation
Ringelblume *(Calendula officinalis)*	Hautabschürfungen oder beispielsweise durch Tierkrallen »verschmutzte« Kratzer, die sich infizieren könnten
Thymian *(Thymus vulgaris)*	Wunde, die desinfiziert werden muss
Echte Walnuss *(Juglans regia)*	Pilzinfektion

Sirup

Sicher kennen Sie diese Grimasse, die Ihre Kinder ziehen, wenn sie etwas Bitteres essen oder trinken müssen. Auch bei einigen Erwachsenen, die als »heikel« gelten, ist sie zu beobachten ... Wir würden eher sagen, dass sie über sehr gut entwickelte Geschmackspapillen verfügen.

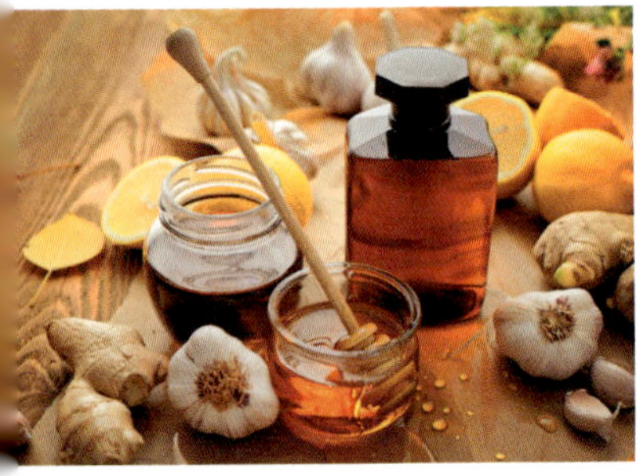

Unabhängig vom Alter oder der Empfindlichkeit einer Person muss man gelegentlich zum Sirup greifen, um einen Tee oder ein Dekokt mit bitterem oder sehr ausgeprägtem Geschmack trinken zu können. Ein Sirup ist einfach eine wässerige Zubereitung auf Pflanzenbasis, die konzentriert und stark gesüßt wurde. Der Zucker hat dabei zwei Funktionen. Zuerst einmal soll er den Geschmack überdecken. Seine zweite, heute nicht mehr so offenkundige Aufgabe ist die Konservierung. Zu einer Zeit, als es noch keine Kühlschränke gab, bereitete man mit Zucker gesättigte Sirupe zu, um zu verhindern, dass sich Bakterien entwickeln. Heute ist diese Funktion sehr viel unwichtiger, da wir die Zubereitungen gekühlt aufbewahren können. Zudem sind die Sorgen über einen zu hohen Zuckerkonsum gegenüber der Konservierung in den Vordergrund gerückt.

In diesem Abschnitt möchte ich Sie mit der milden und süßen Welt des Sirups bekannt machen, einer Zubereitungsart, die besonders im Winter sehr nützlich ist.

Qualität und Menge der süßenden Substanz

Für die Zubereitung eines »reinen« Sirups entsprechend den Rezepturen des Pharmakodex müsste man weißen Zucker verwenden, der raffiniert ist und daher als der reinste Zucker gilt. Er enthält also keine Abfälle oder Verunreinigungen mehr, die sich am Boden der Sirupflasche absetzen könnten. Bei unseren Hausmacherrezepten haben wir jedoch nicht dieselben Ziele. Da ist es unwichtig, wenn es eine kleine Ablagerung auf dem Flaschenboden gibt, solange die verwendeten Substanzen der Gesundheit zuträglich sind. Daher rate ich Ihnen, den weißen Zucker im Schrank zu lassen. Ich stelle Ihnen Rezepte auf Honigbasis vor. Zur Information gebe ich aber auch die erforderlichen Mengen an weißem Zucker an. Wenn Sie die Wahl haben, sollten Sie jedoch einen guten lokalen Honig bevorzugen, der seine eigenen therapeutischen Eigenschaften mit einbringt.

Zu den erforderlichen Zuckermengen ist zu sagen, dass der Sirup prinzipiell mit Zucker gesättigt sein soll. Wir starten unsere Zubereitungen auf der Basis von Tees oder Dekokten. Diese Zubereitungen beginnen rasch zu gären. Wenn Sie ein wenig Zucker zugeben, tun sich die Bakterien daran gütlich und der Vorgang der Gärung wird noch beschleunigt. Fügen Sie jedoch sehr viel Zucker hinzu, können die Bakterien nicht mehr überleben. Prinzipiell ist genau dies das Ziel bei einem Sirup: Die Zuckerkonzentration bis zum Sättigungspunkt zu bringen, damit sich keine Bakterien entwickeln können.

Ich persönlich finde eine solch große Zuckermenge in einer Zeit, in der wir ohnehin schon viel zu viel Zucker zu uns nehmen, problematisch. Ich stelle Ihnen daher Sirupe mit weniger Zucker vor, die nicht so lange haltbar sind und im Kühlschrank aufbewahrt werden müssen. Hin und wieder schlage ich vor, etwas Alkohol zuzugeben, um die Haltbarkeit zu verlängern. Das ist jedoch optional, insbesondere dann, wenn auch Kinder den Sirup verwenden.

Der traditionelle Sirup

Alles beginnt mit einem Tee, einem Dekokt oder einer Mischung aus beiden Zubereitungsarten. Diese Flüssigkeit wird anschließend reduziert, wenn sie keine aromatischen und flüchtigen Substanzen enthält. Wenn es keine Gewürz- und -Aromapflanzen sind, muss auf die Hälfte reduziert werden. 1 l Flüssigkeit muss also auf 500 ml reduziert werden. Die Reduktion erfolgt bei milder Hitze, denn die Flüssigkeit soll nicht kochen. Die Verdampfung soll langsam erfolgen. Die Reduzierung wird nach Augenschein beurteilt, ein genaues Abmessen ist nicht nötig, achten Sie einfach auf die Flüssigkeitshöhe im Topf.

Bei Gewürz- und Aromapflanzen konzentrieren Sie den Tee oder das Dekokt, indem Sie mehr von der Pflanze nehmen als üblich. Da man eine Zubereitung aus Gewürz- und Aromapflanzen nicht reduzieren kann – die sehr flüchtigen Aromastoffe würden zusammen mit dem Wasser verdunsten – muss die Flüssigkeit anders konzentriert werden. Gibt Ihr Referenzbuch beispielsweise 30 g Pflanze pro Liter an, nehmen Sie eher 40 g.

Enthält Ihre Flüssigkeit eine Mischung aus Gewürz- und Aromapflanzen und anderen Pflanzen, müssen diese separat zubereitet werden, wie nachfolgend erklärt.

Zusammenfassung

- Mit anderen Pflanzen als Gewürz- und Aromapflanzen, wie beispielsweise Enzianwurzel, Löwenzahnwurzel, Süßholzwurzel, Taigawurzel oder Ginsengwurzel, bereiten Sie das Dekokt in einem Topf ohne Deckel zu und lassen die Flüssigkeit dann um die Hälfte reduzieren.
- Mit Gewürz- und Aromapflanzen, wie beispielsweise Alantwurzel oder Baldrianwurzel, bereiten Sie in einem Topf mit Deckel ein etwas höher konzentriertes Dekokt als üblich zu und lassen dieses nicht reduzieren.
- Mit anderen Pflanzen als Gewürz- und Aromapflanzen, wie beispielsweise Knotige Braunwurz, Wegerich, Brennnessel oder Eisenkraut, bereiten Sie in einem Topf ohne Deckel einen Tee zu und lassen diesen auf die Hälfte reduzieren.
- Mit Gewürz- und Aromapflanzen, wie beispielsweise Thymian, Rosmarin, Salbei, Ysop, Lavendel, Melisse oder Katzenminze, bereiten Sie zugedeckt einen etwas konzentrierteren Tee als üblich zu und lassen diesen nicht reduzieren.

Sollte Ihnen das alles zu kompliziert erscheinen, bereiten Sie einfach Ihre Tees und Dekokte zu und lassen sie nicht reduzieren.

Sie können eine Kombination dieser Flüssigkeiten verwenden, wie Sie im Folgenden noch sehen werden. Sind die Flüssigkeiten alle zubereitet, mischen Sie diese und messen das Volumen ab, das die Mischung einnimmt. Ich empfehle Ihnen, bei Ihren ersten Sirupen keine großen Mengen zuzubereiten. 200 ml insgesamt reichen aus.

STECKBRIEF

Wegerich

Plantago lanceolata, P. major

Häufige mehrjährige Pflanze auf dem Land. Spitzwegerich *(P. lanceolata)* ist nach meiner Erfahrung wirksamer als Breitwegerich (*P. major)*. Sollten Sie jedoch nur Breitwegerich haben, geht es auch damit sehr gut.

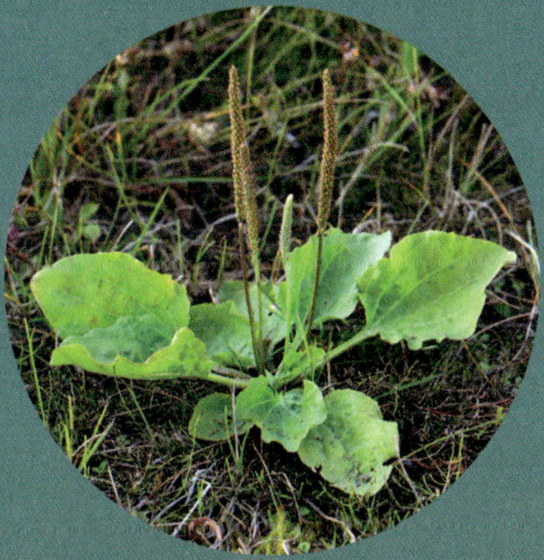

Ernte: Gesammelt werden die Blätter bei Bedarf.

Reinigen: nicht nötig

Trocknen: Kompliziert, da die Blätter dazu neigen, rasch schwarz zu werden. Breiten Sie die Blätter auf einem Rost in einer einzigen Lage aus und lassen Sie sie an einem wirklich trockenen Ort, nach Möglichkeit bei leichter Wärme, trocknen. Trotz aller Vorsichtsmaßnahmen wird wahrscheinlich ein kleiner Teil der Blätter schwarz werden – kompostieren Sie diese. Ein Luftentfeuchter erleichtert die Aufgabe prinzipiell.

Aufbewahrung: In Papiertüten an einem wirklich trockenen Ort. Auch dabei können einige Blätter schwarz werden. In diesem Fall die schwarzen Blätter kompostieren.

Beste Methode zur Extraktion der Wirkstoffe: Ein Tee aus den Blättern ist die einfachste und wirksamste Form. Verwenden Sie 30 g Blätter pro Liter.

Anwendung: Pharyngitis, Laryngitis, Entzündungen der Schleimhäute des Verdauungssystems wie Ösophagitis, Gastritis, Geschwüre etc., Durchfall, Entzündungen der Atemwege, Asthma, Allergien der Atemwege und saisonal bedingte Allergien

Sirup

Zutaten

- Ausgangsflüssigkeit: Kräutertee(s) und/oder Dekokt(e), je nach Pflanze reduziert oder nicht reduziert und zu einer Mischung kombiniert
- Flüssiger Honig nach Wahl
- Zitronensäure – diese ist optional, Ziel ist die Verbesserung der Haltbarkeit.
- Tinkturen für eine zusätzliche therapeutische Wirkung – ebenfalls optional
- 1 l zum Verzehr geeignetes destilliertes Wasser oder Wasser mit einer minimalen Menge an Trockenrückständen. Lesen Sie zu den Trockenrückständen das Etikett der Mineralwasserflasche, dort ist deren Menge aufgeführt. Wählen Sie das Wasser, das am wenigsten davon enthält.

Material

- Glasflaschen mit Verschluss, sterilisiert, am besten mit 200 ml oder 250 ml Fassungsvermögen
- Löffel aus INOX-Edelstahl
- Trichter aus INOX-Edelstahl
- Küchensieb
- Indikatorpapier zum Testen des Säuregehalts des Sirups (optional)

Methode

- Ausgangsflüssigkeit in eine Schüssel geben und ins Wasserbad stellen.
- Pro 100 ml Ausgangsflüssigkeit 200 g Honig zugeben. Diese Menge ergibt einen sehr süßen Sirup, der bei Zimmertemperatur aber auch relativ stabil bleibt. Wenn die Ausgangsflüssigkeit kalt war, muss sie im Wasserbad sehr sanft erwärmt werden, damit sich der Honig vollständig auflöst.
- Abkühlen lassen.
- Nach Wunsch pro 100 ml Sirup 1 Esslöffel Rum zugeben. Durch den Alkohol verbessert sich die Haltbarkeit des Sirups. Ignorieren Sie diesen Arbeitsschritt, wenn Sie dem Sirup später eine Tinktur zusetzen. Ignorieren Sie ihn auch, wenn Sie den Sirup für Kinder zubereiten.

- Um die Stabilität des Sirups zu verbessern, können Sie ihn optional auch saurer machen. Bakterien überleben in saurem Milieu nämlich schwerer. Indikatorpapier in den Sirup tauchen, um den pH-Wert zu messen. ½ Teelöffel Zitronensäure zusetzen und erneut messen. Den Vorgang wiederholen, bis ein pH-Wert unter 4 erreicht ist. Dieser Arbeitsschritt ist nützlich, wenn Sie in der Vergangenheit bereits Sirupe zubereitet haben, die verdorben sind.
- Den Sirup durch den Trichter in die sterilisierten Flaschen füllen. Den Flaschenhals gründlich abwischen, bevor der Verschluss aufgesetzt wird, sonst wird es schwierig, die Flasche wieder zu öffnen.
- Auf Wunsch Tinkturen zusetzen, um die therapeutischen Eigenschaften oder den Geschmack des Sirups zu verändern. Pro 100 ml Sirup 5 ml Tinktur direkt in die Flasche geben, Flasche verschließen und gründlich schütteln. Falls Sie Tinkturen zusetzen, Rum weglassen.

Tipp

Ich persönlich verwende nur die Hälfte der Honigmenge, ich bewahre meinen Sirup aber auch im Kühlschrank auf. Das können Sie ebenfalls machen, wenn Sie die Zuckermenge niedrig halten wollen. Nehmen Sie dann 100 g Honig pro 100 ml Ausgangsflüssigkeit.

Anstelle von Zitronensäure können Sie auch Zitronensaft verwenden, den Sie durch ein Sieb streichen, um das Fruchtfleisch zu entfernen. Zitronensäure enthält weniger Rückstände als Zitronensaft, ist aber auch weniger natürlich.

Aufbewahrung und Haltbarkeit

Für eine optimale Haltbarkeit bewahren Sie den Sirup im Kühlschrank auf. Die Haltbarkeitsdauer hängt von der Honigmenge und dem eventuellen Zusatz von Alkohol, Tinktur oder Zitronensäure ab. Öffnen Sie die Flasche so selten wie möglich und stellen Sie sie sofort in den Kühlschrank zurück. Falls Sie eine große Menge Sirup zubereiten, können Sie den Großteil in einer großen Glasflasche im Kühlschrank aufbewahren und nur eine kleine Menge zum täglichen Bedarf in eine kleine Flasche abfüllen. Im Prinzip kann ein Sirup mehrere Monate halten. Sobald Sie Schimmel auf der Oberfläche erkennen, ist es Zeit, den Vorrat zu erneuern.

Vorschläge für Sirupe

Pflanze	Teil der Pflanze	Reduzieren lassen?	Anwendung
Alant *(Inula helenium)*	Wurzeln	nein	Bronchitis (Lungenantiseptikum, schleimlösend)
Andorn *(Marrubium vulgare)*	Blütenstände	nein	Bronchitis (schleimlösend)
Ingwer *(Zingiber officinale)*	Rhizome	ja	Kreislaufprobleme, kalte Extremitäten, Entzündungsprobleme, Übelkeit
Kamille *(Matricaria recutita)*	Blüten	nein	Erregungszustände und Wutanfälle bei Kleinkindern, Verdauungsprobleme, schmerzhafte Regelblutungen
Katzenminze *(Nepeta cataria)*	Blätter	nein	Bauchschmerzen
Große Klette *(Arctium lappa)*	Wurzeln	nein	Entschlackung, Hautprobleme
Linde *(Tilia platyphyllos)*	Blütenstände der Sommerlinde	nein	Angst/innere Unruhe, Schlafstörungen
Linde *(Tilia platyphyllos)*	Lindensplint	ja	Entschlackung, Hautprobleme

Pflanze	Teil der Pflanze	Reduzieren lassen?	Anwendung
Löwenzahn *(Taraxacum officinale)*	Wurzeln	ja	Entschlackung, Hautprobleme
Kalifornischer Mohn *(Eschscholzia californica)*	oberirdische Teile	ja	Schlafstörungen
Passionsblume *(Passiflora incarnata)*	Blätter	ja	Angst/innere Unruhe, Schlafstörungen
Pfefferminze *(Mentha piperita)*	Blätter	nein	Verdauungsprobleme
Salbei *(Salvia officinalis)*	Blätter	nein	Halsschmerzen
Schafgarbe *(Achillea millefolium)*	blühende oberirdische Teile	nein	Fieber, schmerzhafte Regelblutungen, Magenverstimmung, Kreislaufstörungen, Hämorrhoiden, Ausfluss
Schlüsselblume *(Primula veris)*	Wurzeln	nein	Husten mit Auswurf und Bronchitis
Spitzwegerich *(Plantago lanceolata)*	Blätter	ja	Entzündung der Schleimhäute
Süßholz *(Glycyrrhiza glabra)*	Rhizome	ja	trockener Husten, Lungeninfekte
Thymian *(Thymus vulgaris)*	Blätter	nein	Verdauungsstörungen, Bronchialprobleme

Pflanze	Teil der Pflanze	Reduzieren lassen?	Anwendung
Wermutkraut *(Artemisia absinthium)*	Blätter	nein	Magenverstimmung, Gärung im Magen, Probleme mit Darmwürmern

Kapseln

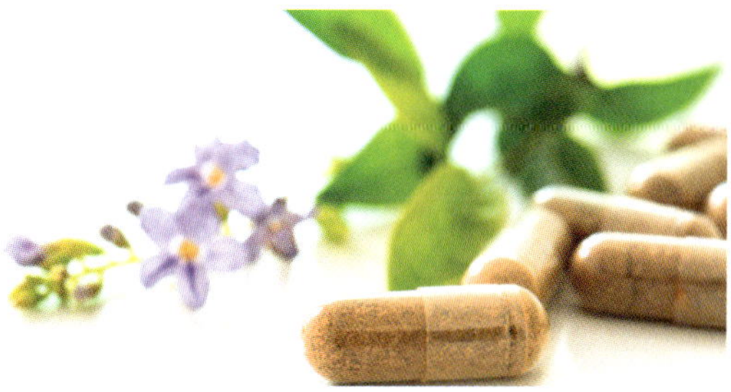

Es ist heutzutage sehr einfach, Kapseln selbst herzustellen. Der große Vorteil gegenüber fertig gekauften Kapseln besteht darin, dass Sie die Qualität der Pflanze(n) kontrollieren können, die Sie verwenden.

Kapseln sind praktisch, wenn die Pflanze schlecht schmeckt oder jemand sehr empfindlich auf den Pflanzengeschmack reagiert. Sie sind auch praktisch mitzunehmen: Man kann problemlos vor dem Weg zur Arbeit eine Schachtel in die Tasche oder vor der Urlaubsreise in den Koffer oder Rucksack stecken.

Größe der Kapseln

Im Handel sind Kapseln verschiedener Größe erhältlich, die eine mehr oder weniger große Pflanzenmenge aufnehmen können. Die Wahl der Größe erfolgt im Allgemeinen danach, wie gut jemand Kapseln schlucken kann. Nachfolgend die gängigsten Größen.

- 00: Fasst zwischen 500 und 900 mg Pflanzenpulver, je nach Dichte der jeweiligen Pflanze. Dies ist die geläufigste große Größe.
- 0: Fasst zwischen 400 und 700 mg Pflanzenpulver, je nach Dichte der jeweiligen Pflanze. Dies ist eine mittlere Größe.

- 1: Fasst zwischen 300 und 500 mg Pflanzenpulver, je nach Dichte der jeweiligen Pflanze. Dies ist die geläufigste kleine Größe.

Im Handel gibt es kleinere Größen wie 2, 3, 4 und 5 sowie größere Größen wie 000. Erfahrungsgemäß sind die drei oben genannten Größen jedoch für die meisten Anwendungen absolut ausreichend. Je größer die Kapsel, desto weniger Kapseln müssen pro Tag eingenommen werden. Man muss sie jedoch auch schlucken können, was für manche Menschen ein Problem sein kann. Es liegt an Ihnen, einen guten Kompromiss zu finden!

Bevor Sie Ihren Einkauf tätigen, fragen Sie Ihren Apother, ob er ein Muster bekommen kann, damit Sie es vorab selbst ausprobieren können. Sobald Sie die Größe gewählt haben, können Sie die leeren Kapseln kaufen. Ich empfehle, Kapseln aus durchsichtiger pflanzlicher Gelatine zu kaufen. Weiße Kapseln enthalten nämlich häufig Nanopartikel. Einige Lieferanten bieten zudem leere Kapseln, die bereits in eine lange und eine kurze Hälfte getrennt sind. Das ermöglicht ein schnelleres Arbeiten, denn sonst müssen die leeren Kapseln vor dem Füllen erst geöffnet werden. Nachfolgend die Längen und Durchmesser der drei genannte Kapselgrößen:

	00	0	1
Länge einer geschlossenen Kapsel in mm	23,3	21,7	19,4
Größter Durchmesser der Kapsel in mm	8,5	7,6	6,9

Kapselfüllgerät

Zur Fertigstellung Ihrer Kapseln müssen Sie ein Kapselfüllgerät anschaffen. Das einfachste Modell ermöglicht es, 24 Kapseln gleichzeitig zu füllen. Einige Modelle, so auch das von mir verwendete, ermöglichen das Füllen von 100 Kapseln gleichzeitig und sind viel teurer. Für den Anfang empfehle ich Ihnen das kleinste Modell.

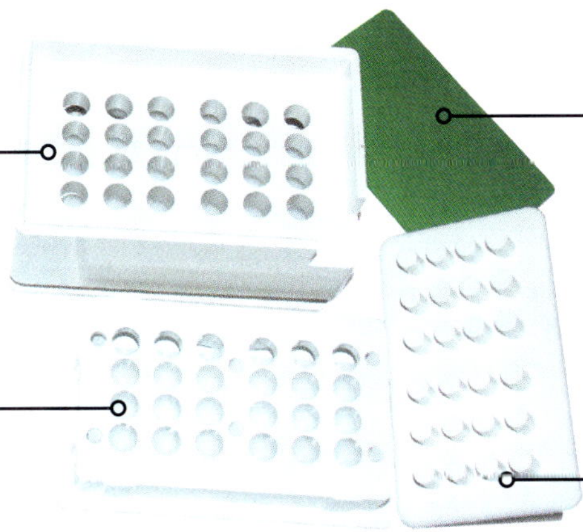

Empfehlung

Achtung: Kaufen Sie das Kapselfüllgerät passend zur gewählten Kapselgröße. Das Gerät für Kapseln der Größe 00 ist nämlich nicht dasselbe wie für Kapseln der Größe 0.

Wenn Sie Ihre Kapseln sehr genau befüllen wollen, müssen Sie in eine kleine Waage investieren, die auf Zentigramm genau wiegt. So eine Waage kostet nicht sehr viel, man bekommt sie für unter 20 Euro.

Herstellen der Kapseln

Zur Herstellung von Kapseln müssen Sie die Pflanze zuerst sehr fein mahlen. Informationen dazu finden Sie im Abschnitt »Zu Pulver mahlen« auf Seite 142. Das setzt voraus, dass die Pflanze gemahlen werden kann, ohne dadurch ihre Eigenschaften zu verlieren. Eine Gewürz- oder Aromapflanze zu mahlen ist beispielsweise nicht sinnvoll.

Kapseln

Zutaten

- Zu feinem Pulver gemahlene Pflanze
- Leerkapseln in der passenden Größe

Material

- Kapselfüllgerät passend zur Kapselgröße
- Waage, die auf Zentigramm genau wiegt

Methode

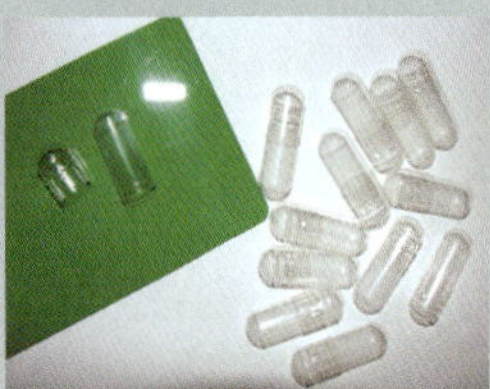
1

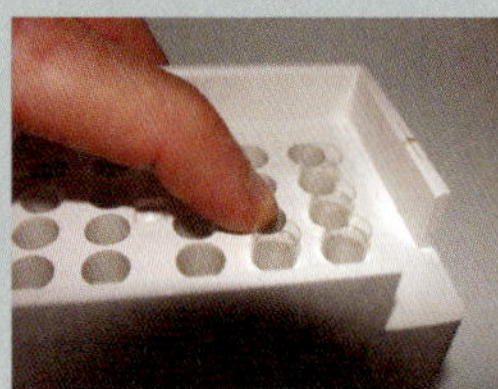
2

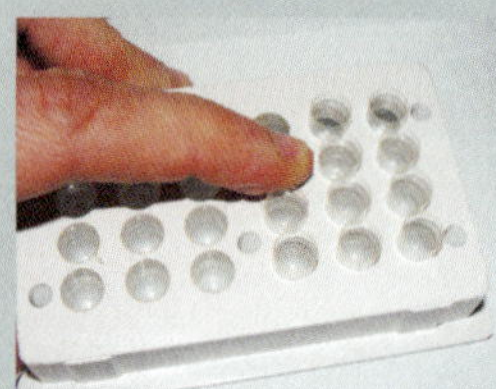
3

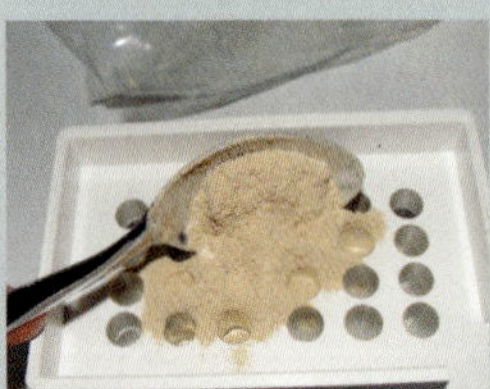
4

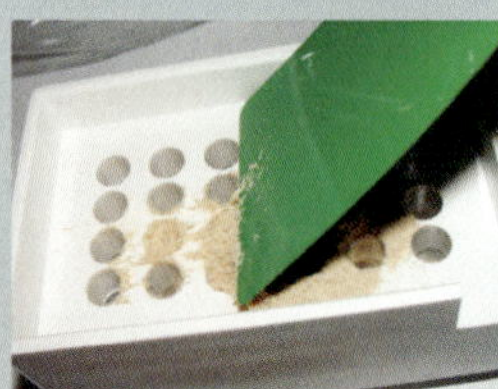
5

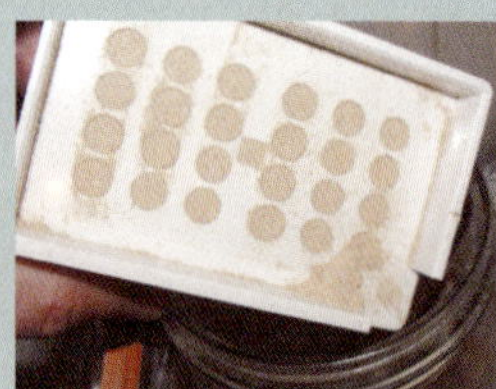
6

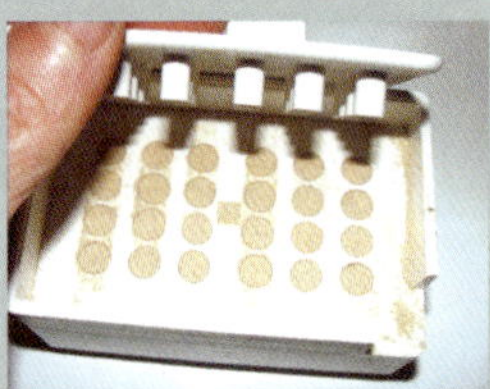
7

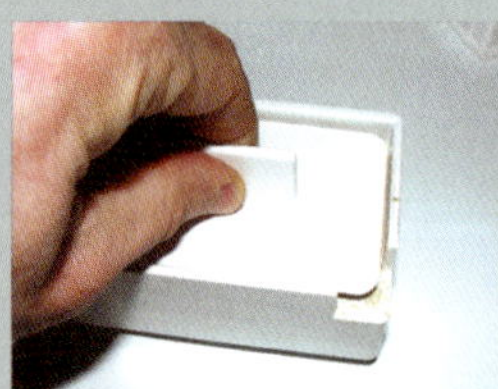
8

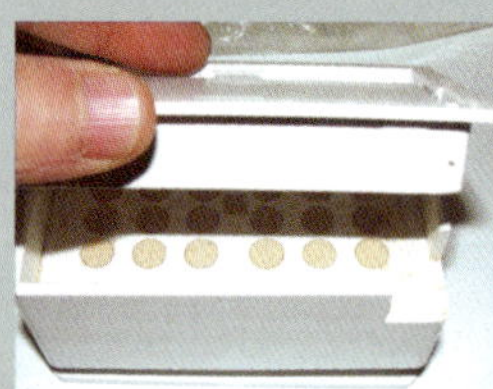
9

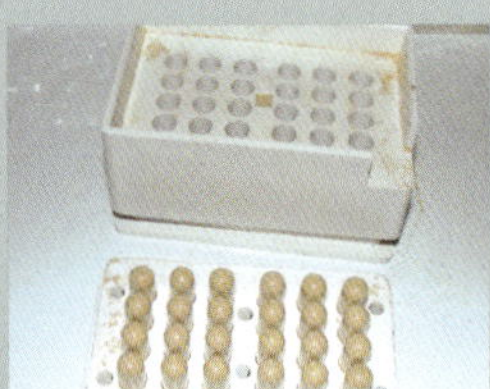
10

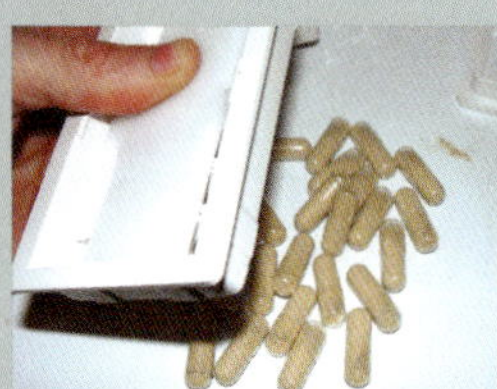
11

- Mit der Waage 10 Leerkapseln wiegen. Das Gewicht G notieren. Bei Kapseln der Größe 00 liegt das Gewicht von 10 Kapseln beispielsweise bei 1,18 g.
- Die passende Anzahl von Leerkapseln öffnen und in die lange und die kurze Hälfte, also in Hülse und Kappe, trennen (Foto 1).
- Die langen Hälften in das dafür vorgesehene Teil des Kapselfüllgeräts einsetzen (Foto 2). Gut versenken, damit nichts über den Rand steht.
- Dasselbe mit den kurzen Hälften im dafür vorgesehenen Teil des Kapselfüllgeräts machen (Foto 3).
- Die langen Hälften füllen. Dies erfolgt in mehreren Etappen:
  - 1 Esslöffel Pflanzenpulver auf das Teil des Kapselfüllgerätes geben, das die langen Kapselhälften enthält (Foto 4).
  - Pulver mit der kleinen mitgelieferten Karte gut verstreichen und in die langen Hälften einbringen (Foto 5).
  - Überschüssiges Pulver entfernen, indem man es in die kleine hierfür vorgesehene Öffnung fallen lässt (Foto 6).
  - Mithilfe des mitgelieferten Tampers das Pulver in die langen Hälften pressen (Fotos 7 und 8).
  - Den Vorgang wiederholen, bis die langen Hälften randvoll sind und kein weiteres Pulver in die Kapselhälften passt.
- Nun den Teil des Gerätes, der die kurzen, also leeren Kapselhälften enthält, auf den Teil mit den langen und gefüllten Kapselhälften setzen (Foto 9).
- Festdrücken, dann öffnen. Sie sehen die fertigen Kapseln (Foto 10).
- Den Teil, in dem sich die Kapseln befinden, umdrehen. Sie sehen eine kleine Vorrichtung, auf die Sie drücken können, um die Kapseln auszuwerfen. Die Kapseln auswerfen (Foto 11).
- Nun 10 volle Kapseln wiegen. Nehmen wir an, das Gewicht beträgt 6,80 g.
- Das Gewicht der Leerkapseln abziehen, das in unserem Beispiel 1,18 g betrug. Das Nettogewicht der 10 Kapseln beträgt also 5,62 g. In unserem Beispiel wiegt eine Kapsel also im Durchschnitt 562 mg.

Sie könnten auch jede Kapsel einzeln wiegen, das Gewicht schwankt jedoch leicht von Kapsel zu Kapsel. Besser ist es daher, den Durchschnittswert von 10 Kapseln zu ermitteln.

Dosierung und Einnahme

Die Dosierung hängt von der Pflanzengesamtmenge ab, die Sie täglich einnehmen müssen. Angenommen, Sie wollen Passionsblume gegen Stress und innere Unruhe einnehmen. Nach einigen Recherchen beschließen Sie, 3-mal 2 g der Pflanze täglich einzunehmen, also 6 g pro Tag. Sie haben die Kapseln gewogen und ein durchschnittliches Gewicht von 440 mg pro Kapsel ermittelt. Einzunehmen sind also 2 ÷ 0,44 = 4,5 Kapseln pro Einnahme. Da es nicht möglich ist, eine halbe Kapsel einzunehmen, entscheiden Sie sich für 4 Kapseln morgens, 4 mittags und 5 abends, um etwa auf 6 g pro Tag zu kommen – genau gesagt auf 5,72 g.

Lagerung und Haltbarkeit

Lagern Sie die Kapseln an einem sehr trockenen und lichtgeschützten Ort. Achten Sie sehr auf Feuchtigkeit. Bei passenden Bedingungen können die Kapseln mehrere Monate halten, vorausgesetzt natürlich, die Pflanze bleibt beim Mahlen stabil.

Glycerinmazerat

Pflanzliches Glycerin ist eine sirupartige, sehr süß schmeckende Substanz, die jedoch kein Zucker ist. Sie führt also nicht zu Karies und auch nicht zu einer Erhöhung des Blutzuckerspiegels. In den letzten Jahren hat sie auf dem Markt pflanzlicher Produkte und der Naturkosmetik an Beliebtheit gewonnen. Für Präparate auf Pflanzenbasis und anders als die Tinktur kann die Methode des Glycerinmazerats in folgenden Fällen verwendet werden:

- Von Personen mit geschädigter Leber
- Von trockenen Alkoholikern
- Von Personen, die aus religiösen Gründen keinen Alkohol konsumieren wollen
- Von Kindern, deren Eltern nicht wollen, dass sie Alkohol in einer Tinktur selbst in kleinsten Mengen konsumieren
- Bei der Anwendung an Tieren, wenn Alkohol für diese nicht empfehlenswert ist

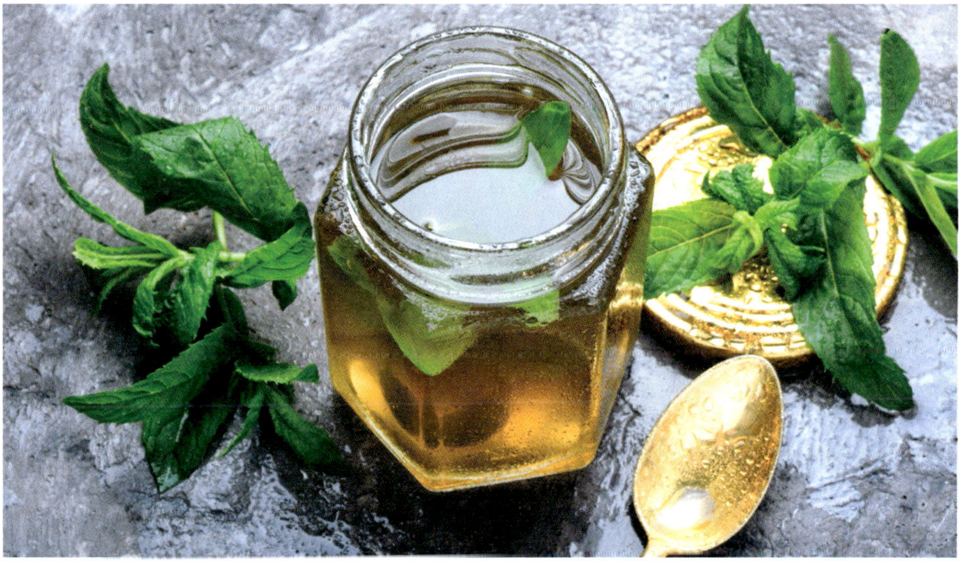

Der große Nachteil von Glycerin ist, dass es kein so gutes Lösungsmittel ist wie Wasser oder Alkohol. Obgleich es von pflanzlichen Substanzen abstammt, ist der Herstellungsprozess außerdem weder sehr natürlich noch allgemein verständlich.

Wir wollen uns zunächst auf das einfache Glycerinmazerat konzentrieren, bei dem die »klassischen« Pflanzenteile wie Blätter, Blüten, Wurzeln, Samen oder Rinde in reinem pflanzlichem Glycerin mazerieren. Anschließend sprechen wir über Knospenmazerate, das sind besondere Zubereitungen, die sich auf die Praxis der Gemmotherapie* oder Phytoembryotherapie* stützen. Zuerst jedoch einige Informationen zum Glycerin.

Glycerin oder Glycerol ist eine dickflüssige, sirupartige und transparente Substanz mit süßem Geschmack. Chemisch betrachtet ist es ein Polyol, also ein Alkohol, hat aber nichts mit Ethanol zu tun, also mit dem, was wir üblicherweise als »Alkohol« bezeichnen. Die Substanz ist schwach toxisch, also giftig. Unter der Bezeichnung E422 ist sie als Lebensmittelzusatz zugelassen. Damit die Toxizität spürbar wird, müsste man jedoch hohe Mengen aufnehmen. In den traditionellen Dosen für die Herstellung von hausgemachten Produkten kann sie unbesorgt verwendet werden.

Wie bereits erwähnt, ist Glycerin als Lösungsmittel deutlich weniger wirksam als Wasser oder Alkohol. Das ist unser Hauptproblem bei der Herstellung von Glycerinmazeraten. Glycerin kann beispielsweise Harze und Pflanzenöle nicht lösen. Es kann Alkaloide lösen, aber viel weniger wirksam als Alkohol und Wasser. Und es extrahiert nur einen kleinen Teil der anderen Inhaltsstoffe der Pflanze.

Glycerin hat jedoch eine sehr interessante Eigenschaft: Es hat ein hohes dehydrierendes Potenzial. Es zieht Wasser also sehr stark an. Daher werden wir diese Eigenschaft ganz bewusst nutzen, um hauptsächlich frische Pflanzen darin mazerieren zu lassen. Als Konservierungsstoff ist es allerdings sehr viel weniger wirksam als Alkohol, und es muss sichergestellt sein, dass die fertige Zubereitung mindestens 55 % Glycerin enthält.

Empfehlung

Achtung: Nicht alle Glycerine sind gleich. Es ist wichtig, ein pflanzliches Glycerin zu kaufen, denn einige nichtpflanzliche Glycerine stammen aus der Erdölindustrie. Auf dem Markt bekommt man pflanzliches Glycerin aus Raps, Soja oder Kokosnuss. Ich empfehle Ihnen den Kauf eines zu 100 % pflanzlichen Glycerins in Bioqualität, garantiert ohne GVO, also gentechnisch veränderte Organismen.

Einfaches Glycerinmazerat

Bei einem einfachen Glycerinmazerat lässt man die Pflanze in reinem Glycerin mazerieren. Ein Glycerinmazerat der frischen Pflanze ist einem Glycerinmazerat der getrockneten Pflanze immer weit überlegen. Pflanzliches Glycerin hat nämlich ein stark wasserentziehendes Potenzial. Es trocknet die Substanzen aus, mit denen es in Kontakt kommt. Daher zieht es die Flüssigkeit an, die in den Zellen einer frischen Pflanze enthalten ist, um sie für das Glycerin verfügbar zu machen. Ein Mazerat der getrockneten Pflanze ist möglich, jedoch hinsichtlich der Wirksamkeit der Extraktion sehr viel weniger interessant.

Richtige Glycerinmenge für eine gute Haltbarkeit

Für eine gute Haltbarkeit des Glycerinmazerats muss die fertige Zubereitung mindestens 55 % Glycerin enthalten. Um bei einer Mazeration der frischen Pflanze wirklich präzise zu arbeiten, müsste man im Prinzip eine Probe der frischen Pflanze wiegen, trocknen lassen, erneut wiegen und den Prozentsatz an Wasser bestimmen, den die Pflanze an das Glycerin abgeben würde. Das wäre sehr langwierig und lästig. Um Ihnen die Aufgabe zu erleichtern, nenne ich Ihnen eine Rezeptur, die am Ende einen Prozentsatz von mindestens 65 % sicherstellt.

Dosierung

Vergessen Sie einen Tropfenzähler, dafür ist das Mazerat viel zu dickflüssig. Unter dem Aspekt der Dosierung ist ein Glycerinmazerat im Allgemeinen weniger wirksam als eine Tinktur, es ist daher logisch, davon etwas mehr einzunehmen. Sie können die Dosis für die meisten geläufigen Pflanzen verdoppeln. Eine Empfehlung von Richo Cech, einem amerikanischen Kräuterexperten, finden Sie bei den Literaturempfehlungen auf Seite 277.

Bei den geläufigen Pflanzen wird das Glycerinmazerat im Allgemeinen teelöffelweise in etwas Wasser aufgelöst eingenommen.

Lagerung und Haltbarkeit

Bewahren Sie den Großteil des Vorrats in Glasflaschen an einem kühlen und lichtgeschützten Ort auf. Vermeiden Sie das zu häufige Öffnen der Flasche. Für den häufigen Gebrauch können Sie 150-ml-Flaschen aus dunklem Glas mit Verschluss verwenden. Ein Glycerinmazerat hält sich ungefähr ein Jahr, anders als Tinkturen, die sich viel länger halten. Auch ein Mazerat hält sich länger, wenn Sie es im Kühlschrank aufbewahren. Sollten Sie eine Gärung, eine Veränderung an Aussehen oder Farbe des Mazerats feststellen, verwenden Sie es nicht mehr.

Einfaches Glycerinmazerat

Zutaten

- Frische Pflanze
- Pflanzliches Glycerin in Zimmertemperatur für eine bessere Fließfähigkeit

Material

- Luftdicht verschließbares Glasgefäß mit 1 l Fassungsvermögen
- Standmixer

Methode

- Frische Pflanze wiegen.
- Pflanze möglichst fein schneiden.
- Pflanze in einen Standmixer geben. Mit Glycerin übergießen, pro 100 g Pflanze mit 200 ml pflanzlichem Glycerin. Zu einem Mus verarbeiten. Beachten Sie, dass man den Standmixer gelegentlich etwas bewegen und leicht »schütteln« muss, sonst wird die Mischung nicht genügend durchgemischt.
- Mus in das Glasgefäß umfüllen, dieses verschließen und an einen lichtgeschützten Ort stellen. Die Ränder des Glasgefäßes gründlich abwischen, bevor es verschlossen wird, sonst klebt der Deckel am Glas fest.
- 2 Wochen mazerieren lassen. Es ist nicht nötig, das Gefäß zwischendurch zu schütteln, denn das Glycerin wirkt durch Wasserentzug, und dieser Vorgang erfolgt von selbst.
- Nach 2 Wochen die Mischung durch ein sauberes Stoffstück filtern und dieses kräftig auspressen, um so viel Glycerin wie möglich aufzufangen. Der Rest, der im Stoff zurückbleibt, ist immer noch feucht und klebrig. Das ist normal. Ein Glycerinmazerat gut auszudrücken ist Schwerstarbeit.
- Das Mazerat in beschriftete dunkle Glasflaschen abfüllen. Auch hierbei wieder die Ränder vor dem Verschließen gründlich abwischen.
- Vor Gebrauch gut schütteln.

Vorschläge für einfache Glycerinmazerate

Pflanze	Teil der Pflanze	Anwendung
Echter Alant *(Inula helenium)*	frische Wurzeln	Bronchitis
Ingwer *(Zingiber officinale)*	frische Rhizome	Fieber, Frieren, Übelkeit
Kamille *(Matricaria recutita)*	frische Blüten	Erregung und Wutanfälle bei Kleinkindern, leichte Verdauungsstörungen
Große Klette *(Arctium lappa)*	frische Wurzeln	Leberreinigung, Hautprobleme (Akne, Ekzem etc.)
Kurkuma *(Curcuma longa)*	frische Rhizome	Entzündungen
Löwenzahn *(Taraxacum officinale)*	frische Wurzeln	Leberreinigung, harntreibend
Sonnenhut *(Echinacea purpurea, E. pallida, E. angustifolia)*	frische Wurzeln	schwaches Immunsystem, Frieren und häufiger Schnupfen

Knospenmazerat

Die Mazeration von Knospen ist nicht neu. Bereits im Mittelalter bediente man sich bestimmter spezifischer Zubereitungen auf der Basis von Pappel- oder Tannenknospen. Wissenschaftlich untersucht hat jedoch Dr. Pol Henry die Eigenschaften von Knospenmazeraten und schlug die Bezeichnung »Phytoembryotherapie« für die therapeutische Nutzung dieser Mazerate vor.

Henry zufolge haben Knospen größere therapeutische Eigenschaften als die anderen Pflanzenteile. Es sind Teile mitten im Wachstum und daher voller Vitalität. Außerdem sind sie reich an Inhaltsstoffen. Sie ergeben zugleich milde und wirksame Präparate zur Unterstützung bei chronischen Gesundheitsproblemen oder bei einer Schwäche von Organsystemen.

Dr. Max Tétau nahm Pol Henrys Sichtweise wieder auf und setzte die Untersuchung solcher Mazerate fort. Er schlug die Bezeichnung »Gemmotherapie« vor, die für Knospenmazerate heute vielfach genutzt wird. Alle von Henry und Tétau vorgeschlagenen Zubereitungsmethoden verwenden pflanzliches Glycerin, daher habe ich sie im Abschnitt »Glycerinmazerat« eingeordnet. Sie sollten jedoch auch wissen, dass es neue Methoden gibt, die mit anderen süßenden Substanzen wie Honig oder Agavensirup arbeiten. Ich nenne hier die traditionellen Rezepturen, bei denen Glycerin verwendet wird.

Gelegentlich wird ein Muttermazerat – also das konzentrierte, unverdünnte Knospenmazerat – 10-mal verdünnt und unter der Bezeichnung »Mazerat 1DH« verkauft. Diese Verdünnung wurde von Max Tétau eingeführt. Das verdünnte Mazerat enthält 1 Volumen Knospenmazerat auf 9 Volumen neutrales Lösungsmittel. Das Lösungsmittel ist eine Mischung aus Wasser, Alkohol und Glycerin. Es gilt als noch milder als das konzentrierte Mazerat und wird von einigen Menschen bevorzugt. Ich persönlich bevorzuge das konzentrierte Mazerat, jedoch in geringerer Menge. Meiner Meinung nach ist es nämlich praktischer in der Anwendung, da weniger Tropfen eingenommen werden müssen und die Flaschen kleiner sind. Aber die Entscheidung überlasse ich Ihnen.

Wann werden die Knospen geerntet?

Man erntet sie im Frühling, wenn sie sich zu öffnen beginnen. In diesem Stadium beginnen sich die noch zarten Blätter und Blüten zu zeigen. Es öffnen sich nicht alle Knospen gleichzeitig, das hängt vom Baum oder der jeweiligen Pflanze ab und auch von der geografischen Zone, in der Sie leben, sowie von den Temperaturen, die sich von einem Jahr zum anderen auch in ein und derselben Region unterscheiden können. Im Allgemeinen ist es nicht nötig, eine große Menge Knospen zu ernten. Ein kleines Glasgefäß voll ist bereits gut.

Respektieren Sie beim Ernten immer die Pflanze. Nehmen Sie hier ein paar Knospen und dort ein paar, sonst besteht die Gefahr, dass Sie die Pflanze zu sehr schwächen.

Welches Lösungsmittel wird verwendet?
Im Allgemeinen besteht das Lösungsmittel aus den folgenden Elementen:

- ⅓ reiner Alkohol
- ⅓ Wasser
- ⅓ pflanzliches Glycerin

Von einem Labor zum anderen und einer Methode zur anderen gibt es allerdings kleine Unterschiede.

Wer reinen Alkohol nur schwer bekommt, kann die ersten beiden Drittel zusammenfassen und dadurch die Zusammensetzung des Lösungsmittels vereinfachen:

- ⅔ Alkohol mit 50 Vol.-%
- ⅓ pflanzliches Glycerin

Rum ist der Alkohol mit 50 Vol.-%, der am einfachsten zu bekommen ist. Einige bevorzugen die Verwendung von Traubentresterbrand oder Cognac, in diesem Fall nimmt man eher einen Alkoholgehalt von 40 bis 45 Vol.-%. Unabhängig vom gewählten Alkohol passt die Regel ⅔ Alkohol mit ⅓ Glycerin.

Welche Menge Knospen für welche Menge Lösungsmittel?
Henry und Tétau, die Väter der Knospenmazeration, haben ein Verhältnis von getrockneten Knospen zu Lösungsmittel von 1 zu 20 vorgeschrieben. Mit anderen Worten: Auf 1 g getrocknete Knospen werden 20 g der Alkohol-/Glycerinmischung verwendet.

Die Knospen enthalten im Allgemeinen je nach Pflanze zwischen 60 und 80 % Feuchtigkeit. Wenn wir den Durchschnittswert von 70 % Feuchtigkeit nehmen, bedeutet dies, dass wir für 100 g frische Knospen, was 30 g getrockneten Knospen entspricht, ungefähr 600 g Lösungsmittel benötigen. Um noch genauer zu sein, müsste man eine Probemenge frischer Knospen wiegen, diese Knospen trocknen lassen und erneut wiegen, um den genauen Prozentsatz Feuchtigkeit zu bestimmen, was ziemlich langwierig ist.

Ich kann Ihnen jedoch sagen, dass Sie auch viel einfacher vorgehen können, um in den Genuss der Wohltaten der Knospen zu gelangen. Das hat Ähnlichkeit mit der »Volksmethode«, die wir auf Seite 117 für Tinkturen vorgestellt haben, nur angewandt auf Knospen. Sie können die Knospen ganz einfach mit Ihrem Lösungsmittel übergießen, sodass sie bedeckt sind. Das ergibt ebenfalls ein ausgezeichnetes Mazerat!

Welche Dosierungen gelten?
Die durchschnittlichen Dosierungen für Knospenmazerate sind:

- Muttermazerat: 5 bis 15 Tropfen pro Tag für einen Erwachsenen
- Verdünntes Mazerat: 20 bis 120 Tropfen pro Tag für einen Erwachsenen

Für ein Kind die Dosierung nach dem Dreisatz im Verhältnis zum Gewicht berechnen, dabei 70 kg als Gewicht eines Erwachsenen voraussetzen.

Wenn Sie weitere Informationen über die Pflanzen und ihre Dosierungen für die Knospenmazerate wünschen, rate ich Ihnen, sich in Büchern über Gemmotherapie zu informieren.

PRAXIS

Knospenmazerat

Herstellungsmethode für ein Muttermazerat aus Knospen

- Frische Knospen ernten und in ein kleines Glasgefäß geben.
- Mit dem Lösungsmittel aufgießen:
  - Wenn Sie das Verhältnis 1 zu 20 verwenden wollen, geben Sie 600 g Lösungsmittel pro 100 g frischer Knospen zu, wobei ein Feuchtigkeitsgehalt von 70 % angenommen wird – ansonsten den genauen Feuchtigkeitsgehalt errechnen.
  - Wenn Sie nach der einfachen Methode vorgehen wollen, was ich Ihnen rate, gießen Sie die Knospen einfach mit dem Lösungsmittel auf, sodass sie davon bedeckt sind. Ein paar Stunden später einmal überprüfen, ob die Knospen einen Teil des Lösungsmittels aufgenommen haben und ob noch etwas nachgegossen werden muss.
- 3 Wochen mazerieren lassen, dabei von Zeit zu Zeit schütteln.
- Mittels manueller Presse oder in einem sauberen Tuch vorsichtig ausdrücken, anschließend bei Bedarf filtern, wie auf Seite 129 erklärt.
- An einem kühlen und lichtgeschützten Ort lagern. Für den regelmäßigen Bedarf 30-ml-Fläschchen mit Tropfenzähler verwenden.

Zubereitung des auf 1DH verdünnten Mazerats

Dieser Schritt ist optional, Sie können auf Wunsch das Muttermazerat 10-mal verdünnen, um die Regeln der »Väter« des Knospenmazerats zu befolgen.

- 1 Volumen Muttermazerat in eine Flasche geben.
- 9 Volumen neutrales Lösungsmittel zugeben, also eine Mischung aus Alkohol, Wasser und Glycerin.
- Gründlich mischen.
- In 100-ml-Fläschchen mit Tropfenzähler an einem kühlen und lichtgeschützten Ort aufbewahren.

Pflanze	Anwendung
Edelkastanie *(Castanea sativa)*	Kreislaufschwäche, Probleme mit dem venösen Rückstrom und Krampfadern, Hämorrhoiden
Eiche *(Quercus* subsp.*)*	Müdigkeit, Überanstrengung, Hypotonie
Esche *(Fraxinus excelsior)*	Wassereinlagerung und Harnsäureablagerung, entzündliche Gelenkprobleme, zu hoher Cholesterinspiegel
Feige *(Ficus carica)*	chronischer Stress, depressive Neigung, Schlafstörungen
Hänge-Birke *(Betula pendula)*	allgemeine Entschlackung, Gelenkprobleme
Heckenrose *(Rosa canina)*	schwaches Immunsystem, wiederholte HNO-Probleme
Himbeere *(Rubus idaeus)*	Zyklusregulierung bei Frauen, schmerzhafte Regelblutungen, Prämenopause und Menopause
Schwarze Johannisbeere *(Ribes nigrum)*	allgemeine Entschlackung, Neigung zu Entzündungen und Allergien; wirkt kräftigend auf die Nebennierenrinde
Kiefer *(Pinus* subsp.*)*	Regeneration von Knochen und Knorpeln, Arthrose und Rheuma; regt das Immunsystem an

Pflanze	Anwendung
Linde *(Tilia platyphyllos, T. sylvestris, T. tomentosa)*	chronischer Stress, Schlafstörungen
Olivenbaum *(Olea europaea)*	Hypertonie, zu hoher Cholesterinspiegel
Morgenländische Platane *(Platanus orientalis)*	Hautprobleme: Akne, Ekzem, Psoriasis
Rosmarin *(Rosmarinus officinalis)*	Anregung und Schutz der Leber-/Gallenfunktionen, zu hoher Cholesterinspiegel, Neigung zu Allergien
Rosskastanie *(Aesculus hippocastanum)*	Kreislaufschwäche, Probleme mit dem venösen Rückstrom und Krampfadern, Hämorrhoiden
Wacholder *(Juniperus communis)*	Entschlackung von Leber und Galle, Regeneration der Leber
Weißdorn *(Crataegus monogyna, C. laevigata)*	Herzschwäche, Regulierung von Herzrhythmus und Blutdruck; wirkt beruhigend und regulierend auf das Nervensystem

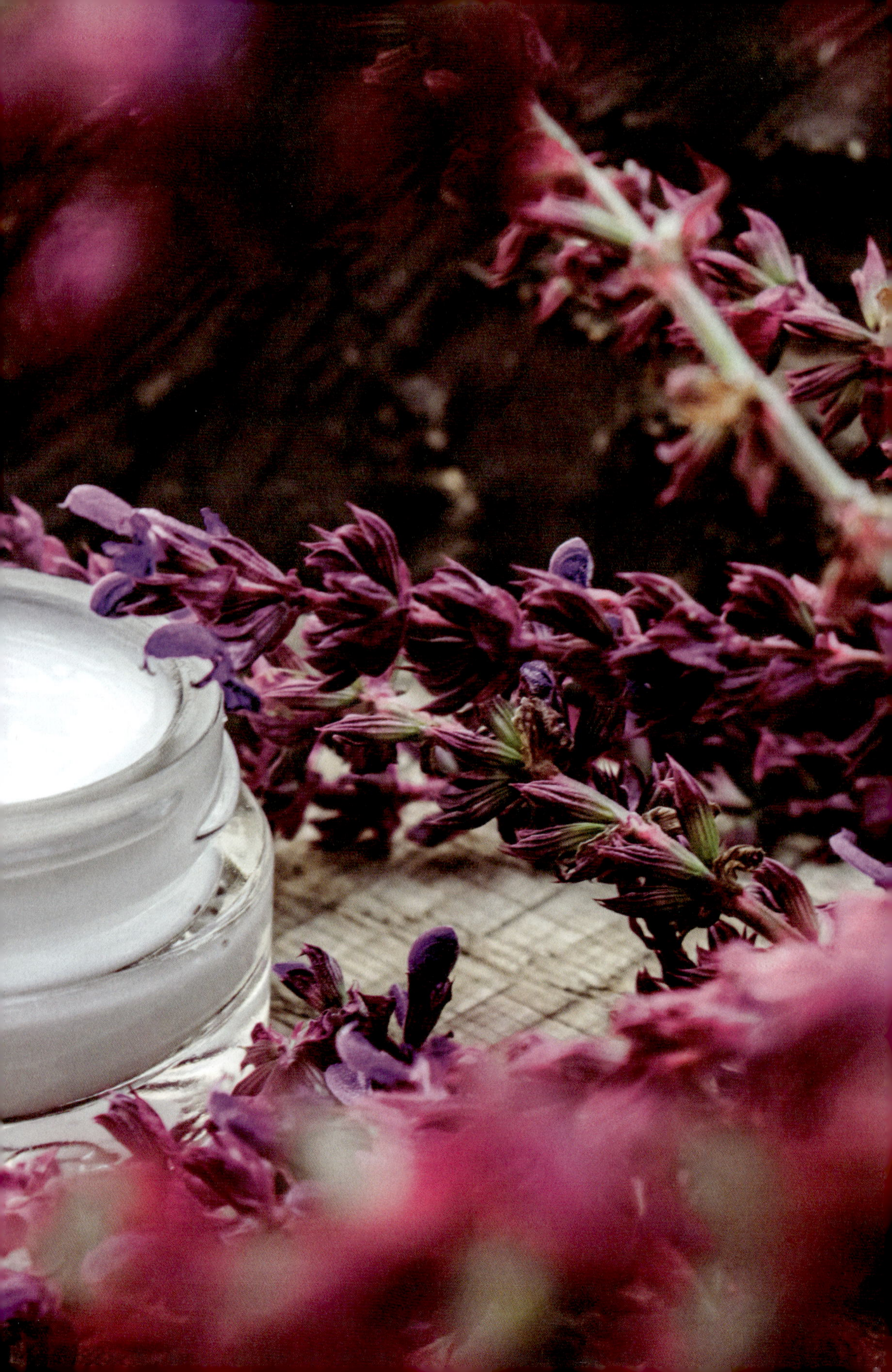

Zubereitungen zur äußerlichen Anwendung

Befassen wir uns nun mit den Zubereitungen zur äußerlichen Anwendung. Dabei geht es um fettige Zubereitungen, die ausgehend von Pflanzenölen hergestellt werden und für jede Art von Hautpflege sehr wichtig sind. Diese Präparate bieten nämlich unleugbare therapeutische Eigenschaften: Sie nähren die Haut durch die Versorgung mit den pflanzlichen Inhaltsstoffen und machen sie zart.

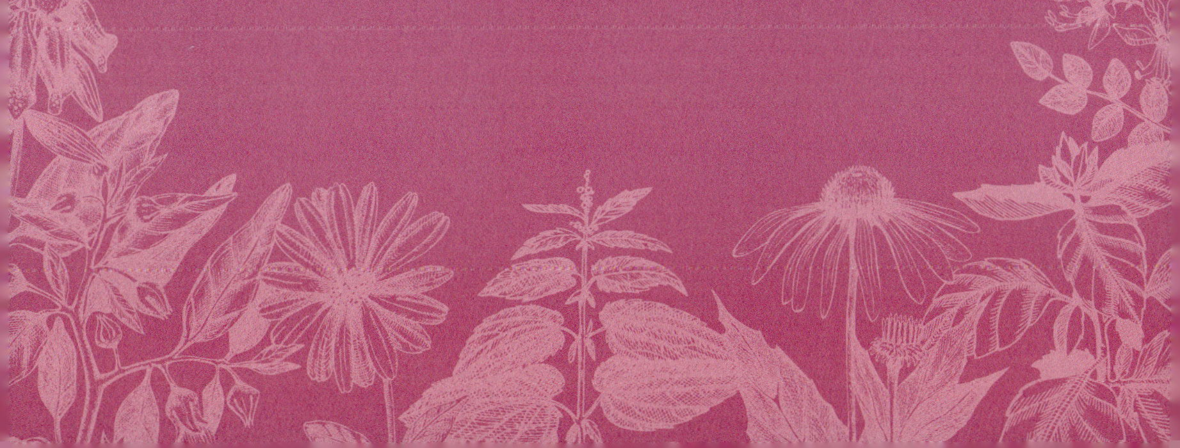

Ich liebe die Zubereitung dieser Präparate und glaube, es wird Ihnen aus mehreren Gründen ebenso gehen. Zuerst einmal, weil diese Präparate alle Sinne anregen: Man kann sie berühren, einmassieren, riechen und schmecken, um die Qualität des fertigen Produkts zu beurteilen – obgleich sie nicht zur innerlichen Anwendung gedacht sind, ausgenommen eventuell das Ölmazerat. Dann, weil es Präparate sind, die sich als schönes Geschenk für die Familie und für Freunde eignen: Ein kleines Töpfchen Salbe oder Creme ist ein geschätztes Geschenk und kann je nach Geschmack und gesundheitlichen Problemen der jeweiligen Person individuell gestaltet werden. Zudem sind diese Präparate auch für Kinder geeignet, die bei der Zubereitung mitwirken und ihr eigenes kleines Töpfchen bekommen können, um einen Insektenstich, einen Sonnenbrand oder ein Wehwehchen zu lindern.

Und schließlich liebe ich die Zubereitung dieser Präparate, weil sie mir klarmachen, dass ein einfaches hausgemachtes Produkt, das aus sehr wenigen Zutaten zubereitet wird, hinsichtlich Qualität und Wirksamkeit mit Leichtigkeit alle im Handel erhältlichen Produkte aussticht.

Alle Rezepte für fettige Zubereitungen, die Sie hier und da finden, und auch ihre zahlreichen Varianten können in eine der drei folgenden großen Kategorien eingeordnet werden:

- **Ölmazerat:** die einfachste Zubereitung, die den beiden folgenden als Grundlage dient
- **Salbe:** ein Ölmazerat, das mit Bienenwachs eingedickt wird
- **Creme:** eine Emulsion zwischen einem Hydrolat (Pflanzenwasser) und einem Ölmazerat, die sehr seidig aussieht und gut in die Haut einzieht

Bei der Ausarbeitung dieser Präparate legen wir größten Wert darauf, die therapeutische Qualität des fertigen Produktes zu optimieren. Dieses Produkt kann anschließend für verschiedene Zwecke genutzt werden, von einer rein therapeutischen Anwendung, beispielsweise zur Reparatur von Hautläsionen, bis hin zur Vorbeugung und Pflege, einschließlich Pflanzenkosmetik. Hier ein Vergleich dieser drei Zubereitungen:

	Schwierigkeit der Zubereitung	Konsistenz	Einziehen in die Haut	Haltbarkeit
Ölmazerat	sehr einfach	flüssig und zu 100 % fettig	durchschnittlich	lang
Salbe	einfach	pastös und zu 100 % fettig	durchschnittlich	lang
Creme	mittelschwer	cremig und halb ölig, halb wässrig	gut	kurz

Empfehlung

Vor der Zubereitung fettiger Präparate das gesamte Arbeitsmaterial sterilisieren. Sollten Sie dafür nicht die Zeit oder Geduld haben, sterilisieren Sie zumindest die Gefäße, in denen Sie die Präparate aufbewahren wollen. Hierzu die Gefäße 10 Minuten in kochendes Wasser tauchen oder mit hochprozentigem Alkohol abreiben, nach Möglichkeit mit mindestens 70 Vol.-% und nicht denaturiert, vor Gebrauch trocknen lassen.

Ölmazerat

Ein Ölmazerat ist die fettige Zubereitung, die sich am einfachsten durchführen lässt. Es ist zudem die Basis für die Herstellung der beiden anderen Zubereitungen Salbe und Creme.

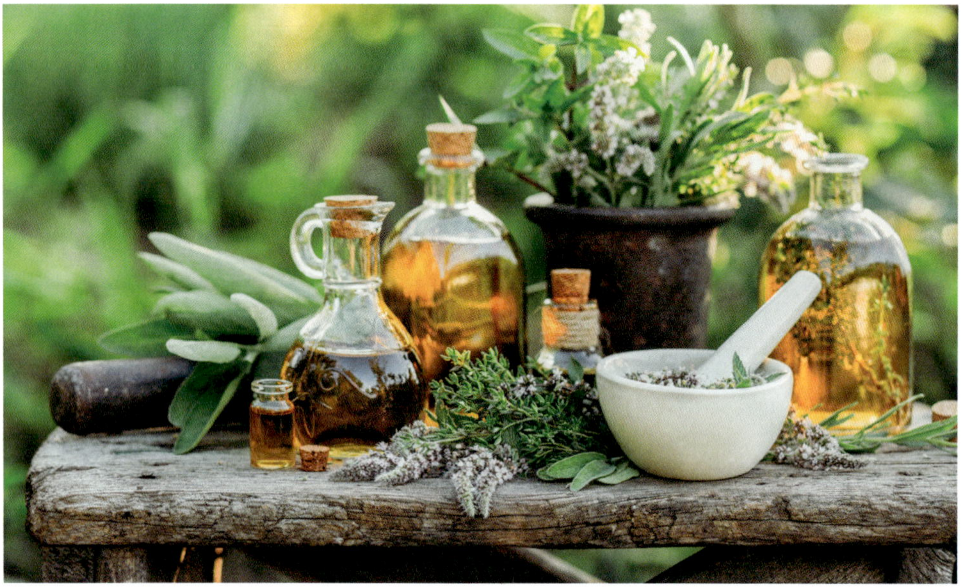

Für ein Ölmazerat lässt man die Pflanze in einem oder mehreren Pflanzenölen mazerieren, um ihre Inhaltsstoffe zu extrahieren. Öl ist kein so wirksames Lösungsmittel wie Wasser oder Alkohol, denn es ist kein polares Lösungsmittel. Wasser- oder Alkoholmoleküle besitzen eine Polarität, das heißt, sie verhalten sich wie zwei kleine Magnete. Daher können sie viele Inhaltsstoffe der Pflanzen anziehen, insbesondere polare Inhaltsstoffe, die die Mehrheit der Inhaltsstoffe ausmachen. Öl ist nicht polar. Es ist viel träger.

Die Eigenschaften des Öls machen es jedoch zu einem guten Lösungsmittel für folgende Inhaltsstoffe:

- **Harze:** Aus Tannennadeln, Ringelblumenblüten, Grindelienblüten, Pappelknospen und ganz allgemein aus jeder Pflanze oder jedem Pflanzenteil lassen sich Ölmazerate mit hohem Harzgehalt herstellen.
- **Ätherische Öle:** Aus Gewürz- und Aromapflanzen lassen sich gute Ölmazerate herstellen, ob nun aus Thymian, Rosmarin, Kamille, Ysop etc.

Merken Sie sich für die anderen Inhaltsstoffe der Pflanzen folgende einfache Regel: Öl ist ein Lösungsmittel, das eine kleine Menge aller Inhaltsstoffe der

Pflanze extrahiert. Die Methode mittels Alkohol, die im Abschnitt »Ölmazerat aus der getrockneten Pflanze mit Alkohol als Lösungsmittel« auf Seite 204 näher beschrieben wird, erlaubt es dem Öl, eine größere Menge der Inhaltsstoffe der Pflanze zu extrahieren.

Verschiedene Typen von Pflanzenöl

Pflanzenöl ist einer der wichtigsten Bestandteile fettiger Zubereitungen. Es ist auch der Ausgangspunkt eines Ölmazerats. Wenn das Öl falsch gewählt wird, kann es rasch ranzig werden und das Präparat verderben.

Pflanzenöl wird aus Ölpflanzen gewonnen. Sie kennen Olivenöl, das durch Pressen der Oliven, Süßmandelöl, das durch Pressen der Mandeln extrahiert wird, etc. Es gibt heute im Handel eine große Auswahl für Ihre Zubereitungen. Wählen Sie immer ein natives Pflanzenöl aus der ersten Kaltpressung und in Bioqualität. Aus der ersten Kaltpressung deshalb, weil bei einer Heißpressung zwar die Ergiebigkeit größer ist, das Öl durch die Temperatur aber teilweise denaturiert wird. Manche Öle werden durch chemische Lösungsmittel extrahiert und sollten daher absolut gemieden werden. Bioqualität sollte das Öl haben, weil die meisten toxischen Produkte fettlöslich sind, also eine große Affinität für alles Fettige haben. Wenn Oliven nicht bio sind, ist das daraus gewonnene Öl mit Pestiziden belastet. Merken Sie sich daher diese erste Regel für die Wahl des Öls: nativ, aus der ersten Kaltpressung und bio.

Stabilität der Öle

Damit Sie Ihre Produkte möglichst lange aufbewahren können, muss das Öl stabil sein und darf nicht schnell ranzig werden. Die Stabilität hängt von der chemischen Struktur der Fettsäuren im Öl ab (Seite 190). Ich schlage Ihnen vor, alle Pflanzenöle nach ihrer Menge an gesättigten und einfach ungesättigten Fettsäuren zu klassifizieren, die relativ stabil sind. Mehrfach ungesättigte Fettsäuren hingegen sind instabil. Im Folgenden finden Sie nähere Informationen zu einzelnen Ölen.

Klassifizierung der Öle

Nachfolgend eine Tabelle von Ölen, die über 75 % gesättigte und einfach ungesättigte Fettsäuren enthalten und daher gut für Ihre Zubereitungen geeignet sind. Bevorzugen Sie nach Möglichkeit das Öl mit dem höchsten Prozentsatz.

Öl	Prozentsatz (%) gesättigter und einfach ungesättigter Fettsäuren
Macadamiaöl	99
Jojobaöl	98
Kokosnussöl	98
Geklärte Butter	97
Palmkernöl	93
Palmöl	90
Sheabutter	90
Specköl	88
Olivenöl	87
Avocadoöl	86
Haselnussöl	82
Mandelöl	75

Beachten Sie, dass diese Tabelle zwei Substanzen enthält, die nicht pflanzlich sind, die ich jedoch trotzdem nenne, weil sie bei einigen traditionellen Zubereitungen verwendet werden: geklärte Butter und Specköl. Beachten Sie auch, dass ich Palmöl und Palmkernöl in die Tabelle aufgenommen habe, um Ihnen die Information nicht vorzuenthalten, wobei ich wohl weiß, dass diese Öle unter Umweltgesichtspunkten heute sehr umstritten sind. Ich rate Ihnen, bewusst und unter ökologischen Gesichtspunkten zu kaufen. Die folgenden Öle können lokal produziert werden:

- Geklärte Butter (97 %) – aus tierischer Quelle
- Olivenöl (87 %) – erschwinglicher Preis
- Haselnussöl (82 %) – relativ teuer
- Mandelöl (75 %) – erschwinglicher Preis

Wenn Sie eine dickflüssige Konsistenz benötigen, damit Ihr Präparat pastöser wird, verwenden Sie folgende Öle:

- Kokosöl (98 %)
- Sheabutter (90 %)

Benötigen Sie ein sehr flüssiges Fett, das rasch einzieht, bevorzugen Sie:

- Macadamiaöl (99 %)
- Jojobaöl (98 %)
- Haselnussöl (82 %)

Was ist mit den anderen Ölen? Nachfolgend eine Tabelle von Pflanzenölen, die weniger als 75 % gesättigte und einfach ungesättigte Fettsäuren enthalten.

Pflanzenöl	Prozentsatz (%) gesättigter und einfach ungesättigter Fettsäuren
Senfsaatöl	73
Rapsöl	68
Erdnussöl	67
Reiskleieöl	67
Sesamöl	57
Baumwollöl	50

Pflanzenöl	Prozentsatz (%) gesättigter und einfach ungesättigter Fettsäuren
Sojaöl	39
Maisöl	38
Walnussöl	32
Sonnenblumenöl	31
Leinöl	29
Traubenkernöl	29
Färberdistelöl	23
Hanföl	21

Wie Sie sehen, sind die Öle absteigend nach ihrer Stabilität geordnet. Ich empfehle Ihnen Öle mit geringer Stabilität nicht, es sei denn, Sie wünschen sich eine spezifische Eigenschaft eines dieser Öle für eine spezielle Hautpflege. Manchmal wird die Wahl auch durch eine Tradition beeinflusst. Falls Sie sich für ayurvedische Medizin interessieren, verwenden Sie wahrscheinlich Sesamöl für die Zubereitung von Massageölen. In diesem Fall sollten Sie nicht vergessen, eine ausreichende Menge von Konservierungsstoffen zum Präparat zu geben. Aber selbst mit guten Konservierungsstoffen werden diese Präparate eine viel kürzere Lebensdauer haben als Präparate auf der Basis eines stabileren Öls. Planen Sie also ein, diese Präparate regelmäßig zu erneuern. Hier nun Informationen über einige Öle, um Ihre Neugier zu wecken.

- **Macadamiaöl:** Als ausgezeichnete Unterstützung einer Massage erleichtert es die lokale Mikrozirkulation und stärkt das lymphatische System. Es eignet sich ideal zur Abschwächung einer Couperose, also einer Gefäßerweiterung im Gesicht, oder zur Linderung schwerer Beine. Zudem hat Macadamiaöl den Vorteil, rasch in die Haut einzuziehen, die sich perfekt trocken anfühlt.

Wohltuend und beruhigend ist es ein Plus für empfindliche Haut, für Hand- und Haarpflege.

- **Jojobaöl:** Bekannt in der Pflege trockener, reifer, dehydrierter Haut, reguliert es den natürlichen Feuchtigkeitsgehalt der Haut. Es wirkt entzündungshemmend in Pflegecremes für die empfindliche Haut.
- **Kokosöl:** Bei trockener und angegriffener Haut, bei Schrunden und Rissen, bei einer Haut, der es an Elastizität mangelt, vollbringt Kokosöl wahre Wunder. Ebenfalls interessant ist es zur nährenden Pflege von trockenem Haar sowie als regelmäßige Pflege für alle Haartypen.
- **Sheabutter:** Mit ihrer reichen Textur ist sie für jeden Hauttyp geeignet, besonders für Haut, die auf äußere Einwirkungen empfindlich reagiert wie beispielsweise mit Rötungen in Zusammenhang mit der Epilation. Sheabutter ist auch zur vorbeugenden Pflege gegen eine vorzeitige Hautalterung interessant, denn sie hat ein Antifaltenpotenzial, versorgt die Haut mit Feuchtigkeit, unterstützt die Wundheilung und schützt die Haut.
- **Olivenöl:** Sein großes oxidationshemmendes Potenzial bietet Schutz gegen freie Radikale und die Angriffe der Zeit, es ist sehr interessant, um Flechten und Irritationen der Epidermis, der obersten Zellschicht der Haut, abzuschwächen. Es beruhigt gereizte Kopfhaut, und empfindliches und trockenes Haar weiß eine regelmäßige Pflege mit Olivenöl ebenfalls zu schätzen.
- **Avocadoöl:** Als eines der besten Hautöle macht es die Epidermis geschmeidig, es kräftigt und schützt. Empfohlen wird es für trockene und reife Haut sowie für ausgetrocknetes und angegriffenes Haar.
- **Haselnussöl:** Zieht sehr schnell in die Haut ein, ohne ein fettiges Gefühl zu hinterlassen, ideal für die tägliche Pflege. Es fördert die Wundheilung und ist sehr interessant zur Vorbeugung von Dehnungsstreifen und hilft der Haut auch bei Akne. Es ist eher für Mischhaut bis fettige Haut mit Mitessern geeignet.
- **Süßmandelöl:** Macht die Haut zart und versorgt sie mit Feuchtigkeit, seine entzündungshemmenden Eigenschaften machen es perfekt geeignet für einen wunden Babypo, bei Juckreiz und Dermatosen. Viel verwendet wird Süßmandelöl auch zum Abschminken.
- **Sesamöl:** Dank seiner Samtigkeit und Sanftheit ist die Anwendung bei Massagen sehr angenehm. Sesamöl regeneriert die Haut, nährt sie und schützt sie vor dem Austrocknen. Seine Eigenschaften machen es wirksam gegen Ekzeme, Psoriasis und Schuppenbildung.

Einfaches Ölmazerat aus der getrockneten Pflanze

Beginnen wir mit dem Ölmazerat aus der getrockneten Pflanze, das sehr viel einfacher herzustellen ist als das aus der frischen Pflanze. Wie Sie noch sehen werden, ist auch ein Ölmazerat aus der frischen Pflanze machbar, verlangt jedoch einige zusätzliche Arbeitsschritte. Sollten Sie gerade Ihre ersten Experimente mit Ölmazeraten machen, rate ich Ihnen dringend, mit Ölmazeraten aus der getrockneten Pflanze zu starten.

Für ein einfaches Mazerat lässt man die getrocknete Pflanze mehrere Wochen bei Zimmertemperatur in einem Pflanzenöl mazerieren. Da Öl kein perfektes Lösungsmittel ist, muss 4 bis 6 Wochen gewartet werden. Diese Methode ergibt gute Ergebnisse mit zarten Pflanzenteilen, die das Öl leicht aufnehmen, also beispielsweise mit Blüten oder Blättern.

Wie wird das Mazerat ausgepresst und gefiltert?

Nachfolgend die Methode, um das Ölmazerat einfach und schnell auszudrücken. Vergessen Sie nicht, eine Schürze anzuziehen und Papierhandtücher griffbereit zu halten, um sich das Öl von den Händen wischen zu können.

- Wenn das Ölmazerat nach 4 bis 6 Wochen Mazeration fertig ist, ein quadratisches Tuch über die Schüssel legen. Die Seiten der Schüssel müssen gut bedeckt sein und das Tuch sollte überall ein paar Zentimeter über den Rand der Schüssel hängen.
- Mazerat durch das Tuch in die Schüssel gießen.
- Die vier Ecken des Quadrats zusammenführen, sodass ein Bündel entsteht.
- Bündel zusammenbinden und mit den Händen auspressen, damit das Öl in die Schüssel läuft. Um noch mehr Druck auszuüben, das Bündel – nachdem der Großteil des Öls herausgetropft ist – so kräftig wie möglich auswringen.
- Das Ölmazerat 24 Stunden ruhen lassen. Dabei die Schüssel mit einem Teller abdecken, damit das Mazerat nicht einstaubt.
- Überprüfen, dass unten in der Schüssel keinerlei Wasser ist. Schauen Sie genau nach, manchmal ist es eine winzige Menge. Gegebenenfalls muss dieses Wasser entfernt werden, so wenig es auch sein mag. Dieses Wasser kann sich bilden, wenn die getrocknete Pflanze vor der Mazeration Umgebungsfeuchtigkeit aufgenommen hat.

Einfaches Ölmazerat

Zutaten

- Getrocknete Pflanze
- Pflanzenöl oder eine Mischung aus Pflanzenölen Ihrer Wahl

Material

- Glasgefäß
- Sauberes Tuch, um die Öffnung des Gefäßes zu bedecken
- Gummiband
- Große Glasschüssel
- Sauberes quadratisches Tuch zum Filtern des Öls. Das Tuch soll die Schüssel abdecken und an den Seiten herunterhängen.
- Glasflasche zum Aufbewahren des Ölmazerats

Methode

- Die getrocknete Pflanze möglichst fein schneiden. Wenn es keine Gewürz- oder Aromapflanze ist, kann sie auch grob gemahlen werden, wie im Abschnitt »Zu Pulver mahlen«, Seite 142 erklärt.
- Pflanze in das Glasgefäß legen.
- Mit dem Öl aufgießen, sodass die Pflanze komplett bedeckt ist.
- Tuch über das Gefäß legen und mit dem Gummiband fixieren. Falls noch etwas Feuchtigkeit in der Pflanze ist, kann sie während der Mazeration durch das Tuch verdunsten.
- 24 Stunden später überprüfen, wie hoch das Öl noch steht. Die Pflanze wird einen Teil davon aufgenommen haben und es muss wahrscheinlich etwas nachgegossen werden.
- Gefäß bei Zimmertemperatur lichtgeschützt in einen Schrank stellen. Nicht an einem kühlen Ort wie dem Speicher oder Keller stehen lassen. Je milder die Temperatur, desto besser läuft die Mazeration ab.
- 4 bis 6 Wochen mazerieren lassen, dabei regelmäßig umrühren oder das Gefäß einfach schütteln, damit das Öl um die Pflanze zirkuliert.
- Auspressen und filtern, wie auf Seite 194 erklärt.
- Pflanze kompostieren.
- Einen Konservierungsstoff zusetzen, wie ab Seite 196 erklärt.
- Ölmazerat lagern.

- Falls noch Wasser vorhanden ist, das Mazerat dekantieren, wie im Abschnitt »Öl von Wasser trennen« auf Seite 207 erläutert.
- Konservierungsstoffe zusetzen, wie nachfolgend erklärt.
- Zur Lagerung und Haltbarkeit »siehe Tipps zur Lagerung«, Seite 198.

Beachten Sie, dass bei einer gemahlenen Pflanze häufig Pflanzenreste im Ölmazerat zurückbleiben. Das stört nicht, es sei denn, Sie wollen Ihre Produkte verkaufen. In diesem Fall müssen Sie eine Möglichkeit finden, das Ölmazerat möglichst fein zu filtern, beispielsweise indem Sie das Öl langsam durch mehrere neue Stoffschichten sickern lassen.

Was sind die wirksamsten natürlichen Konservierungsstoffe?
Damit das Öl möglichst lange haltbar ist, muss es vor Oxidation, also vor dem Ranzigwerden, und vor der Entwicklung von Bakterien geschützt werden. Hierzu muss man wissen, dass sich Bakterien in Öl nur entwickeln können, wenn etwas Restfeuchtigkeit im Öl enthalten ist. Es lohnt sich also, Vorsichtsmaßnahmen zu ergreifen. Hinsichtlich der Konservierungsstoffe gibt es zwei Möglichkeiten.

Die erste Wahl ist Vitamin E. Ich rate Ihnen, dies zu verwenden, um das Öl vor Oxidation durch die Zeit und durch Sonneneinstrahlung zu schützen. Wählen Sie einen Vitamin-E-Extrakt aus einer pflanzlichen Quelle. Sie finden solche Produkte in Ihrem Geschäft für Naturprodukte oder im Internet. Verwenden Sie 8 Tropfen oder 0,2 g Vitamin E pro 100 ml Ölmazerat. Sollten Sie eine Waage besitzen, die auf Zentigramm genau wiegt, wiegen Sie das Vitamin E immer genau ab. Zählen Sie die Tropfen, falls Sie keine solche Waage zur Verfügung haben.

Die zweite Wahl sind ätherische Öle. Sie wirken stark antibakteriell. Einige, wie beispielsweise Rosmarinöl, wirken auch oxidationshemmend. Bei den ätherischen Ölen ist die richtige Wahl entscheidend, denn selbst in geringer Menge geben sie dem Ölmazerat einen bestimmten Duft. Wählen Sie daher einen Duft, der Ihnen gefällt. Verwenden Sie 4 bis 6 Tropfen pro 100 ml Ölmazerat. Nachfolgend einige Beispiele für ätherische Öle, aus denen Sie wählen können.

- Echtes Lavendelöl *(Lavandula angustifolia)* ist der Klassiker. Ich bevorzuge es, denn sein Duft gefällt im Allgemeinen allen und es eignet sich für jede Art der Hautpflege ausgezeichnet.
- Rosmarinöl *(Rosmarinus officinalis Ct. Cineol)* wirkt zugleich oxidationshemmend und antibakteriell. In der Lebensmittelindustrie wird es verwendet, um das Ranzigwerden von Ölen zu verhindern. Wählen Sie den Chemotyp* Cineol, er ist der beste »Allzwecktyp«.
- Teebaumöl *(Melaleuca alternifolia)* wirkt ausgezeichnet antibakteriell, für meinen Geschmack ist der Duft jedoch etwas zu dominant.
- Zur Verfügung stehen außerdem Niaouliöl, Ravintsaraöl, Zitroneneukalyptusöl etc.

Es gibt viele antibakterielle ätherische Öle, wählen Sie einfach das aus, dessen Duft Ihnen am meisten zusagt.

Beachten Sie, dass die angegebene Menge an ätherischem Öl von 4 bis 6 Tropfen pro 100 ml Ölmazerat die erforderliche Mindestmenge ist, um eine optimale Haltbarkeit zu gewährleisten. In diesen Verdünnungen liefern die ätherischen Öle praktisch keine therapeutische Wirkung. Falls Sie Ihrem Ölmazerat ätherische Öle zu therapeutischen Zwecken zusetzen wollen, sind deutlich größere Mengen zu verwenden. Bedenken Sie auch, dass mit ätherischen Ölen nicht planlos gearbeitet wird. Es sind sehr wirksame Substanzen, die nicht frei von Toxizität sind. Informieren Sie sich und stützen Sie Ihre Überlegungen auf Referenzwerke. Nachfolgend beispielsweise die Verdünnungen, die der Pharmakologe und Aromatologe Michel Faucon empfiehlt (Seite 277):

- 1 %, kosmetisch wirksam, um die Haut zu straffen, zu festigen und vor Alterung zu schützen
- 3 %, wirkt wohltuend auf die Haut, beruhigt Irritationen, unterstützt die Wirkung bei Ekzem, Psoriasis etc.
- 5 %, Wirkung auf das Nervensystem, beispielsweise beim Umgang mit Stress
- 7 %, Wirkung auf das Kreislauf-, Blut- und Lymphsystem
- 10 %, Wirkung auf Muskeln, Sehnen und Gelenke
- 30 %, lokal sehr starke antibakterielle oder antimykotische Wirkung (Achten Sie auf die Toxizität!)

Für ein wirklich präzises Arbeiten mit derartigen Mengen sollten Sie die ätherischen Öle immer mit einer Waage abwiegen, die auf Zentigramm genau wiegt. Wollen Sie beispielsweise, basierend auf den Empfehlungen von Michel Faucon, einem Schafgarben-Ölmazerat wegen Problemen mit dem venösen Rückstrom ätherisches Öl der Mittelmeer-Zypresse zusetzen, setzen Sie 7 % des ätherischen Öls nach Gewicht zu, auf 9,3 g Ölmazerat also 0,7 g ätherisches Zypressenöl. Passen Sie diese Angaben an die gewünschte Zubereitungsmenge an, dies hier ist nur ein Beispiel.

Empfehlung

Beachten Sie, dass bestimmte ätherische Öle allergen wirkende Moleküle enthalten. Daher sollten Sie ein ätherisches Öl immer erst auf der Haut testen, bevor Sie es in einem Produkt verarbeiten, das Sie auf größere Teile des Körpers auftragen wollen. Führen Sie folgenden Test durch: Geben Sie einen Tropfen des ätherischen Öls in die Ellenbeuge. Beobachten Sie anschließend, ob sich in den folgenden 48 Stunden eine Reaktion zeigt wie Rötung, Nesselausschlag etc. Ist nach 48 Stunden keine Reaktion festzustellen, können Sie dieses ätherische Öl grundsätzlich in Ihren Produkten verwenden. Falls eine Reaktion auftritt, sollten Sie es besser meiden.

Tipps zur Lagerung

Ölmazerate an einem kühlen und trockenen Ort lichtgeschützt aufbewahren. UV-Strahlen schaden den Ölen mit der Zeit, daher müssen sie vor natürlichem Licht geschützt werden. Sind die Pflanzenöle stabil und enthalten ein Minimum an mehrfach ungesättigten Fettsäuren und wurden außerdem natürliche Konservierungsstoffe zugesetzt, können Sie ein Ölmazerat 2 bis 3 Jahre aufbewahren.

Sie können die Lebensdauer eines Ölmazerats verlängern, indem Sie es im Kühlschrank in einem luftdicht verschlossenen Gefäß lagern. Achten Sie jedoch auf die Kondensation, die der Kühlschrank hervorrufen kann, wenn Sie das Gefäß öffnen oder schließen.

Digestion der getrockneten Pflanze

Bisher haben wir gesehen, dass ein Ölmazerat einfach und bei Zimmertemperatur herzustellen ist und es 4 bis 6 Wochen dauert, bis es fertig ist. Es gibt auch eine sehr viel wirksamere Methode, bei der das Öl leicht erwärmt wird. Diese Methode heißt »Digestion«. Das Extraktionspotenzial von warmem Öl ist dem von kaltem Öl deutlich überlegen. Das Öl wird dadurch viel flüssiger, die Pflanze wird durch die Wärme erweicht und der gesamte Vorgang läuft besser ab.

Allerdings müssen Sie dafür sorgen, dass die Temperatur nicht zu hoch wird, sonst wird das Pflanzenöl geschädigt. Ideal ist eine durchschnittliche Temperatur von 40 °C, die nicht über 45 °C steigt. Für diese Methode müssen Sie in ein einfaches und preiswertes Accessoire investieren: ein Küchenthermometer. Beachten Sie jedoch, dass sich die Temperatur des Öls rasch ändern kann und dass es kompliziert ist, mit diesen kleinen Thermometern sehr präzise zu arbeiten. Das stört jedoch nicht weiter, es geht darum, annähernd innerhalb dieses Temperaturbereichs zu bleiben. Hier mehrere Vorgehensmöglichkeiten für die Digestion.

- **Wasserbad:** Eine sehr einfache Methode, bei der es jedoch schwierig ist, die Temperatur genau zu kontrollieren. Die Mischung aus Pflanzenöl und getrockneter Pflanze ins Wasserbad stellen. Mit dem Küchenthermometer das Öl umrühren und regelmäßig die Temperatur kontrollieren. Sobald die Temperatur 40 °C erreicht hat, das Gefäß aus dem Wasserbad nehmen. Wenn die Temperatur des Öls unter 35 °C sinkt, das Gefäß wieder ins Wasserbad stellen etc. Dieses Vorgehen für 60 bis 90 Minuten fortsetzen. Anschließend kann das Mazerat, wie zuvor erklärt, ausgepresst und gelagert werden. Diese Methode ist zwar umständlich, erlaubt es jedoch, in Rekordzeit ein Ölmazerat herzustellen.
- **»Blitz«-Wasserbad.** Diese Methode liebe ich sehr, denn sie ist weniger umständlich als die vorherige und erlaubt es dennoch, ein hochwertiges Ölmazerat zu erzielen. Die Mischung aus Pflanzenöl und Pflanze in ein Glasgefäß geben, das sich luftdicht verschließen lässt. Wasser aufkochen und in eine Salatschüssel gießen. Anschließend das offene Glasgefäß in die Salatschüs-

STECKBRIEF

Schafgarbe

Achillea millefolium
Mehrjährige Aromapflanze

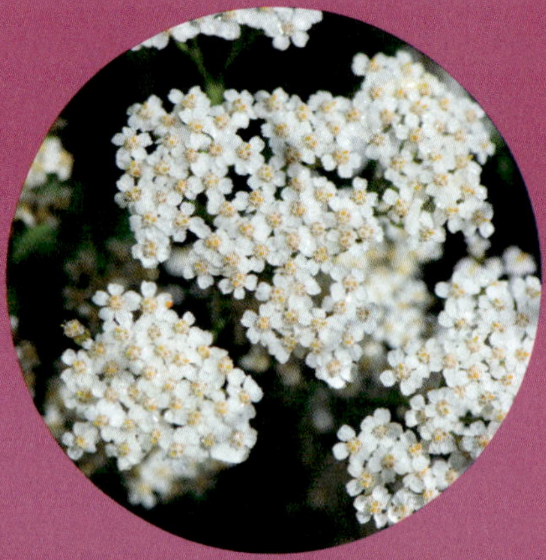

Ernte: Gesammelt werden die Blütenstände zu Beginn der Blütezeit. Die gesamte Schirmtraube* abschneiden. Sollten Sie die Blütezeit verpasst haben, sind auch die Blätter verwendbar, wenn sie schön aromatisch sind.

Reinigen: nicht nötig

Trocknen: Schirmtrauben auf einem Rost ausbreiten. Sie können die Schirmtrauben auch mit einem Stück des Stängels abschneiden und als Strauß kopfüber hängend trocknen lassen.

Aufbewahrung: in Papiertüten

Beste Methode zur Extraktion der Wirkstoffe: Ein Tee aus Blättern ist ausgezeichnet, man nimmt laut Valnet 30 g Blütenstände pro Liter. Auch eine Tinktur aus der frischen Pflanze ist ausgezeichnet: 200 ml reiner Alkohol pro 100 g Blütenstände, die möglichst klein geschnitten sind. Eine Tinktur aus der getrockneten Pflanze kann in Erwägung gezogen werden, wenn die getrocknete Pflanze sehr aromatisch ist – eine Eigenschaft, die den im Handel angebotenen Pflanzen manchmal fehlt: 500 ml Alkohol mit 45 Vol.-% pro 100 g fein geschnittener Blütenstände. Auch ein Ölmazerat ist eine sehr gute Zubereitung.

Anwendung: innerlich anzuwenden bei Krämpfen der Verdauungswege und der Gebärmutter, bei Dysmenorrhoe, Amenorrhoe, Kreislaufstörungen, Krampfadern, Hämorrhoiden, schweißtreibend bei Fieber

sel stellen, um das Öl zu erwärmen. Vergewissern Sie sich, dass das Wasser nicht zu nah an die Gefäßöffnung heranreicht, damit weder Wasser noch Wasserdampf in das Gefäß gelangen können. Die Mischung mit dem Küchenthermometer oder einem Löffel umrühren. Das Gefäß herausnehmen, wenn die Mischung 40 °C erreicht hat, gründlich abtrocknen und schließen, anschließend lichtgeschützt abstellen. Diesen Vorgang 3 Wochen lang täglich wiederholen. Anschließend Öl auspressen und lagern, wie zuvor erklärt. Mit dieser Methode erzielen Sie die Qualität eines Ölmazerats im Wasserbad, jedoch ohne dessen umständliche Seite. Das Verfahren dauert allerdings länger

- **Joghurtbereiter:** Sie können einen Joghurtbereiter benützen, um das Öl vorsichtig und über einen längeren Zeitraum zu erwärmen. Jeder Joghurtbereiter hat seine Besonderheiten. Bei einigen muss der Deckel auf dem Gefäß bleiben, bei anderen muss er abgenommen werden, weil das Öl sonst zu heiß würde. Sie müssen mit Ihrem Joghurtbereiter experimentieren. Verwenden Sie nicht die kleinen Glasbehälter, die zum Joghurtbereiter gehören. Am besten ist es, alle Gläschen herauszunehmen und stattdessen eine Pyrexschüssel passender Größe hineinzustellen, sodass Sie bei Bedarf den Deckel aufsetzen können. Testen Sie anschließend die Temperatur mit Deckel. Sollte sie zu hoch sein, versuchen Sie, einen Gegenstand unter den Deckel zu klemmen, sodass dieser leicht geöffnet ist. Sobald Sie die richtige Anordnung gefunden haben, können Sie das Öl ganz sanft etwa 10 Tage lang mazerieren lassen. Warum 10 Tage, wo ich doch oben für das Wasserband 60 bis 90 Minuten angegeben hatte? Weil es hier auf eine ganz einfache Art geschieht. Ein Wasserbad ist über mehrere Tage hinweg einfach nicht machbar. Zudem wird das Öl bei dieser niedrigen Temperatur ebenso wenig geschädigt wie die Pflanze, daher lohnt es sich, davon zu profitieren und die Mischung möglichst lange mazerieren zu lassen. Beachten Sie, dass die meisten Joghurtbereiter nach einer gewissen Zeit abschalten. Einige Joghurtbereiter lassen sich ununterbrochen betreiben, sie sind aber eher selten. Falls Ihr Gerät einen kurzen Betriebszyklus hat, muss es regelmäßig wieder eingeschaltet werden, in der Regel einmal pro Tag. Nach Abschluss der Mazeration können Sie das Mazerat auspressen und lagern, wie zuvor erklärt.
- **Elektrokochtopf mit verschiedenen Leistungsstufen:** Ein Elektrokochtopf ist für die Zubereitung eines Ölmazerats sehr praktisch, denn Sie können ihn anschließen, die richtige Temperatur einstellen und ihn dann 10 Tage

lang vergessen. Das Ergebnis ist ein ausgezeichnetes Ölmazerat. Es gibt im Handel Elektrokochtöpfe, die aus einem Kochgefäß mit Deckel und einem Temperaturregler bestehen. Diese Regler sind jedoch viel zu ungenau, um die Temperatur wirklich gut kontrollieren zu können. Ich schlage Ihnen daher folgende Änderung vor: Kaufen Sie einen Steckdosenaufsatz mit integriertem Dimmer. Sie bekommen ihn im Elektrogeschäft oder im Internet. Verbinden Sie den Elektrokochtopf mit diesem Steckdosenaufsatz mit Dimmer und verbinden Sie den Steckdosenaufsatz anschließend mit einer herkömmlichen Steckdose. Stellen Sie am Elektrokochtopf die niedrigste Temperatur ein, die für das Ölmazerat immer noch viel zu hoch sein wird. Der Dimmer des Steckdosenaufsatzes ermöglicht es aber, die Temperatur noch weiter zu senken. Die Pflanze und das Pflanzenöl in das Kochgefäß geben, den Deckel aufsetzen, das Küchenthermometer im Öl platzieren und erwärmen. In den ersten Stunden die Temperatur regelmäßig kontrollieren. Sie werden mit dem Dimmer mehrmals experimentieren müssen, bevor sich die Öltemperatur bei etwa 40 °C einpendelt. Haben Sie Geduld. Sobald die richtige Temperatur erreicht ist, müssen Sie nur noch einmal am Tag einen Blick darauf werfen, um zu kontrollieren, ob die Temperatur gleich bleibt. Nach 10 Tagen können Sie das Mazerat auspressen und lagern, wie zuvor erklärt.

- **Fensterbrett, Heizung etc.:** Falls Sie kein Gerät zum Erhitzen des Öls zur Verfügung haben und auch keine Lust haben, die Methode im Wasserbad auszuprobieren, können Sie Ihr Glasgefäß auf ein sonniges Fensterbrett oder im Freien direkt in die Sonne stellen. Stellen Sie das Gefäß zuerst in eine Papiertüte, die das Licht nicht durchlässt, um die schädlichen UV-Wirkungen auszuschalten. Aber Achtung: An heißen Sommertagen kann die Öltemperatur stark ansteigen, sehr viel höher als auf die idealen 40 bis 45 °C. Diese Methode ist daher viel weniger genau, was auch für ein Ölmazerat gilt, das man auf die Heizung stellt. Diese Methoden funktionieren alle irgendwie und in Ermangelung besserer Alternativen können Sie sie nutzen. Wenn Sie sich jedoch ein Produkt wünschen, das länger haltbar ist, arbeiten Sie genauer mit der Temperatur. Nebenbei bemerkt lässt ein amerikanischer Kräutersammler seine Glasgefäße im Sommer mitten in der Sonne auf dem Armaturenbrett seines Autos stehen und versichert, dass er dabei ein sehr hochwertiges Öl gewinnt. Daraus folgt, dass jeder mit den verfügbaren Mitteln sein Glück finden wird!

Ölmazerat aus der getrockneten Pflanze mit Alkohol als Lösungsmittel

Diese wenig bekannte Methode ergibt ein Ölmazerat von außergewöhnlicher Qualität. Wenn Sie bereits klassische Ölmazerate zubereitet haben, werden Sie über dieses Ergebnis verblüfft sein. Diese Methode sorgt für den Unterschied beispielsweise zwischen einem leicht grünlichen Wegerich-Ölmazerat nach der klassischen Methode und einem dickflüssigen, dunkelgrünen und durch die intensive Farbe undurchsichtigen Ölmazerat.

Sie brauchen für diese Methode reinen Alkohol mit 96 Vol. %, das ist der einzige Nachteil. Wie bereits erklärt, ist Öl ein relativ mittelmäßiges Lösungsmittel, das viele Inhaltsstoffe extrahiert, jedoch in kleinen Mengen. Alkohol hingegen ist ein fantastisches Lösungsmittel. Er wird als Vermittler zwischen der Pflanze und dem Öl aktiv. Er wird nämlich die polaren Inhaltsstoffe extrahieren, die dem Öl in der Regel widerstehen. Alkohol hat auch den enormen Vorteil, dass er im Gegensatz zu Wasser sehr schnell verdunstet, und dann bleiben die Inhaltsstoffe im Öl zurück! Der Trick ist gelungen: Der Alkohol hat als Trägersubstanz gedient.

Beachten Sie jedoch unbedingt: Es darf kein denaturierter Alkohol sein. Es muss reines, zum Verzehr geeignetes Ethanol sein.

Öl von Wasser trennen

Falls das Ölmazerat einen Rest Wasser enthält, müssen Sie es dekantieren und damit das Öl vom Wasser trennen. Dazu lassen Sie das Mazerat zunächst 24 Stunden lang ruhen und betrachten anschließend sehr genau den Boden des Gefäßes, um zu sehen, ob dort Spuren von Wasser zu sehen sind. Falls Sie solche Spuren sehen, muss eine Trennung von Öl und Wasser durchgeführt werden, denn uns interessiert natürlich nur der ölige Teil. Dazu gibt es zwei Möglichkeiten:

- Es gibt einen sogenannten »Scheidetrichter«, im Grunde genommen ein kleiner Glasbehälter, der von Chemikern verwendet wird. Es ist ein praktisches Gerät, das man im Internet kaufen kann. Es ist jedoch nicht wirklich ein Gerät für zu Hause. Sollten Sie große Mengen an Ölmazeraten herstellen wollen, lohnt sich die Investition. Andernfalls gehen Sie zum nächsten Punkt über.

Ölmazerat aus der getrockneten Pflanze mit Alkohol als Lösungsmittel

Zutaten

- Getrocknete Pflanze
- Alkohol mit 96 Vol.-%
- Pflanzenöl oder eine Mischung von Pflanzenölen Ihrer Wahl

Nachfolgend zwei Vorgehensweisen für eine Mazeration mit Alkohol als Lösungsmittel.

Verfahren im Wasserbad

Material

- Schüssel und Teller zum Abdecken der Schüssel
- Topf für das Wasserbad
- Flasche zum Aufbewahren des Öls
- Küchenthermometer

Methode

- Gewünschte Pflanzenmenge abwiegen.
- Pflanze grob mahlen, wie im Abschnitt »Zu Pulver mahlen« auf Seite 142 erklärt.
- Pflanze in die Schüssel legen.
- Pro 100 g Pflanze 50 ml reinen Alkohol zugießen. Aber Achtung: Nicht die gesamte Menge auf einmal zugießen, sondern nach und nach. Die Pflanze soll befeuchtet, aber nicht durchtränkt werden. Um zu testen, ob das befeuchtete Pulver die richtige Menge Alkohol enthält, eine Handvoll Pulver in die Hand nehmen und zusammendrücken.
    - Lässt sich das Pulver nicht kompakt zusammendrücken und zerbröselt leicht, noch etwas Alkohol auf das Pulver geben, gut mischen und erneut testen.

- Lässt sich der Trester kompakt zusammendrücken, wobei jedoch Alkohol heraustropft, etwa so wie bei einem Schwamm, den man ausdrückt, haben Sie zu viel Alkohol zugegeben und eine Mazeration in Gang gesetzt. Geben Sie etwas Pflanzenpulver zu, um die Feuchtigkeit aufzusaugen.
- Bildet der Trester eine kompakte Masse und das Lösungsmittel tropft beim Auspressen nicht oder kaum heraus, haben Sie die richtige Durchtränkung des Tresters erreicht.

- Schüssel mit einem Teller abdecken und 2 Stunden ruhen lassen, dabei 2- oder 3-mal umrühren, um sicherzugehen, dass die Pflanze den Alkohol gleichmäßig aufnimmt.
- Pflanzenöl zugeben: Pro 100 g der zuvor gewogenen Pflanze 700 ml Pflanzenöl in die Schüssel gießen.
- Mit einem Holzlöffel umrühren, um eine homogene Mischung zu erzielen.
- Das Ganze im Wasserbad unter Rühren erwärmen. Die Temperatur mit einem Küchenthermometer überprüfen und sicherstellen, dass sie 45 °C nicht übersteigt.
- Der Alkohol beginnt zu verdunsten. Weiter erwärmen und rühren, solange Sie über dem Ölmazerat die Alkoholdämpfe riechen.
- Auspressen, wie im Abschnitt »Wie wird das Mazerat ausgepresst und gefiltert?« auf Seite 194 erklärt.
- Konservierungsstoffe zusetzen, wie im Abschnitt »Was sind die wirksamsten natürlichen Konservierungsstoffe?« auf Seite 196 erklärt.
- Lagern, wie im Abschnitt »Tipps zur Lagerung« auf Seite 198 erklärt.

Verwendung des Standmixers während der Mazeration

Ein Standmixer ermöglicht es, Öl und Pflanze sehr gut durchzumischen und dabei den Alkohol verdunsten zu lassen.

- Pflanze wiegen, mahlen, mit dem Alkohol befeuchten und in der Schüssel ruhen lassen, wie oben erklärt.
- Befeuchtete Pflanze in den Standmixer geben.
- Pro 100 g der zuvor gewogenen Pflanze 700 ml Pflanzenöl zugießen. Achten Sie darauf, nicht zu viel Pflanze und Öl in den Standmixer zu geben. Falls nötig, diesen Arbeitsschritt in mehreren Etappen erledigen.
- Mit einem Holzlöffel umrühren.

- Vor dem Starten des Standmixers den kleinen Verschluss im Deckel des Standmixers öffnen. Das ist nötig, damit der Alkohol verdunsten kann. Wenn der Standmixer gut mit Öl gefüllt ist, beim Einschalten aufpassen, dass kein Öl aus dieser Öffnung entweicht. Ich lege häufig ein Stück Küchenpapier über diese Öffnung und halte es mit der Hand fest, um Spritzer zu vermeiden.
- Falls Ihr Standmixer mehrere Geschwindigkeitsstufen hat, starten Sie mit der niedrigsten Geschwindigkeit und steigern Sie diese allmählich bis zur höchsten Stufe. Lassen Sie die Maschine so lange laufen, bis Ihnen das Öl warm zu sein scheint, wenn Sie den Standmixer außen anfassen. Das kann mehrere Minuten dauern.
- Überprüfen Sie dabei, dass die Alkoholausdünstungen immer schwächer werden, indem Sie Ihre Nase über die Öffnung oben im Standmixer halten.
- Standmixer ausschalten.
- Auspressen, wie im Abschnitt »Wie wird das Mazerat ausgepresst und gefiltert?« auf Seite 194 erklärt.
- Die Konservierungsstoffe zugeben, wie im Abschnitt »Was sind die wirksamsten natürlichen Konservierungsstoffe?« auf Seite 196 erklärt.
- Lagern, wie im Abschnitt »Tipps zur Lagerung« auf Seite 198 beschrieben.

Sollte Ihr Öl nach dem Filtern noch zu stark nach Alkohol riechen, können Sie es ins Wasserbad stellen, um die letzten Alkoholspuren verdunsten zu lassen.

- Sie können Öl und Wasser ganz einfach voneinander trennen, indem Sie das Öl sehr vorsichtig von einem Gefäß in ein anderes umfüllen, wobei Sie gut darauf achten müssen, dass das Wasser beim Umfüllen am Boden des ersten Gefäßes zurückbleibt. Diese Methode hat folgenden Nachteil: Sie werden dabei einen Teil des Öls vergeuden, das beim Wasser zurückbleiben wird. Versuchen Sie nicht, das gesamte Öl umzufüllen, sonst füllen Sie sicher auch etwas von dem Wasser mit um und Sie können das Dekantieren von vorne beginnen!

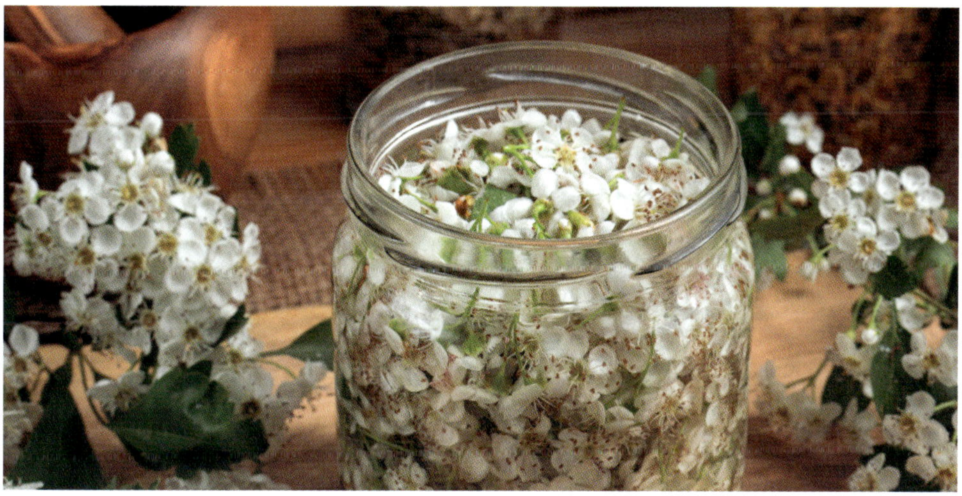

Beschriften

Nachfolgend ein weiteres Beispiel für die Informationen, die auf dem Etikett genannt werden müssen, hier für die Römische Kamille *(Anthemis nobilis)*.

Pflanze: Römische Kamille

Wissenschaftlicher Name: *Anthemis nobilis*

Herstellungsdatum: 10. September 2018

Wo gekauft oder geerntet: im Garten angebaut, Ende August 2018 geerntet

Verfahren: Mazeration bei kontrollierter Temperatur

Ölmazerat aus der frischen Pflanze

Es ist durchaus möglich, ein Ölmazerat aus der frischen Pflanze herzustellen. Ich empfehle Ihnen dieses Verfahren jedoch nicht für den Einstieg, denn es besteht dabei ein größeres Gärungsrisiko. Sobald Sie sich jedoch an Ölmazeraten aus der getrockneten Pflanze geübt haben, können Sie versuchen, ein Mazerat aus der frischen Pflanze herzustellen.

Der Vorteil ist, dass Sie eine Pflanze direkt aus der Natur oder dem Garten verwenden können, die noch voller Vitalität ist. Besonders interessant ist diese Methode, wenn Sie das Mazerat aus einer Pflanze herstellen wollen, die auf das Trocknen empfindlich reagiert.

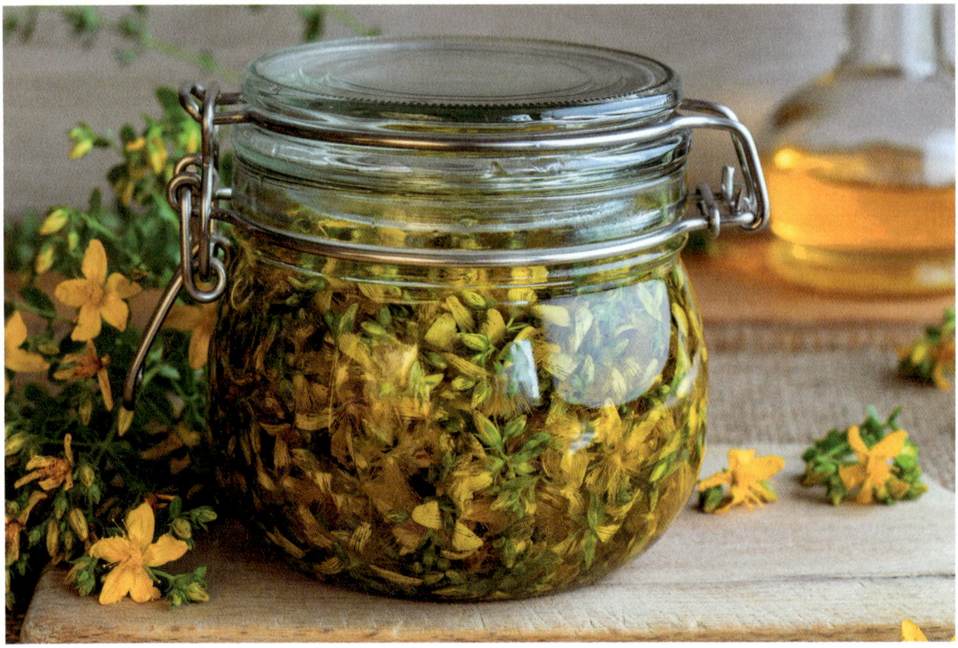

Ölmazerat aus der frischen Pflanze

Beachten Sie, dass die Methode mit Alkohol als Lösungmittel mit einer frischen Pflanze nicht so leicht durchführbar ist, weil die Pflanze nicht gemahlen werden kann. Es ist daher schwierig, die richtige Menge Alkohol zuzusetzen und zu testen, ob die Pflanze ausreichend damit befeuchtet ist. Wenn Sie später die Mischung aus Wasser und Alkohol durch Dekantieren vom Öl trennen, werden Sie zudem einen nicht unerheblichen Teil der Inhaltsstoffe mit ableiten. Ich rate Ihnen daher, sich an eine klassische Mazeration zu halten.

Methode

- Verwenden Sie keine frisch abgeschnittene Pflanze. Lassen Sie sie etwas anwelken, damit sie einen Teil ihres Wassers einbüßt. Achtung: Lassen Sie die Pflanze nicht vollständig trocknen, sie muss noch weich bleiben und gut riechen, wenn es eine Gewürz- oder Aromapflanze ist.
- Folgen Sie anschließend der Methode im Wasserbad, die im Abschnitt »Digestion der getrockneten Pflanze« auf Seite 199 erklärt wird.
- Auspressen und filtern, wie im Abschnitt »Wie wird das Mazerat ausgepresst und gefiltert?« auf Seite 194 erklärt.
- 48 Stunden ruhen lassen.
- Dekantieren, wie im Abschnitt »Öl von Wasser trennen« auf Seite 207 erklärt.

Vorschläge für Ölmazerate

Getrocknete Pflanze	Verwendeter Teil	Empfohlene Methode	Anwendung
Arnika *(Arnica montana)*	Blüten	mit Alkohol als Lösungsmittel	zur Resorption von Hämatomen, zum Einmassieren über schmerzhaften Gelenken oder Muskeln
Echter Beinwell *(Symphytum officinale)*	Blätter	mit Alkohol als Lösungsmittel	bei jeder Knochen- oder Knorpelprellung
Hamamelis *(Hamamelis virginiana)*	Blätter und Zweige	mit Alkohol als Lösungsmittel	Anwendung auf Hämorrhoiden; zum Einmassieren in schwere Beine, wenn Probleme mit dem venösen Rückstrom bestehen; zur Anwendung auf fettiger Haut, um Lipidsekretionen zu reduzieren

Getrocknete Pflanze	Verwendeter Teil	Empfohlene Methode	Anwendung
Ingwer *(Zingiber officinale)*	Rhizome, gemahlen	klassische Mazeration oder mit Alkohol als Lösungsmittel	Linderung bei Muskelkater, Kontraktionen, Muskel- und Gelenkschmerzen
Echtes Johanniskraut *(Hypericum perforatum)*	Blütenstände	klassische Mazeration	Linderung von Verbrennungen, Sonnenbrand oder Neuralgien (mehrere Wochen lang täglich anwenden) Achtung: wirkt photosensibilisierend
Echte Kamille *(Matricaria recutita)*	Blüten	klassische Mazeration, mit Alkohol als Lösungsmittel oder Mazeration der frischen Pflanze	Hautprobleme vom Typ Ekzem, zum Massieren des Bauches bei Kindern mit Bauchkrämpfen und Verdauungsproblemen
Große Klette *(Arctium lappa)*	Wurzeln	mit Alkohol als Lösungsmittel	Anwendung auf der Haut bei Akne

Getrocknete Pflanze	Verwendeter Teil	Empfohlene Methode	Anwendung
Kleinblütige Königskerze *(Verbascum thapsus)*	Blüten	klassische Mazeration	Beruhigung gereizter und entzündeter Haut, Nährstoffversorgung trockener Haut
Echter Lavendel *(Lavandula angustifolia)*	Blüten	klassische Mazeration, mit Alkohol als Lösungsmittel oder Mazeration der frischen Pflanze	zum Massieren des Unterbauchs bei Verdauungsproblemen, von verspannten und schmerzhaften Muskeln, auf entzündeter Haut, bei Sonnenbrand, bei Insektenstichen
Echter Lorbeer *(Laurus nobilis)*	Beeren und Blätter	mit Alkohol als Lösungsmittel	zum Massieren schmerzhafter Muskeln und Gelenke
Echtes Mädesüß *(Filipendula ulmaria)*	Blüten	mit Alkohol als Lösungsmittel	Linderung von Gelenk-, Muskel- und Sehnenschmerzen

Getrocknete Pflanze	Verwendeter Teil	Empfohlene Methode	Anwendung
Stechender Mäusedorn *(Ruscus aculeatus)*	Rhizome	mit Alkohol als Lösungsmittel	Anwendung auf Hämorrhoiden; zum Massieren schwerer Beine, wenn Probleme mit dem venösen Rückstrom bestehen
Pappel *(Populus* subsp.*)*	Knospen	klassische Mazeration	Beruhigung von Gelenk- und Muskelschmerzen (die Knospen sind reich an entzündungshemmenden Substanzen)
Paprika *(Capsicum* subsp.*)*	Früchte, gemahlen	klassische Mazeration oder mit Alkohol als Lösungsmittel	Beruhigung von Gelenk- und Sehnenschmerzen
Ringelblume *(Calendula officinalis)*	ganze Blüten	mit Alkohol als Lösungsmittel	Anregung der Zellregeneration der Haut bei Abschürfungen oder Entzündungen

Getrocknete Pflanze	Verwendeter Teil	Empfohlene Methode	Anwendung
Rose (*Rosa* subsp.)	Blütenblätter	klassische Mazeration oder Mazeration der frischen Pflanze	Beruhigung entzündeter Haut, Straffung schlaffer Haut, gegen Rosacea
Rosmarin (*Rosmarinus officinalis*)	Blütenstände	klassische Mazeration, mit Alkohol als Lösungsmittel oder Mazeration der frischen Pflanze	Schutz der Haut vor Alterung
Rosskastanie (*Aesculus hippocastanum*)	ganze Früchte	mit Alkohol als Lösungsmittel	Venenkräftigung, antiödematös, ausgezeichnet zur Linderung bei Problemen mit dem venösen Rückstrom und bei Hämorrhoiden
Salbei (*Salvia officinalis*)	Blütenstände	klassische Mazeration, mit Alkohol als Lösungsmittel oder Mazeration der frischen Pflanze	Beruhigung der Lipidsekretionen fettiger Haut

Getrocknete Pflanze	Verwendeter Teil	Empfohlene Methode	Anwendung
Schafgarbe *(Achillea millefolium)*	oberirdische Teile	mit Alkohol als Lösungsmittel oder Mazeration der frischen Pflanze	Anregung des venösen Kreislaufs, zur Anwendung auf schweren Beinen und bei Prellungen, zum Massieren des Unterbauchs bei Regelschmerzen
Scharbockskraut *(Ranunculus ficaria)*	Wurzeln	mit Alkohol als Lösungsmittel	Anwendung auf Hämorrhoiden
Spitzwegerich *(Plantago lanceolata)*	Blätter	mit Alkohol als Lösungsmittel	Linderung von Insektenstichen und anderen Entzündungen und Abschürfungen der Haut
Italienische Strohblume *(Helichrysum italicum)*	Blütenstände	klassische Mazeration, mit Alkohol als Lösungsmittel oder Mazeration der frischen Pflanze	zum Massieren, um Hämatome zu resorbieren
Teufelskralle *(Harpagophytum procumbens)*	Wurzeln	mit Alkohol als Lösungsmittel	Anwendung auf schmerzhaften Gelenken

Getrocknete Pflanze	Verwendeter Teil	Empfohlene Methode	Anwendung
Wacholder *(Juniperus communis)*	Beeren mit endständigen Ästchen und Blättern	mit Alkohol als Lösungsmittel	zum Massieren schmerzhafter Gelenke, insbesondere bei zu viel Harnsäure
Indischer Wassernabel *(Centella asiatica)*	Blätter	klassische Mazeration, mit Alkohol als Lösungsmittel oder Mazeration der frischen Pflanze	regt die Vernarbung und Regeneration geschädigter Haut und die Collagenbildung an, eine der vielversprechendsten Pflanzen gegen Falten
Ysop *(Hyssopus officinalis)*	Blütenstände	mit Alkohol als Lösungsmittel	zum Massieren des Thorax, regt die Schleimbildung in den Bronchien an, wirkt schleimlösend

Salben

Eine Salbe ist eine pastöse Zubereitung, hergestellt aus einem Ölmazerat und Bienenwachs. Für die Haut gibt es nichts Einfacheres und Gesünderes. Eine Salbe lässt sich leichter auftragen als ein Ölmazerat, weil sie nicht verläuft. Zudem wirkt das Bienenwachs mit einer feinen Schicht, die es auf der Haut hinterlässt, als Schutz vor äußeren Einwirkungen. Eine Salbe lässt sich leicht mitnehmen, sie ist lange haltbar und gehört zu den wirklich wichtigen hausgemachten Produkten, die Sie im Schrank haben sollten. Kinder können sie ebenfalls problemlos verwenden, ohne sie überall zu verteilen – ein Risiko, das bei einem Ölmazerat besteht. Ausgangspunkt ist ein Ölmazerat. Sie können eines zubereiten und sofort zur Salbe weiterverarbeiten oder ein Ölmazerat verwenden, das Sie bereits früher zubereitet haben und das ungeduldig darauf wartet, genutzt zu werden.

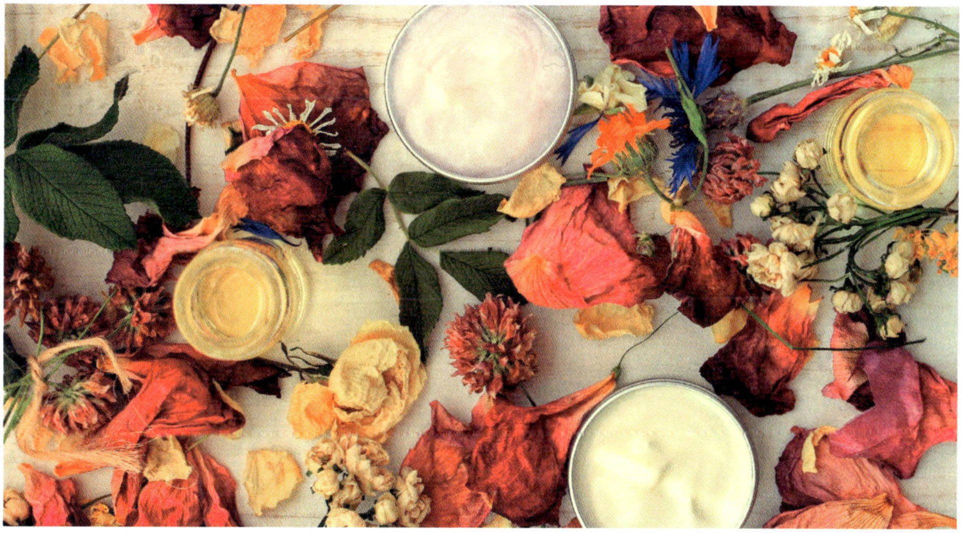

Bienenwachs

Hinsichtlich der Form ist im Handel von allem etwas zu finden: Blöcke, kleine Perlen oder Wabenplatten. Die Perlen sind sehr einfach zu verwenden, die Platten ebenfalls, weil man sie mit einer Schere in Stücke schneiden kann. Bei den Blöcken ist das Zerschneiden hingegen sehr mühsam.

Im Handel sind zahlreiche weitere Wachsarten zu finden: Reiswachs, Carnaubawachs, Candelillawachs und weitere mit mehr oder weniger exotischen Namen. Ich persönlich suche immer nach lokalen Zutaten. Zudem vertraue ich den Bienen, dass sie in ihr Wachs viele gute Substanzen für unsere Haut packen – vorausgesetzt natürlich, das Wachs ist ein Bioprodukt.

Empfehlung

Achten Sie beim Kauf auf die Wachsqualität. Zahlreiche Wachse sind voller Pestizide. Kaufen Sie nach Möglichkeit ein Biowachs oder lassen Sie sich von Imkern in Ihrer Nähe beraten. Wer weiß, vielleicht kann Ihnen ein netter Imker bei dieser Gelegenheit sogar einige seiner Bienenwachs-Wabenplatten verkaufen.

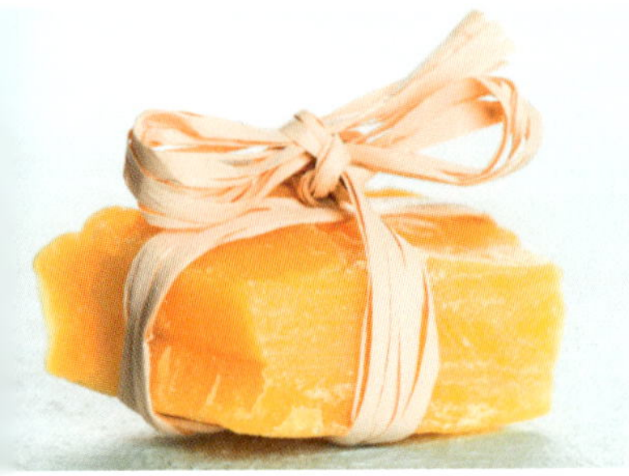

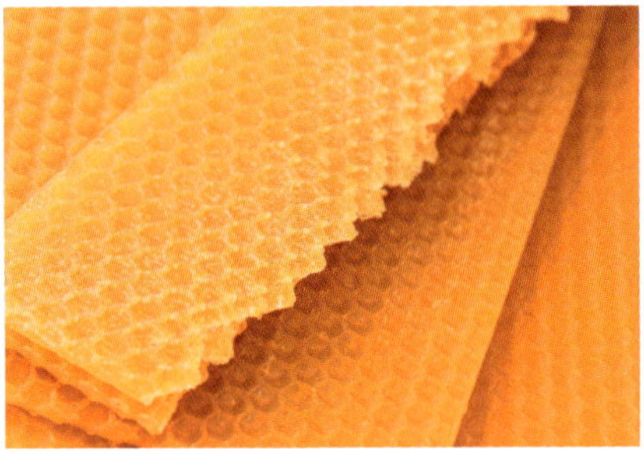

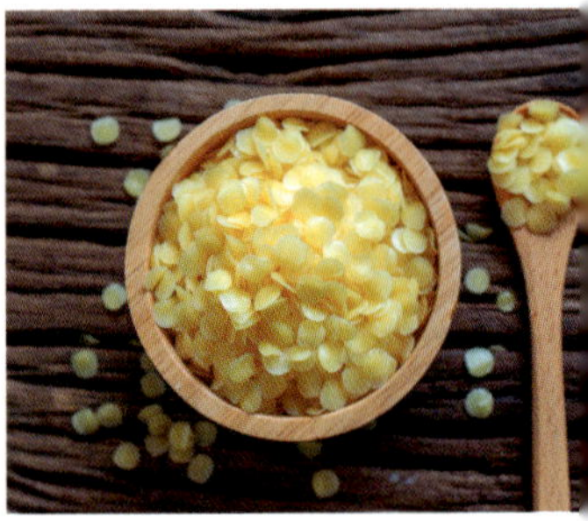

Tiegel

Zum Aufbewahren Ihrer Salbe empfehle ich Ihnen kleine Glastiegel. Verwenden Sie keinen Kunststoff, denn bestimmte chemische Produkte könnten sich in der Salbe wiederfinden. Es gibt im Handel verschiedene Größen, vom kleinsten Tiegel mit 5 ml bis hin zum größten mit 100 ml oder mehr. Ich persönlich verwende häufig 50-ml-Tiegel, die für den täglichen Hausgebrauch sehr praktisch sind, und 10-ml- oder 20-ml-Tiegel zum Mitnehmen im Koffer oder Rucksack.

Sie können auch den Großteil der Salbe in einem großen Glasgefäß aufbewahren und die Salbe später im Wasserbad erneut schmelzen lassen, um sie erst dann in kleine Tiegel zu verteilen. Das ist nicht sehr praktisch, kann jedoch hilfreich sein, wenn Sie gerade einen Engpass bei Tiegeln haben.

Empfehlung

Selbst wenn Ihr Ölmazerat bereits Vitamin E und ätherische Öle enthält, wie im Abschnitt »Ölmazerat« auf Seite 196 erklärt, rate ich Ihnen, eine weitere Menge zuzusetzen. Durch das Erwärmen im Wasserbad kommt es nämlich zur Verdunstung eines Teils der ätherischen Öle. Beim Vitamin E kann die Dosis problemlos verdoppelt werden.

Haltbarkeit

Wenn Sie für Ihr Ölmazerat stabile Pflanzenöle verwenden und Vitamin E und ein ätherisches Öl zusetzen, können Sie die Salbe 2 bis 3 Jahre an einem kühlen, trockenen und lichtgeschützten Ort aufbewahren. Um zu prüfen, ob eine Salbe noch gut ist, verstreichen Sie eine kleine Menge auf Ihrem Handrücken. Riecht sie ranzig? Falls ja, werfen Sie die Salbe weg. Dasselbe gilt, wenn sie ihre ursprüngliche Farbe verloren hat oder Ihnen die Konsistenz merkwürdig vorkommt.

Was ist ein Salbenverband?

Der Begriff »Salbenverband« kommt heute immer mehr außer Gebrauch. Dabei gab es eine Zeit, in der ein Salbenverband in der Apotheke sehr geläufig war. Ein Salbenverband ist eine pastöse und fettige Substanz – im Gegensatz zum Breiumschlag, der nicht fettig ist –, die an der Stelle anhaftet, an der man den Verband anwendet. Eine Salbe kann also als Salbenverband verwendet werden, indem sie direkt auf die Haut aufgetragen oder auf eine Binde gestrichen und dann auf die Haut gelegt und dort fixiert wird. In einigen Apotheken bekommt man noch Salbenverbände gegen Gelenkschmerzen, Rückenschmerzen etc. Beachten Sie, dass es dafür auch die Bezeichnung »Schmerzpatch« gibt, was entschieden mehr »up to date« klingt als Salbenverband!

Vorschläge für Salben

Bedienen Sie sich aus der Liste der Vorschläge für Ölmazerate, um Salben zuzubereiten. Sie können entweder ein einziges Öl oder eine Mischung aus verschiedenen Ölen verwenden. Nachfolgend einige Vorschläge, die eine Mischung aus Ölmazeraten verwenden.

Ausgangsölmazerat	Anwendung
½ Echter Lavendel **½ Echtes Johanniskraut**	Linderung von Verbrennungen und Sonnenbrand
½ Ringelblume **½ Spitzwegerich**	Linderung bei jeglicher entzündeten Haut, Hautreizung, Ausschlag oder Insektenstich
⅓ Ringelblume **⅓ Spitzwegerich** **⅓ Echtes Johanniskraut**	Linderung bei einem trockenen Ekzem
⅓ Echtes Mädesüß **⅓ Echter Lorbeer** **⅓ Wacholder**	Linderung von Gelenkschmerzen
½ Arnika **½ Italienische Strohblume**	Resorption von Prellungen (nicht anwenden, wenn es blutet)
½ Echte Kamille **½ Fenchel**	zum Massieren des Unterbauchs bei Krämpfen und Aufgeblähtsein
⅓ Scharbockskraut **⅓ Stechender Mäusedorn** **⅓ Hamamelis**	Anwendung auf Hämorrhoiden
⅓ Rosskastanie **⅓ Stechender Mäusedorn** **⅓ Hamamelis**	zum Massieren schwerer Beine, wenn es Probleme mit dem venösen Rückstrom gibt
⅓ Schafgarbe **⅓ Echter Beifuß** **⅓ Frauenmantel**	zum Massieren des Unterbauchs, um Regelschmerzen zu lindern

Salbe

Zutaten

- Ölmazerat oder eine Mischung von Ölmazeraten Ihrer Wahl
- In kleine Stücke geschnittenes Bienenwachs

Material

- Glastiegel in der Größe Ihrer Wahl mit Deckel
- Großer Messbecher aus Pyrex mit Ausgießer. Darin können Sie nicht nur die Salbe zubereiten, sondern sie dann auch problemlos in die kleinen Tiegel umfüllen.
- Topf für das Wasserbad
- Kleiner INOX-Löffel

Methode

- Ölmazerat in den großen Pyrexmessbecher geben und diesen ins Wasserbad stellen.
- 10 g Bienenwachs pro 100 ml Ölmazerat zugeben. Wenn das Wachs vollständig geschmolzen ist, testen Sie die Konsistenz der Salbe, um zu sehen, ob sie Ihnen zusagt. Tauchen Sie hierzu den INOX-Löffel in die warme Salbe und legen Sie ihn sofort ins Gefrierfach. Nach wenigen Sekunden ist die Salbe fest geworden. Nehmen Sie den Löffel heraus und testen Sie die Konsistenz auf Ihrer Haut.
  - Zu flüssig? Noch etwas Wachs zugeben.
  - Zu fest? Noch etwas Ölmazerat zugeben.
- Beachten Sie: Im Allgemeinen ergeben 12 g Wachs pro 100 ml eine zufriedenstellende Konsistenz. Diese Menge setze ich zu, ohne sie zu testen, da ich das alles in der Vergangenheit bereits getestet habe. Wenn Sie es unkompliziert handhaben wollen, nehmen Sie direkt 12 g, so wie ich. Wenn Sie eher der Typ sind, der alles optimieren will, beginnen Sie mit 10 g und machen den Test im Tiefkühlfach.
- Die warme Mischung in die kleinen Tiegel gießen. Diese nicht sofort verschließen.
- Sobald die Salbe an den Rändern des Tiegels fest zu werden beginnt – die Salbe bildet dann einen undurchsichtigen Ring an den Rändern, während sie in der Mitte noch durchsichtig und flüssig ist –, 8 Tropfen Vitamin E und 4 bis 6 Tropfen ätherisches Öl Ihrer Wahl pro 100 ml Salbe zugeben. Bei einem 50-ml-Tiegel also beispielsweise 4 Tropfen Vitamin E und 2 bis 3 Tropfen ätherisches Öl zusetzen.
- Mit dem Griff eines kleinen Löffels umrühren und den Tiegel verschließen.

Cremes

Eine schöne Haut muss gut mit Feuchtigkeit versorgt sein – eine ausreichende Wasserzufuhr ist also nötig – und außerdem weich und elastisch sein, das gewährleistet eine ausreichende Versorgung mit Fettsäuren. Ein ausgewogenes Verhältnis von Wasser und Öl ist für die Gesundheit der Haut sehr wichtig. Eine Creme, also eine Öl-Wasser-Emulsion, liefert daher die optimale Textur, reichhaltig und seidig, um die Haut zu nähren und zu beruhigen. Die Emulsion ist obligatorisch, denn Öl und Wasser mischen sich sonst nicht. Da eine Emulsion jedoch nicht beständig ist und Öl und Wasser sich nach kürzester Zeit wieder trennen, muss man die Emulsion mit Bienenwachs fest werden lassen.

Sollten Sie noch nie eine Creme zubereitet haben, werden Sie von der Cremigkeit, Sanftheit und der Fähigkeit der Creme, in die Haut einzuziehen und sie zu nähren, begeistert sein. Wenn Ihnen schon das Ölmazerat und die Salbe sehr zugesagt haben, werden Sie die Creme einfach lieben.

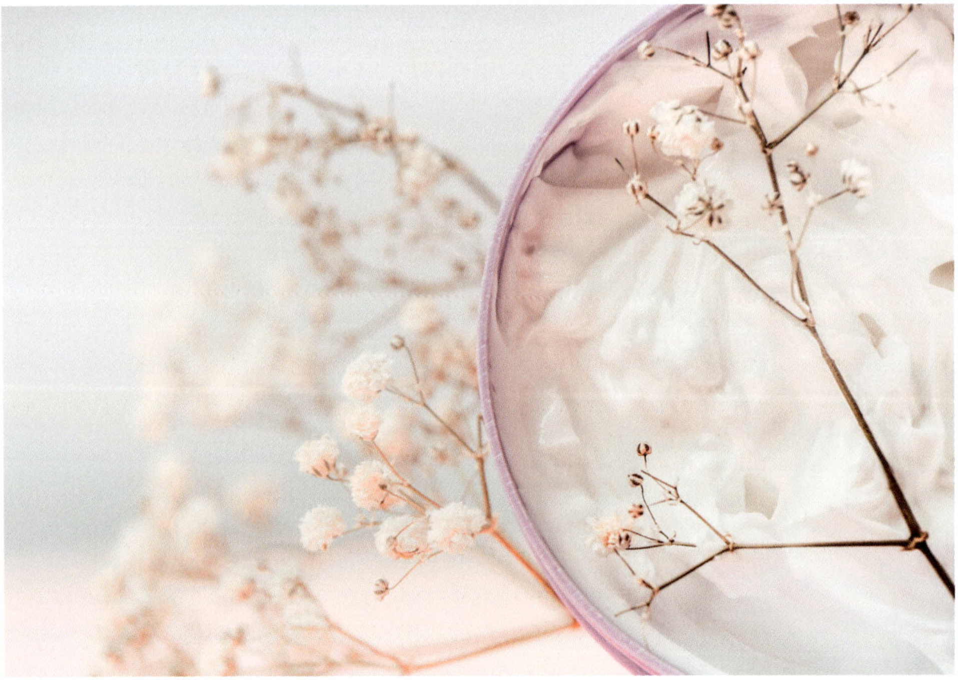

Info

Beachten Sie, dass auch eine nichtaromatische Pflanze wie Hamamelis, Brennnessel oder Kornblume destilliert werden kann. Am Ende kommt aus dem Destilliergerät dann kein ätherisches Öl, sondern einfach ein Hydrolat. Ein Hydrolat ist nicht so reichhaltig wie ein Kräutertee. Bestimmte Moleküle der Pflanze sind nämlich viel zu schwer, um bei der Destillation mit dem Wasserdampf transportiert zu werden. Das ist jedoch auch von Vorteil, denn bestimmte Moleküle, die in Tees zu finden sind, werden durch Bakterien stark fermentiert. Ein Hydrolat neigt also weniger dazu, eine Creme schlecht werden zu lassen.

Der ölige Anteil

In der einfachsten Version kann eine Creme einfach ein Pflanzenöl wie beispielsweise Süßmandelöl, Wasser und Bienenwachs enthalten. Damit haben Sie bereits eine Creme, die sich sehr angenehm auf der Haut verteilen lässt. In diesem Buch geht es jedoch um Pflanzen. Daher werden wir die Kraft der Pflanzen in der Creme einfangen, und zwar auf unterschiedliche Weise. Was den öligen Anteil angeht, verwenden Sie ein Ölmazerat oder eine Mischung aus Ölmazeraten, wobei Sie die bereits erläuterten Methoden anwenden.

Der wässerige Anteil

Für die wässerige Grundlage verwenden Sie ein Hydrolat, also Pflanzenwasser, oder eine Mischung aus Hydrolaten Ihrer Wahl. Ein Hydrolat wird durch Destillation* von Pflanzen gewonnen. Am Ende gewinnt man im Alambic* zwei verschiedene Substanzen. Zuerst beobachtet man eine ölig aussehende Schicht, die sich auf der Flüssigkeit bildet, die aus dem Destilliergerät kommt. Dies ist das ätherische Öl, eine wertvolle und sehr konzentrierte Flüssigkeit. Unter dieser Schicht gewinnt man das wässerig aussehende Hydrolat, das jedoch ebenfalls Aromamoleküle enthält – in geringerer Menge allerdings. Es enthält zudem Substanzen, die hauptsächlich in Wasser löslich sind.

Das Hydrolat ist also ein eigenständiges Produkt, kein Nebenprodukt der Destillation, wie man vielleicht denken könnte. Hydrolate sind für Kosmetik und Hautpflege sehr gut geeignet.

Für den wässerigen Teil einer Creme können Sie auch einen Kräutertee oder ein Dekokt verwenden. Dabei ist jedoch zu bedenken, dass dies die Haltbarkeit reduziert. Die Entscheidung müssen Sie selbst treffen. Wenn Sie meinem Rat folgen wollen, halten Sie sich anfangs an ein Hydrolat.

Es gibt zahlreiche Hydrolate auf dem Markt. Darunter muss je nach den erwünschten Eigenschaften und dem gewünschten Duft gewählt werden. Klassiker für die Zubereitung von Cremes sind Rosen-, Lavendel-, Rosengeranie-, Rosmarin-Cineol- oder Rosmarin-Verbenon-Hydrolat, Kamillenhydrolat etc. Sie sind in zahlreichen Kräuterhandlungen, Läden für Aromatherapie und Bioläden erhältlich.

Konsistenz der Creme

Im Lauf der Jahre habe ich eine Konsistenz für Cremes erarbeitet, die mir gefällt und die recht flüssig ist. Wenn Sie eine festere Konsistenz wünschen, reduzieren Sie die Hydrolatmenge. Anstatt beispielsweise 130 ml Hydrolat pro 100 ml Ölmazerat zu verwenden, testen Sie das nächste Mal 110 ml Hydrolat pro 100 ml Mazerat. Sollte Ihnen das immer noch zu flüssig sein, reduzieren Sie die Menge weiter, bis die gewünschte Konsistenz erreicht ist.

Beachten Sie, dass das mehr oder weniger fettige Aussehen auf den Pflanzenölen beruht, die Sie für Ihr Ölmazerat gewählt haben. Olivenöl ergibt beispielsweise ein etwas fettigeres, cremigeres Endergebnis als ein »feineres« Pflanzenöl wie das Süßmandelöl. Da heißt es einfach experimentieren.

Zubereitung im Standmixer

Ein Standmixer hat den Vorteil, sich in sehr hoher Geschwindigkeit zu drehen und die Mischung rasch zu emulgieren. Der Nachteil ist, dass häufig kleine Wasserblasen zurückbleiben, wenn die Creme fertig ist. Diese lassen sich jedoch leicht eliminieren.

Creme

Zubereitung im Standmixer

Zutaten

- Ölmazerat Ihrer Wahl
- Hydrolat Ihrer Wahl, 130 ml pro 100 ml Ölmazerat
- Fein geschnittenes Bienenwachs. Sie brauchen 8 g Wachs pro 100 ml Ölmazerat.

Material

- Recht großer Messbecher aus Pyrex mit Ausgießer für das Ölmazerat
- Topf für das Wasserbad
- Standmixer
- Kleine Tiegel zum Aufbewahren der Creme

Methode

- Bienenwachs im Ölmazerat schmelzen lassen, wie bei der Zubereitung der Salbe erklärt.
- Hydrolat bei Zimmertemperatur in den Standmixer geben. Den Mixer starten, wenn sich ein heller Wachsring an den Rändern des Messbechers zu zeigen beginnt. Mixer auf niedrigster Stufe laufen lassen.
- Deckel des Mixers ohne die kleine Verschlusskappe in der Mitte auf den Mixer setzen. Durch diese Öffnung in der Mitte können Sie das Ölmazerat zum Hydrolat gießen.
- Standmixer in mittlerer Geschwindigkeit laufen lassen.
- Ölmazerat in einem sehr dünnen Strahl durch die Mittelöffnung im Deckel gießen.
- Irgendwann muss sich der Mixer stärker anstrengen – schalten Sie dann auf die Höchstgeschwindigkeit.
- Die Emulsion sollte homogen werden, wenn Sie zwei Drittel bis drei Viertel des Ölmazerats zugegossen haben.
- Wenn das gesamte Ölmazerat zugegossen wurde, Mixer abschalten, Deckel abnehmen und mit einem Holzlöffel alles abkratzen, was sich an den Wänden des Mixers abgesetzt hat, und zur Mischung dazugeben. Gelegentlich

bleibt etwas Hydrolat unter den Cremeschichten im Mixer zurück. Diese Flüssigkeit wird abgeleitet, indem man die kleinen Wasserblasen aufsticht und das überschüssige Hydrolat aus dem Mixer laufen lässt. Anschließend gut mischen. Sie sollten nun eine cremige und homogene Mischung haben.

- Konservierungsstoffe zugeben, wie im Abschnitt »Konservierungsstoffe« auf Seite 228 erläutert. Anschließend im Mixer, der vom Netz genommen wurde, erneut mit einem Löffel mischen.
- Cremetiegel befüllen und im Kühlschrank lagern.

Zubereitung mit Handrührgerät oder Schneebesen

Eine Creme mit dem Handrührer oder Schneebesen aufzuschlagen ist sehr viel komplizierter als mit einem Standmixer. Sie neigt nämlich mit der Zeit stärker zur Phasentrennung. Um dieses Problem zu umgehen, werden wir die Mengenverhältnisse verändern, damit die Creme dicker und stabiler wird.

Zutaten

- Ölmazerat Ihrer Wahl
- Hydrolat Ihrer Wahl, 60 ml pro 100 ml Ölmazerat
- Fein geschnittenes Bienenwachs. Sie brauchen 15 g Wachs pro 100 ml Ölmazerat.

Material

- Messbecher aus Pyrex mit Ausgießer
- Topf für das Wasserbad
- Pyrexschüssel zur Zubereitung der Creme mit dem Handrührer (möglichst tiefe Schüssel, um Spritzer zu vermeiden)
- Handrührgerät
- Küchenthermometer
- Kleine sterilisierte Glastiegel zum Aufbewahren der Creme

Methode

- Ölmazerat in die Pyrexschüssel geben.
- Die richtige Menge Bienenwachs zum Ölmazerat geben.
- Wachs im Wasserbad schmelzen lassen, dabei in regelmäßigen Abständen umrühren.

- Während das Wachs langsam schmilzt, das Hydrolat in den Pyrexmessbecher mit Ausgießer geben und ebenfalls ins Wasserbad stellen. Wenn der Topf recht groß und die Schüssel recht klein ist, sollten Schüssel und Pyrexbecher in den Topf passen.
- Hydrolat aus dem Wasserbad nehmen, sobald die Temperatur etwa 50 °C beträgt. Nicht stärker erwärmen.
- Mazerat aus dem Wasserbad nehmen, sobald das Wachs vollständig geschmolzen ist. Je nach Größe der Wachsstücke kann dies 10 Minuten oder länger dauern.
- Mischung aus Ölmazerat und Bienenwachs abkühlen lassen, bis Sie an den Wänden des Pyrexglases einen dünnen Wachsring sehen. In diesem Moment dürfte die Mischung nach meinen Beobachtungen eine Temperatur von etwa 52 °C haben.
- Mit einer Hand damit beginnen, in der Schüssel Mazerat und geschmolzenes Wachs mit einem Schneebesen oder Handrührgerät zu schlagen.
- Mit der anderen Hand das Hydrolat ganz langsam in einem sehr dünnen Strahl zugießen. Achtung: Wenn Sie ein Handrührgerät verwenden und je nach Größe Ihrer Schüssel besteht die Gefahr, dass viel herausspritzt. Vergessen Sie deshalb nicht, eine Küchenschürze zu tragen und an einem freien Platz zu arbeiten. Dieses Problem besteht nicht, wenn Sie einen Schneebesen verwenden.
- So lange schlagen, bis die Creme Zimmertemperatur hat, sie soll nicht mehr heiß sein. Dies kann beim Schlagen mit der Hand 10 Minuten oder länger dauern.
- Konservierungsstoffe zusetzen, wie auf Seite 228 beschrieben.
- Noch ein paar Sekunden weiterschlagen, um die Konservierungsstoffe einzuarbeiten.
- Kleine Cremetiegel befüllen und im Kühlschrank aufbewahren.

Konservierungsstoffe

Pro 100 ml Ölmazerat fügen Sie zum Schutz des Ölanteils in der Creme Folgendes hinzu:

- 4 bis 6 Tropfen ätherisches Öl
- 8 Tropfen Vitamin E

Sie können auch Produkte zusetzen, die den wässerigen Anteil der Creme schützen. Die Hydrolate von Gewürz- und Aromapflanzen haben im Prinzip bereits antibakterielle Eigenschaften. Stammt Ihr Hydrolat jedoch nicht von einer Gewürz- oder Aromapflanze oder wollen Sie einen zusätzlichen Schutz zusetzen, ist dies immer möglich. Ich persönlich tue dies nicht, weil die Produkte, über die ich Ihnen erzählen werde, im Gegensatz zu Vitamin E und ätherischen Ölen gelegentlich schwer zu bekommen sind. Wenn Sie solche Produkte jedoch verwenden, wird Ihre Creme länger halten. Hier drei Konservierungsstoffe, die den wässerigen Anteil einer Creme schützen:

- Cosgard, auch Geogard genannt, basiert auf Benzylalkohol. Es ist im Internet oder in einigen Läden für Naturprodukte erhältlich. Verwendet wird es im Verhältnis von 1 Vol.-% der wässerigen Basis. Enthält Ihre Creme also beispielsweise 200 ml Hydrolat, setzen Sie 2 ml Cosgard zu.
- Leucidal basiert auf fermentiertem Schwarzem Winterrettich. Man verwendet 2 bis 3 Vol.-% der wässerigen Basis.
- Grapefruitkernextrakt (GKE) wird der Zubereitung in einer Dosis von 0,5 bis 1 % des Gesamtgewichts zugesetzt. Bei diesem Produkt muss daher anders vorgegangen werden. Wiegen Sie nach der Zubereitung Ihrer Creme die Gesamtmenge der Creme ab, achten Sie dabei darauf, das Gewicht der Behältnisse abzuziehen. Setzen Sie dann zwischen 0,5 und 1 % des Gesamtgewichts der Creme an GKE zu. Wenn Sie beispielsweise 200 g Creme gewogen haben, setzen Sie zwischen 1 und 2 g Grapefruitkernextrakt zu.

Aufbewahrung

Im Interesse einer optimalen Haltbarkeit sollten Sie Ihre Creme im Kühlschrank aufbewahren. Dort hält sie sich mehrere Wochen. Sobald Sie feststellen, dass sich ein merkwürdiger Geruch entwickelt oder sich die Textur verändert, ist es Zeit, die Bestände zu erneuern. Beachten Sie, dass eine Creme gelegentlich

Empfehlung

Kaufen Sie einen GKE guter Qualität, denn in den letzten Jahren wurde damit häufig Missbrauch getrieben. Einige Studien haben nämlich nachgewiesen, dass die antibakterielle Wirkung des GKE durch die Lösungsmittel entstand, die zur Extraktion verwendet wurden, Substanzen wie Benzethoniumchlorid, eine Substanz, die auf der Haut nichts zu suchen hat. Bevorzugen Sie daher Extrakte, die ohne chemische Lösungsmittel, ohne Pulpe und ohne Perikarp* ausschließlich aus den Kernen gewonnen wurden.

»transpirieren« kann und sich etwas Hydrolat an der Oberfläche absetzt. Das ist kein Problem, Sie können diese überschüssige Flüssigkeit einfach aus dem Tiegel tropfen lassen. Wenn Sie die Creme im Badezimmer verwenden, können Sie den Großteil des Vorrats im Kühlschrank aufbewahren und bei Bedarf einen kleinen Tiegel befüllen und diesen bei Zimmertemperatur im Badezimmer stehen lassen.

Vorschläge für Cremes

Sie können Rezepturen für Cremes nach Ihrem Geschmack und Ihren Zielen zusammenstellen, ausgehend von einer Mischung aus Ölmazeraten und Hydrolaten. Hier einige Beispiele.

Ausgangsölmazerat	Hydrolat	Eigenschaften
Kamille	Echter Lavendel	zur Beruhigung und Entspannung am Abend
½ Johanniskraut **½ Ringelblume**	Römische Kamille	beruhigt Rötungen und Hautentzündungen
½ Rosmarin **½ Indischer Wassernabel**	½ Rosmarin Ct. Cineol oder Verbenon ½ Rose	Hautreparatur und Hautschutz, Anti-Aging
½ Ringelblume **½ Wegerich**	Rose	beruhigend bei Rosacea
½ Rosmarin **½ Hamamelis**	½ Echter Lavendel ½ Rosenduft-Pelargonie	Aftershave
Große Klette	½ Hamamelis ½ Rosenduft-Pelargonie	bei Akne-Haut
½ Indischer Wassernabel **½ Ringelblume**	½ Römische Kamille ½ Linde	bei geschädigter Haut
½ Salbei **½ Rosmarin**	½ Rosenduft-Pelargonie ½ Hamamelis	bei fettiger Haut
½ Ingwer **½ Echter Lorbeer**	Rosmarin Ct. Cineol oder Verbenon	für ermüdete oder schmerzende Muskeln
Echter Lorbeer	½ Rosmarin Ct. Cineol oder Verbenon ½ Wacholder	für schmerzhafte Gelenke

Öl-Kalk-Liniment (Einreibemittel)

Wenn Sie ungefähr in meinem Alter sind, wird man Ihnen als Baby wahrscheinlich den Po mit einem Öl-Kalk-Liniment eingerieben haben. Ein Liniment ist ursprünglich eine Mischung aus Öl und Leinmehl, daher der Name. Der Begriff wurde später allgemein verwendet, um jede fettige Flüssigkeit zu beschreiben, die als Salbe oder Einreibung auf der Haut angewendet wird. Das führt zu Verwirrung. Ist es ein Ölmazerat? Eine Salbe? Eine Creme? Ein Liniment? Egal, Hauptsache, Sie kennen diesen Begriff, der Ihnen in alten Büchern gelegentlich begegnen wird. Das ursprüngliche Liniment auf der Basis von Öl und Leinmehl ähnelt eher einem Ölmazerat oder einer Salbe. Das Öl-Kalk-Liniment, das Öl und Kalkwasser enthält, ist eher eine Emulsion vom Typ Creme. Ich beschließe diesen kurzen Abschnitt mit dem Rezept für ein Öl-Kalk-Liniment (Seite 232), denn dieses hat sich im Lauf der Jahre kaum verändert, es beruhigt einen roten Babypo noch immer so wie früher. Die Liste der Zutaten ist kurz. Sie brauchen zur Hälfte Olivenöl und zur Hälfte Kalkwasser, das Sie in der Apotheke oder in Ihrem Laden für Naturprodukte bekommen.

Öl-Kalk-Liniment

Zutaten

- Bioolivenöl aus der ersten Kaltpressung
- Kalkwasser; Achtung: Reines Kalkwasser ist ätzend, verwenden Sie es niemals pur. Gemischt mit einem Fett oder Öl und nach der Emulsion ist die Anwendung gefahrlos.

Methode

- Olivenöl in eine Glasschüssel gießen.
- Dieselbe Menge Kalkwasser zugießen.
- Mit einem Schneebesen einige Minuten lang kräftig mischen.
- Sobald das Liniment homogen und undurchsichtig weiß ist, ist es gebrauchsfertig. Zur Aufbewahrung und Verwendung in eine Glasflasche mit Verschluss füllen.

Anwendung: Vor Gebrauch die Flasche gründlich schütteln, um die Mischung zu homogenisieren. Etwas Liniment auf ein Stück Watte geben und damit den roten Babypo einreiben. Das Liniment wirkt zugleich reinigend und schützend. Sie können es auch zum Abschminken verwenden.

Breiumschläge

Ein Breiumschlag ist eine pastöse Zubereitung, hergestellt aus einer frischen oder einer getrockneten Pflanze, und wird auf der Haut angewandt, um deren heilkräftige Eigenschaften zu entfalten. Es gibt verschiedene Formen von Breiumschlägen. In der einfachsten Form ist es eine zerdrückte Pflanze. Man kann auch die gemahlene getrocknete Pflanze mit Mehl und Wasser mischen, um eine Paste daraus zu machen. Ein Breiumschlag ist eine altüberlieferte Anwendungsform, die mittlerweile fast völlig verschwunden ist. Er verlangt eine gewisse Vorbereitung und gilt nicht als »sauber«. In einer Zeit, in der man gerne eine Creme aus einer Tube oder einen sterilen Verband aus einer kleinen Verpackung nimmt, ist es nicht wirklich »up to date«, etwas zerdrücken, verstreichen und abdecken zu müssen. Dennoch ist es eine Form, die sich in der Vergangenheit als sehr wirksam erwiesen hat.

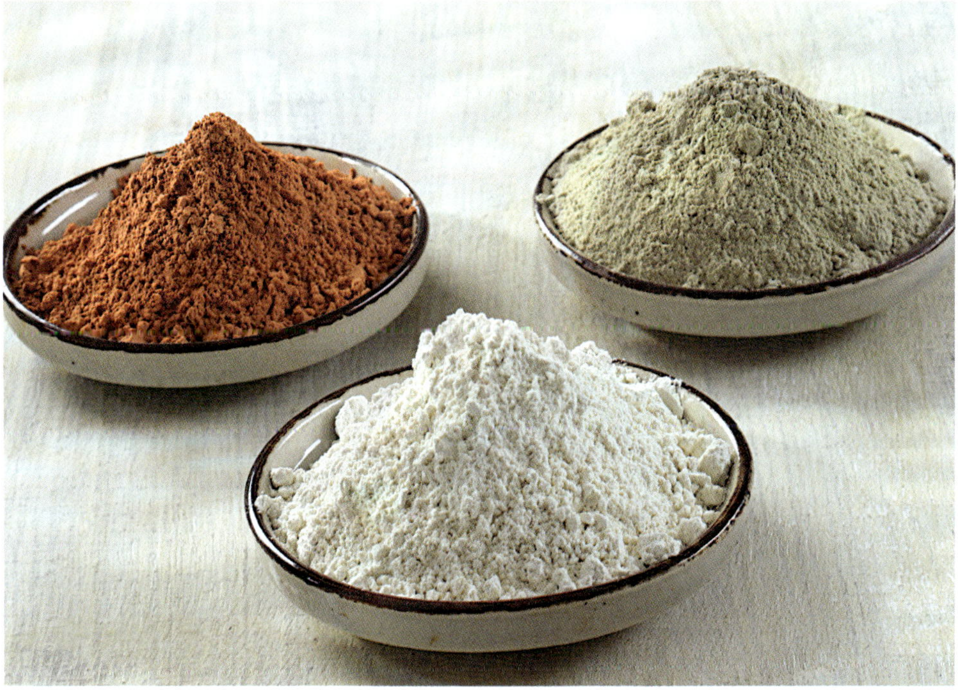

Glauben Sie nicht, ein Breiumschlag würde nur an der Oberfläche wirken. Bestimmte Substanzen der Pflanze dringen durch die Haut und die feinen Kapillargefäße, um in den Blutkreislauf zu gelangen und die tieferen Schichten mit Nährstoffen zu versorgen. Früher war es daher üblich, einen Breiumschlag zu verwenden, um ein Organ zu entlasten, beispielsweise eine verstopfte Leber oder kranke Nieren.

Erforderliches Material

Um die Pflanze zu zerdrücken und die Paste zuzubereiten, die als Breiumschlag dienen soll, ist ein Stößel sehr praktisch. Beim Camping können Sie einen Stößel improvisieren, indem Sie zwei Steine oder Kiesel nehmen, die sauber und flach sind.

Ich rate Ihnen zudem, die Utensilien zu sterilisieren, indem Sie sie ein paar Minuten in kochendes Wasser legen oder mit Alkohol mit mindestens 70 Vol.-% abreiben. Vergessen Sie auch nicht, die Hände zu waschen, bevor Sie mit den Vorbereitungen beginnen. Wenn Sie den Breiumschlag auf eine Wunde oder Verbrennung legen wollen, brauchen Sie sterile Kompressen. Wenn Sie nur ein Stück Stoff haben, muss dieses sauber und vorab kurz in kochendes Wasser gelegt worden sein. Wenn weder eine Wunde noch eine Verbrennung vorliegt, nehmen Sie einfach ein sauberes Tuch.

Um den Umschlag zu fixieren, brauchen Sie entweder eine Mullbinde oder Frischhaltefolie. Frischhaltefolie ist zwar nicht sehr ökologisch, aber sehr praktisch, vor allem bei Kindern, die nicht stillhalten!

Vorschläge für Breiumschläge

Pflanze	Teil der Pflanze	Anwendung
Echter Beinwell *(Symphytum officinale)*	Wurzeln oder Blätter	Schäden an Knochen oder Knorpeln, oberflächliche Wunden, die schlecht heilen
Braunelle *(Prunella vulgaris)*	oberirdische Teile	Verletzungen, infizierte Wunden, Beingeschwür
Ingwer *(Zingiber officinale)*	Rhizome	Gelenk- oder Muskelschmerzen
Klettenlabkraut *(Galium aparine)*	oberirdische Teile	Entzündung oder Reizung der Haut
Ringelblume *(Calendula officinalis)*	ganze Blüten	Schrammen, Kratzer, Verbrennungen, Ekzem
Schafgarbe *(Achillea millefolium)*	Blätter oder Blütenstände	stoppt kleine Blutungen
Wegerich *(Plantago lanceolata, P. major)*	Blätter	Verletzungen, Insektenstiche

Breiumschlag mit frischer Pflanze

Zutaten
- Frische Pflanze

Methode
- Frische Pflanze mit dem Stößel zu Brei verarbeiten. Eine nicht sehr feuchte Pflanze können Sie mit einer ganz kleinen Menge lauwarmem Wasser übergießen, damit eine Paste entsteht. Achtung: Die Pflanze nicht durchweichen!

Tipp: Wenn Sie nur eine kleine Menge Paste brauchen und die Pflanze nicht zu hart ist, können Sie diese auch einfach kauen und dann zur Anwendung ausspucken.

- Paste auf der gewünschten Körperstelle auftragen.
- Paste mit einem Stück Gaze abdecken und mit einer Kreppbinde fixieren oder mit Frischhaltefolie 2-mal umwickeln.
- Anwendung falls nötig 2- bis 3-mal täglich mehrere Tage lang wiederholen.

Breiumschlag mit getrockneter Pflanze

Zutaten
- Getrocknete Pflanze

Methode
- Getrocknete Pflanze in kleine Stücke schneiden, Wurzeln mit einer Gartenschere, Blätter und oberirdische Teile mit einer normalen Schere. Noch besser ist es, die Pflanze zu Pulver zu mahlen, wie im Abschnitt »Zu Pulver mahlen« auf Seite 142 erklärt.
- Gewünschte Menge in einen Mörser geben und mit etwas warmem Wasser benetzen, anschließend zu einer Paste zerstoßen. Darauf achten, die Pflanze nicht zu durchweichen, es soll eine Paste entstehen, keine Suppe! Anwenden wie zuvor erklärt.

Breiumschlag auf Tonbasis

In den Abschnitten »Kräutertee und Dekokt« und »Tinkturen« habe ich Ihnen erklärt, dass Sie diese Zubereitungen auch direkt mittels Kompresse auftragen können. Hier erkläre ich Ihnen, wie Ton zu einem Breiumschlag nicht nur interessante Eigenschaften beitragen, sondern auch dabei helfen kann, eine Paste herzustellen, die die Eigenschaften der Pflanze über einen längeren Zeitraum zuführt.

Grüne Tonerde wirkt resorbierend und ermöglicht es, Verunreinigungen und Bakterien auf der Haut aufzunehmen. Zudem wirkt sie beruhigend und abschwellend. Es ist ein ausgezeichnetes Produkt, das man zu Hause haben sollte, sehr vielseitig, insbesondere bei Hautproblemen.

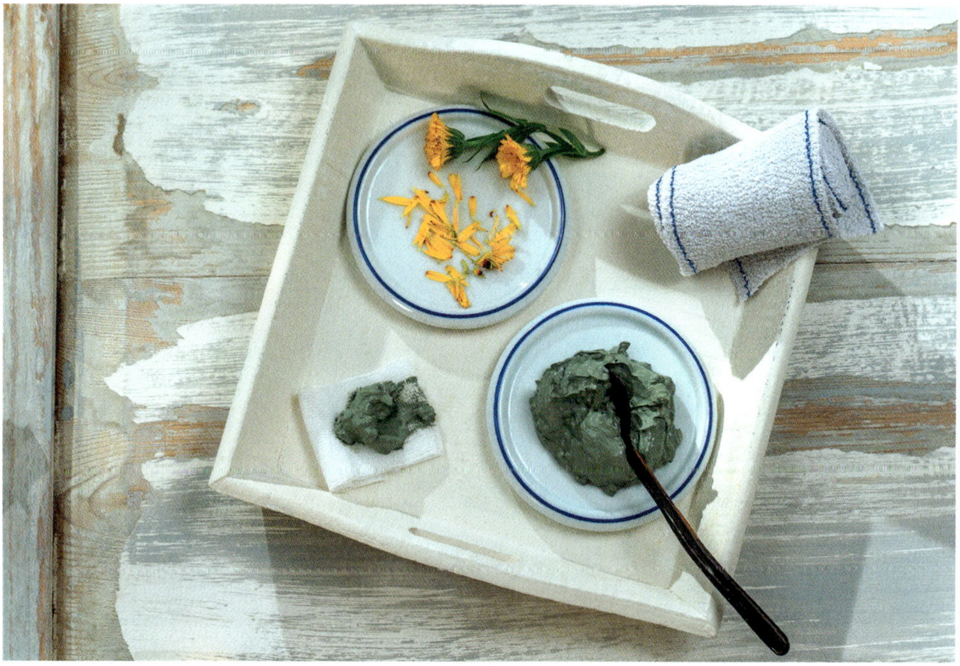

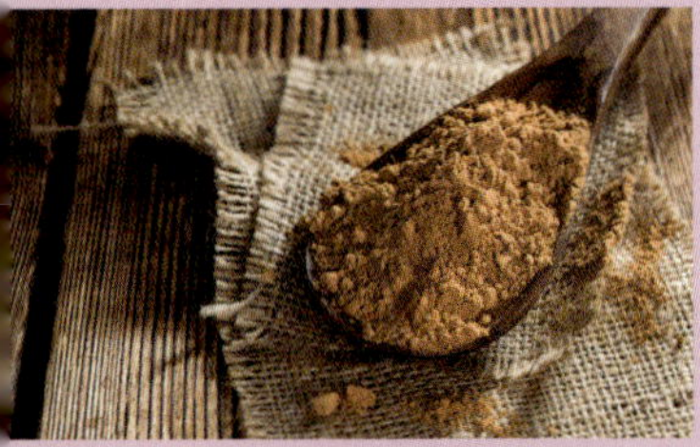

PRAXIS

Breiumschlag auf Tonbasis

Zutaten

- Flüssigkeit, bestehend aus:
  - einer Tinktur oder Mischung von Tinkturen, verdünnt mit Wasser im Verhältnis ¼ Tinktur oder Tinkturenmischung und ¾ Wasser
  - oder aus einem konzentrierten Kräutertee oder einem konzentrierten Dekokt oder einer Mischung konzentrierter Tees oder Dekokte
  - oder aus einem Hydrolat oder einer Mischung von Hydrolaten
  - oder aus einer Mischung von allem, je nach Zielsetzung
- Grüne Tonerde

Material

- Schale
- Holzlöffel
- Kreppbinde oder Frischhaltefolie, um die Paste an Ort und Stelle zu fixieren

Methode

- Gewünschte Menge grüne Tonerde in die Schale geben.
- Flüssigkeit langsam über die Tonerde gießen, dabei immer weiter mischen, um eine Paste zu erzielen. Achtung: Die Tonerde nicht zu stark durchtränken, sonst wird die Zubereitung zu flüssig. Falls dies passiert, noch etwas Tonerde zugeben.
- Paste dick auf die Stelle auftragen, die versorgt werden soll. Wenn die Schicht zu dünn ist, trocknet die Tonerde zu schnell.
- Ein Stück Stoff darüberlegen, dann das Ganze mithilfe einer Kreppbinde oder mit Frischhaltefolie fixieren. Beachten Sie, dass die Folie die Feuchtigkeit länger hält, die Paste trocknet dann viel langsamer aus.
- Anwendung bei Bedarf mehrere Tage lang 2- bis 3-mal pro Tag wiederholen.

Voschläge für Breiumschläge mit Tinkturen

Tinktur	Teil der Pflanze	Anwendung
Echter Beinwell *(Symphytum officinale)*	Blätter	Schäden an Knochen und Knorpeln
Hamamelis *(Hamamelis virginiana)*	Blätter und Zweige	zur Anwendung bei Tränensäcken unter den Augen
Echte Kamille *(Matricaria recutita)*	Blüten	Entzündungen der Haut
Bittersüßer Nacht-schatten *(Solanum dulcamara)*	Stängel	Dermatosen oder Ab-szesse
Propolis	Harz	Antiseptikum
Ringelblume *(Calendula officinalis)*	ganze Blüten	desinfizierend, die Ver-narbung fördernd und entzündungshemmend für die Haut (Ekzem, Psoriasis etc.)
Sonnenhut *(Echinacea purpurea)*	Wurzeln	Abszess oder Furunkel
Spitzwegerich *(Plantago lanceolata)*	Blätter	Insektenstiche
Thymian *(Thymus vulgaris)*	oberirdische Teile	desinfizierend

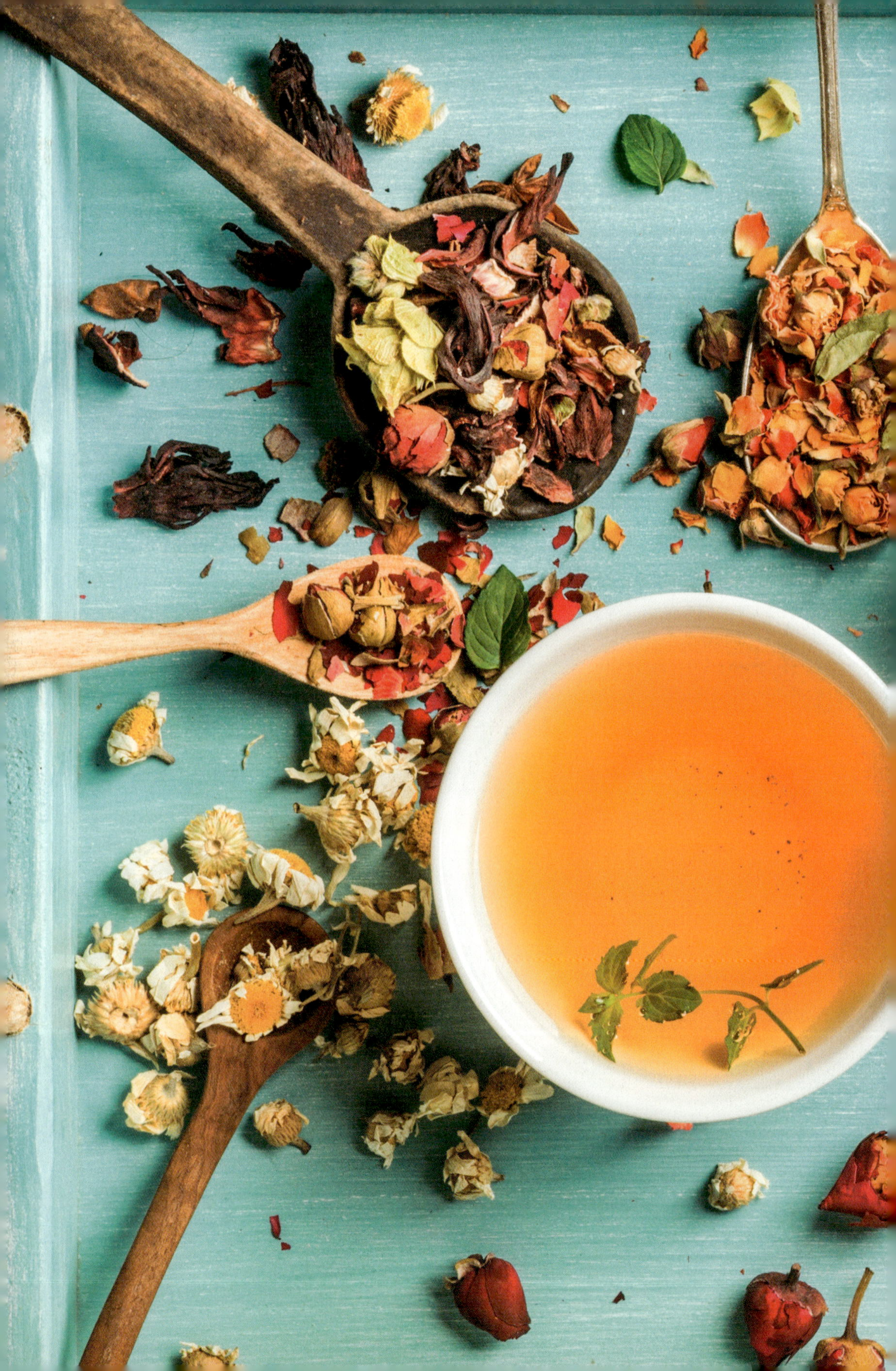

Weitere Zubereitungen

Nachdem ich die klassischen und althergebrachten Zubereitungen der Pflanzenheilkunde vorgestellt habe, möchte ich Ihnen nun Zubereitungen zeigen, die sehr viel weniger geläufig sind. Einige sind für die Hausapotheke dennoch sehr nützlich, andere sind zwischen heilkräftig und genussreich anzusiedeln, ich denke da insbesondere an Weine oder heilkräftige Elixiere. Wieder andere wie die Aromabäder entspannen am Ende eines langen Arbeitstages. Und außerdem seien wir doch einmal ein wenig verrückt: Warum sollten wir uns nicht in Versuchung bringen lassen, ein Bad mit ätherischem Lavendelöl zu genießen und dabei ein Gläschen Enzianwein zu schlürfen? Wie heißt es so schön: Man darf sich doch auch einmal etwas gönnen!

Arzneiessig

Apfelessig wird gelegentlich für die Mazeration von Pflanzen verwendet. Im Vergleich zu Alkohol ist er kein sehr wirksames Lösungsmittel, aber in einigen speziellen Fällen, die wir uns ansehen werden, leistet er gute Arbeit. Beachten Sie, dass Essig nur Spuren von Alkohol enthält, sicherlich nicht genug, um Inhaltsstoffe der Pflanze zu extrahieren. Er enthält jedoch Essigsäure und diese verleiht ihm interessante Eigenschaften.

Der Prozentsatz an Essigsäure wird manchmal auf dem Flaschenetikett angegeben. Unsere kanadischen Freunde haben viele Jahre lang einen Essig mit 8 % Essigsäure verwendet, der sich von dem Essig unterscheidet, der bei uns im Handel zu finden ist und meist nur zwischen 4 und 7 % Essigsäure enthält. Je saurer der Essig, desto besser die Extraktion. Essig mit 8 % Essigsäure findet man im Normalfall lediglich bei den Haushaltsprodukten – und zwar bei Essigessenzen, die nicht für den Verzehr bestimmt sind. Man muss also mit den verfügbaren Mitteln auskommen! Ein Bioapfelessig mit 4 bis 5 % erfüllt seinen Zweck. Weinessig hat für meinen Geschmack einen etwas zu dominanten Geschmack.

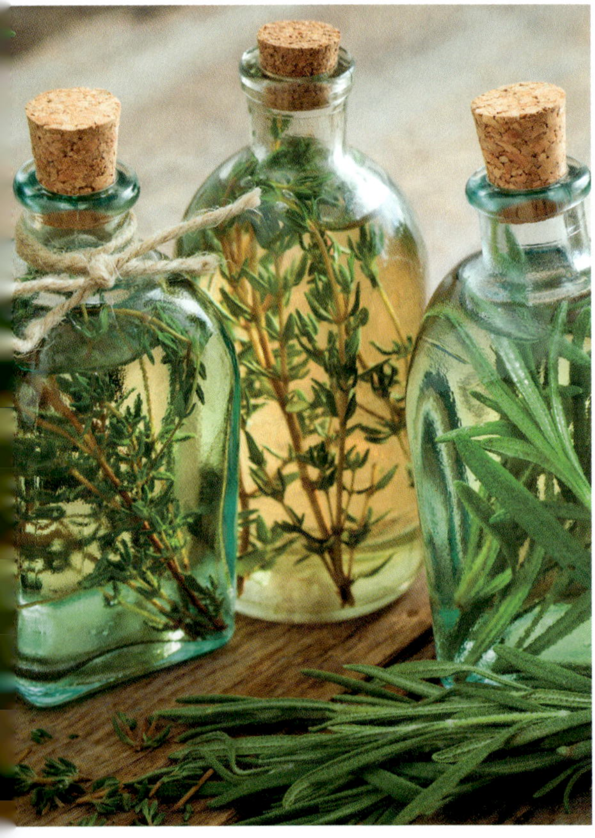

Welche Pflanzen sind geeignet?

Es gibt zwei Pflanzenfamilien, die sich in Essig mazerieren lassen: Pflanzen, die reich an Mineralstoffen sind, und Pflanzen, die reich an Alkaloiden sind. Diese Pflanzen müssen getrocknet verwendet werden, die Feuchtigkeit der frischen Pflanze hätte eine zu starke Verdünnung der Essigsäure und eine Gärung des zubereiteten Essigs zur Folge.

Mineralstoffreiche Pflanzen

Mineralstoffe lassen sich durch eine saure Lösung gut extrahieren. Hier eine Auswahl an Pflanzen mit hohem Mineralstoffgehalt:

- Brennnessel (*Urtica dioica, U. urens*), oberirdische Teile
- Hafer (*Avena sativa, A. fatua*), oberirdische Teile
- Himbeerstrauch (*Rubus idaeus*), Blätter
- Luzerne (*Medicago sativa*), oberirdische Teile
- Vogelmiere (*Stellaria media*), oberirdische Teile
- Wiesenklee (*Trifolium pratense*), oberirdische Teile
- Zinnkraut (*Equisetum arvense*), oberirdische Teile

Pflanzen mit hohem Alkaloidanteil

Alkaloide sind alkalisch und verbinden sich gerne mit der Essigsäure des Essigs. Hier eine Auswahl von Pflanzen mit hohem Alkaloidgehalt:

- Gewöhnliche Berberitze (*Berberis vulgaris*), idealerweise die sekundäre Rinde der Wurzeln oder einfach die Wurzeln
- Erdrauch (*Fumaria officinalis*), oberirdische Teile
- Herzgespann (*Leonurus cardiaca*), oberirdische Teile
- Kalifornischer Mohn (*Eschscholzia californica*), oberirdische Teile
- Schöllkraut (*Chelidonium majus*), oberirdische Teile

Info

Vielleicht haben Sie auch mit Essigen mit Gewürz- und Aromapflanzen experimentiert: Thymian, Rosmarin, Ysop etc. Die Extraktion der Aromastoffe ist alles andere als optimal, das fertige Produkt duftet jedoch angenehm und kann verwendet werden, um Vinaigretten zu verfeinern. Unter therapeutischem Gesichtspunkt hingegen mangelt es diesen Zubereitungen definitiv an Power.

Arzneiessig

Zutaten

- Getrocknete Pflanze
- Bioapfelessig

Material

- Luftdicht verschließbares Glasgefäß
- Sterilisierte Glasflaschen, am besten mit 200 bis 250 ml Fassungsvermögen
- Falls die Mazeration mit Wurzeln oder Rinden erfolgt, brauchen Sie außerdem:
    - einen Topf
    - einen ungebleichten Kaffeefilter
    - einen Trichter
    - eine sterilisierte Glasflasche

Methode für die oberirdischen Teile

Zum Mazerieren oberirdischer Pflanzenteile, also von Blättern und Blüten, arbeiten Sie mit folgender Methode:

- Handelt es sich nicht um eine Gewürz- oder Aromapflanze, wird sie grob gemahlen. Eine Gewürz- oder Aromapflanze wird fein geschnitten.
- Pflanze in das Glasgefäß geben.
- Pflanze mit Essig bedecken, dabei sicherstellen, dass sie keinen Kontakt mehr mit der Luft hat.
- Gefäß schließen und gründlich schütteln.
- 24 Stunden ruhen lassen, dann die Füllhöhe des Essigs kontrollieren. Möglicherweise muss etwas nachgegossen werden. Dabei wieder sicherstellen, dass die Pflanze keinen Kontakt mit der Luft hat.
- 2 Wochen mazerieren lassen. Gefäß täglich schütteln.
- Auspressen und die Flüssigkeit filtern, wie im Abschnitt »Auspressen und Filtern der Zubereitung« auf Seite 129 beschrieben.
- In die Glasflaschen füllen und lagern.

Methode für Wurzeln und Rinden

Zum Mazerieren von Wurzeln, Rinden oder anderen faserigen Pflanzenteilen, die im Allgemeinen ein Abkochen (ein Dekokt) verlangen würden, arbeiten Sie nach der vorherigen Methode. Vor dem Abfüllen und Einlagern muss der Essig jedoch erhitzt und anschließend gefiltert werden. Ziel des Erhitzens ist es, eine Gerinnung des gesamten Albumins, also des Proteins in der Pflanze, zu erzwingen, denn in Wurzeln und Rinden ist sehr viel Albumin enthalten. Ist das Albumin durch die Hitze geronnen, kann es herausgefiltert werden. Ohne diesen Schritt kann das Albumin zu einer raschen Gärung des Essigs führen und ihn schlecht werden lassen. Dazu gehen Sie folgendermaßen vor:

- Essig erhitzen, bis er zu sieden beginnt. Nicht aufkochen lassen. Vom Herd nehmen und eine Minute abkühlen lassen.
- Trichter auf eine Flasche setzen, die groß genug ist, um den gefilterten Essig aufzunehmen.
- Einen ungebleichten Kaffeefilter in den Trichter setzen.
- Essig sehr vorsichtig in den Trichter gießen, um das Albumin aufzufangen. Achtung: Wenn Sie den Essig zu schnell ausgießen, kann der Filter reißen.
- Gefilterten Essig in die Glasflaschen umfüllen und lagern.

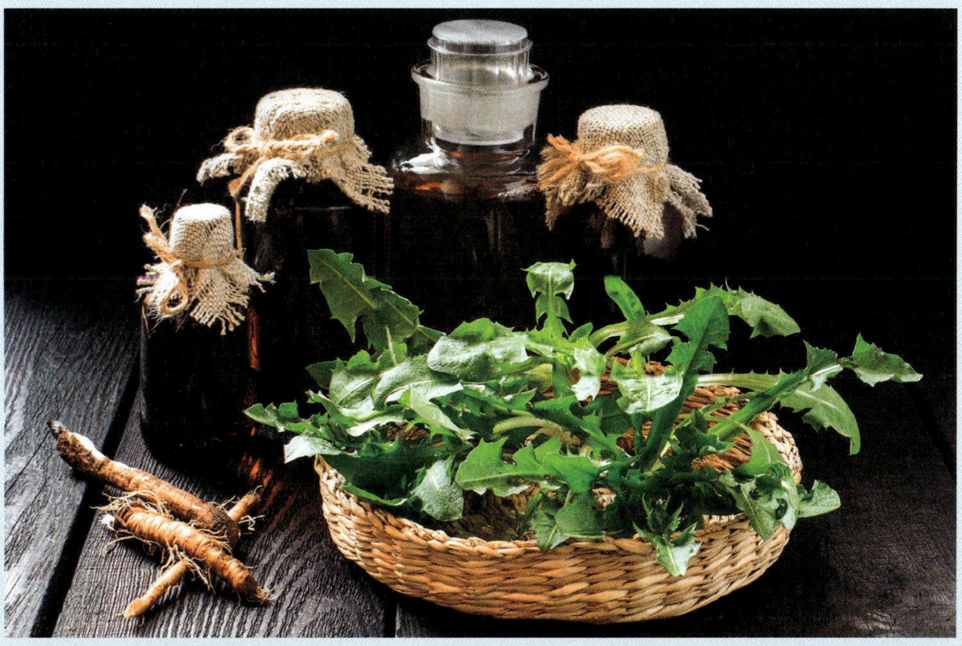

Vorschläge für Pflanzenessige

Pflanze	Teil der Pflanze	Anwendung
Brennnessel (*Urtica dioica, U. urens*)	oberirdische Teile	Remineralisierung, Gelenkschmerzen
Erdrauch (*Fumaria officinalis*)	oberirdische Teile	Entschlackung, Hautprobleme
Herzgespann (*Leonurus cardiaca*)	oberirdische Teile	Palpitationen, Ängste
Luzerne (*Medicago sativa*)	oberirdische Teile	Remineralisierung
Kalifornischer Mohn (*Eschscholzia californica*)	oberirdische Teile	Schlafstörungen
Rose (*Rosa* subsp.)	Blütenblätter	Rosacea; den Essig vor der Anwendung auf der Haut mit Wasser verdünnen
Wermutkraut (*Artemisia absinthium*)	Blätter	Verdauungsbeschwerden, Gärung im Magen
Wiesenklee (*Trifolium pratense*)	oberirdische Teile	Remineralisierung

Lagerung und Haltbarkeit

Pflanzenessig hält sich an einem kühlen, trockenen und lichtgeschützten Ort im Allgemeinen 6 Monate.

Dosierung

Da die Wirkstoffkonzentration im Essig sehr viel geringer ist als in der Tinktur, müssen höhere Dosen eingenommen werden. Im Allgemeinen wird der Essig teelöffel- oder esslöffelweise eingenommen, verdünnt in Wasser.

Pastillen

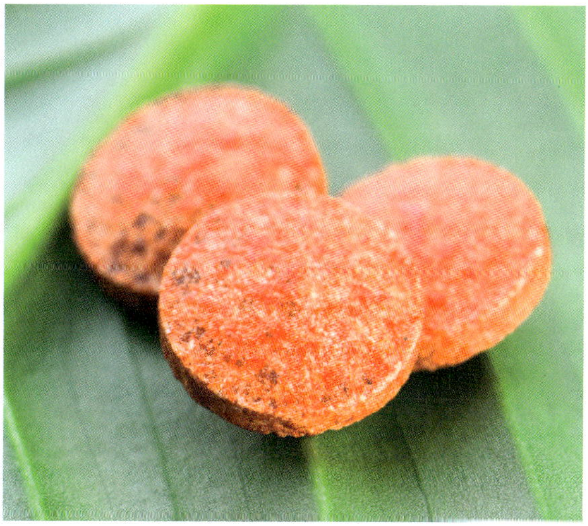

Pastillen sind eine praktische Möglichkeit, die zu Pulver verarbeitete Pflanze zu sich zu nehmen, besonders wenn dieses Pulver unangenehm schmeckt. Es ist eine einfache Verbindung des Pulvers mit flüssigem Honig, sodass eine Pastille geformt werden kann.

Pastillen können bei Problemen im Rachen verwendet oder einfach als Möglichkeit genutzt werden, eine Pflanze einzunehmen. Die Pflanzen der chinesischen oder ayurvedischen Medizin beispielsweise sind in der Regel in Pulverform erhältlich und schmecken oft nicht gut. Diese Pulver bilden eine ideale Grundlage für Pastillen.

Tipp

Falls die Pflanze im Mund auch als Pastille unangenehm kräftig schmeckt, kann man sie mit Eibischwurzel mischen, die dann als natürlicher Hilfsstoff wirkt. So können Sie beispielsweise eine Hälfte Pflanzenpulver und eine Hälfte Eibischpulver verwenden. Stellen Sie diese Mischung her, bevor Sie Honig dazugeben.

Einnahme der Pastillen

Pastillen werden nicht hart wie ein Bonbon, sie bleiben weich und lösen sich im Mund relativ schnell auf. Bereiten Sie beispielsweise Pastillen gegen Halsschmerzen zu, behalten Sie die Pastille so lange im Mund, bis sie zerfällt. Wenn die Pastille einfach nur ein Mittel ist, um ein schlecht schmeckendes Pflanzenpulver aufzunehmen, können Sie die Pastille kauen, um die Verdauung der Pflanze zu starten, und sie anschließend schlucken.

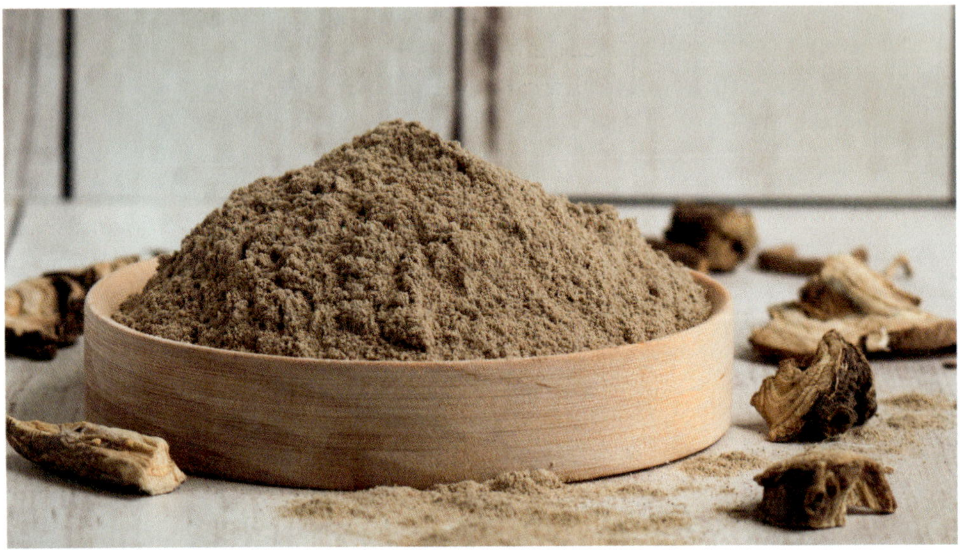

Pulver der Eibischwurzel

Pastillen

Falls die Pflanze nicht bereits in Pulverform geliefert wird, können Sie sie selbst mahlen, wie auf Seite 142 erklärt. Beachten Sie, dass die Qualität Ihrer Pastille davon abhängt, wie fein Sie die Pflanze mahlen können. Sieben Sie das Pulver gut, sonst ist es unangenehm, die Pastille zu schlucken, sie könnte Hals und Rachen reizen.

Zutaten

- Mischung aus getrockneten Pflanzen Ihrer Wahl, zu feinem Pulver gemahlen
- Süßholzwurzel *(Glycyrrhiza glabra)* oder Eibischwurzel *(Althaea officinalis)* in Pulverform für die Umhüllung
- Flüssiger Honig

Material

- Schüssel
- INOX-Löffel und Küchenmesser
- Gefäß, um den Honig im Wasserbad zu erwärmen
- Dose zum Aufbewahren der Pastillen im Kühlschrank

Methode

- Mischung der Pflanzenpulver in eine Schüssel geben.
- Honig im Wasserbad leicht erwärmen, um ihn möglichst flüssig werden zu lassen.
- Honig sehr vorsichtig in die Schüssel gießen und mit dem Pulver mischen. Achtung: Ziel ist es, nur so viel Honig zuzusetzen, dass Sie eine Kugel formen können. Wenn Sie zu viel Honig nehmen, wird die Paste zu klebrig und ist schwierig zu verarbeiten. Beginnen Sie mit einer ganz kleinen Menge Honig und lassen Sie sich genügend Zeit, sie gründlich in das Pulver einzuarbeiten. Behalten Sie etwas Pulver zurück, um es zugeben zu können, falls die Paste zu klebrig wird.
- Irgendwann lässt sich die Paste dann mit der Hand bearbeiten. Tun Sie dies, auch wenn Sie anschließend sehr klebrige Finger haben werden.
- Paste zu einer Rolle formen und mit einem Küchenmesser in Scheiben schneiden.
- Jede Scheibe zu einer Kugel formen, diese anschließend in Eibisch- oder Süßholzpulver wälzen, damit sie nicht mehr klebt. Die Kugeln sind nun verzehrfertig.

Dosierung

Pflanzen in Pulverform, insbesondere die Pflanzen der chinesischen oder ayurvedischen Medizin, werden genau dosiert. Nehmen wir als Beispiel die Schlafbeere *(Withania somnifera)*. Diese Pflanze reguliert die Stresshormone und sorgt damit für ruhigere Nächte. Nehmen wir einmal an, dass Sie über die Pflanze recherchieren und beschließen, jeden Abend 4 g davon einzunehmen. Wie sehen Ihre Berechnungen aus? Nachfolgend sehen Sie, wie vorzugehen ist:

- Die leere Schüssel wiegen, das Gewicht notieren.
- Pulver der Schlafbeerenwurzel in die Schüssel geben, beispielsweise 100 g.
- Paste mit dem flüssigen Honig zubereiten, wie zuvor erklärt. Sobald die Paste die richtige Konsistenz hat und nicht mehr klebt, die Schüssel erneut wiegen. Sagen wir, die Paste – ohne Schüsselgewicht – wiegt 230 g. Sie haben also 130 g Honig auf 100 g Pulver verwendet.
- Folglich enthält jede Pastille vom Gewicht her 43 % Schlafbeere, die restlichen 57 % sind Honig.

Wie können Sie nun jeden Abend Ihre 4 g Schlafbeere einnehmen? Ganz einfach: Sie müssen 4 × 100 ÷ 43 ≈ 9 g – genau gesagt 9,3 g – Pastillen einnehmen.

Aufbewahrung und Haltbarkeit

Bewahren Sie Ihre Pastillen in einer Dose auf und stellen Sie diese in den Kühlschrank, damit sie ihre Form bewahren. Prinzipiell halten sie sich mehrere Wochen.

STECKBRIEF

Echter Eibisch

Althaea officinalis
Mehrjährige Pflanze, enthält Schleimstoffe

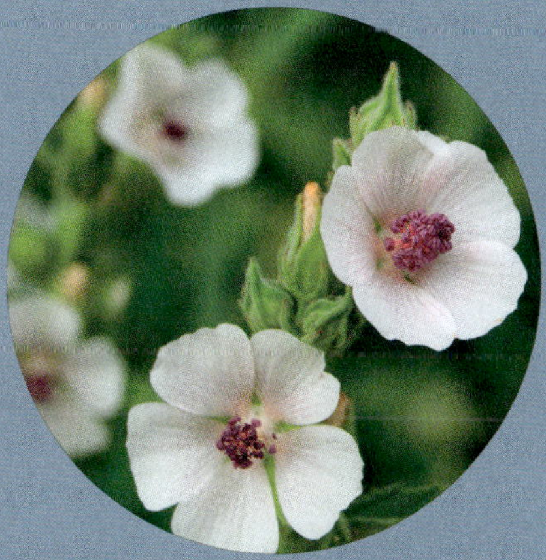

Ernte: Gesammelt werden die Wurzeln mit ihren vielen Schleimstoffen im Herbst, wenn die oberirdischen Teile verschwunden sind. Die Blätter enthalten etwas weniger Schleimstoffe, sind jedoch einfacher zu ernten, man sammelt sie bei Bedarf. Auch die Blüten enthalten Schleimstoffe und sind als Tee sehr interessant, sowohl unter ästhetischen als auch unter heilkräftigen Gesichtspunkten.

Reinigen: Die Wurzeln werden mit reichlich Wasser mit einer Bürste gereinigt, anschließend mit einem Küchentuch abgetrocknet. Blätter und Blüten müssen nicht gereinigt werden.

Trocknen: Das Trocknen ist sehr heikel, denn der Pflanzenschleim liebt das Wasser und saugt sich bei der erstbesten Gelegenheit mit Feuchtigkeit voll.

- **Wurzeln:** Wenn Sie in einer trockenen Region leben, ist ein konventionelles Trocknen auf einem Rost ausreichend. Sonst müssen Sie vielleicht auf ein kleines Dörrgerät zurückgreifen oder die Wurzeln im Backofen trocknen lassen, bei leicht geöffneter Backofentür und auf niedrigster Stufe. Achten Sie jedoch darauf, dass die Wurzeln nicht gegart werden.

- **Blätter und Blüten:** Grundsätzlich ist das traditionelle Trocknen ausreichend. Sollten Sie jedoch sehen, dass die Blätter durch Oxidation aufgrund der Feuchtigkeit schwarz werden oder dass die Blüten ihre Farbe verlieren, müssen Sie vielleicht ein Dörrgerät verwenden.

Aufbewahrung: Auch die Aufbewahrung ist heikel. Wenn Sie in einer Region mit trockenem Klima leben, sind Papiertüten ausreichend. Sonst muss die Pflanze vielleicht in luftdicht schließenden Glasbehältern aufbewahrt werden. Aber achten Sie gut darauf, nur wirklich trockene Pflanzenteile in das Gefäß zu geben, bevor Sie es schließen, sonst fangen sie an zu schimmeln. Ich habe in einen Luftentfeuchter investiert, den ich in den Raum stelle, in dem ich meine Pflanzen aufbewahre – damit Pflanzen mit vielen Schleimstoffen in den Tüten nicht schimmeln.

Beste Methode zur Extraktion der Wirkstoffe

- **Wurzeln:** Kaltmazeration, am besten mit der zu Pulver gemahlenen Wurzel. Auch die fein geschnittene Wurzel ergibt ein gutes Mazerat, dies ist jedoch nicht die optimale Nutzung der Pflanze. Die Mazeration ergibt ein flüssiges Gel, das man trinkt, um Schleimhautentzündungen im Verdauungstrakt zu lindern.
- **Blätter und Blüten:** Einen traditionellen Kräutertee zubereiten.

Anwendung: Schleimhautreizungen von Mund, Rachen und Speiseröhre, Geschwüre, Koliken und jegliche Entzündung im Magen-Darm-Trakt, Lungenerkrankungen. Eibisch beruhigt auch die Harnwege.

Vorschläge für Pflanzenpastillen

Pflanze	Teil der Pflanze	Anwendung
Andorn *(Marrubium vulgare)*	Blätter	Bronchitis (schleimlösend), Leberreinigung
Kleines Fettblatt *(Bacopa monnieri)*	Blätter	Konzentrationsprobleme und kognitive Störungen
Asiatischer Ginseng *(Panax ginseng)*	Wurzeln	allgemeine große Erschöpfung
Echte Kamille *(Matricaria recutita)*	Blüten	Verdauungsprobleme, Erregung und Wutanfälle bei Kindern
Katzenminze *(Nepeta cataria)*	Blätter	Verdauungsprobleme
Salbei *(Salvia officinalis)*	Blätter	Probleme im Hals
Schlafbeere *(Withania somnifera)*	Wurzeln	chronischer Stress und Schlafstörungen
Spitzwegerich *(Plantago lanceolata)*	Blätter	Entzündung der Schleimhäute im Verdauungstrakt
Süßholz *(Glycyrrhiza glabra)*	Wurzeln	Probleme im Hals, Bronchitis
Thymian *(Thymus vulgaris)*	Blätter	Probleme im Hals und in der Lunge

Pflanze	Teil der Pflanze	Anwendung
Wermutkraut *(Artemisia absinthium)*	Blätter	Magenverstimmung, Gärung im Magen
Ysop *(Hyssopus officinalis)*	Blütenstände	Asthma, Bronchitis

Arzneiwein

In den letzten Jahrhunderten war die Mazeration von Heilpflanzen in Wein eine weitverbreitete Methode, sowohl bei der Bevölkerung als auch bei den Ärzten, die diese Zubereitungen gerne als Aperitif empfahlen. Arzneiwein sollte in unseren Vorratsschränken wieder seinen Platz finden. Er ist besonders nützlich, um eine träge Verdauung anzuregen. Man kann ihn vor dem Essen zu sich nehmen, so dient er zugleich als Aperitif und als Heilmittel.

Welcher Wein ist geeignet?

Der Alkoholgehalt des Weins bestimmt sein Extraktionsvermögen. Je mehr Alkohol der Wein enthält, desto besser werden die Inhaltsstoffe der Pflanzen extrahiert. Im Allgemeinen liegt der Alkoholgehalt eines Weins zwischen 11 und 14 Vol.-%. Das ist deutlich weniger als bei dem Alkohol, der für eine Tinktur verwendet wird und wo der Alkoholgehalt für eine getrocknete Pflanze bei 45 bis 50 Vol.-% liegt. Dem Wein fehlt für eine optimale Extraktion also etwas die Power. Bevorzugen Sie daher einen Wein mit möglichst hohem Alkoholgehalt. Wie Sie im Folgenden noch sehen werden, empfehle ich außerdem, dem Wein ein Glas Wodka oder Rum zuzusetzen, um die Extraktion weiter zu fördern.

Der Geschmack des Weins sollte nicht zu dominant sein. Bei den Rotweinen sollten Sie keinen zu jungen Wein wählen, denn dieser ist gelegentlich sehr tanninreich. Allgemein sind die Weißweine milder und die Pflanze kann sich freier entfalten.

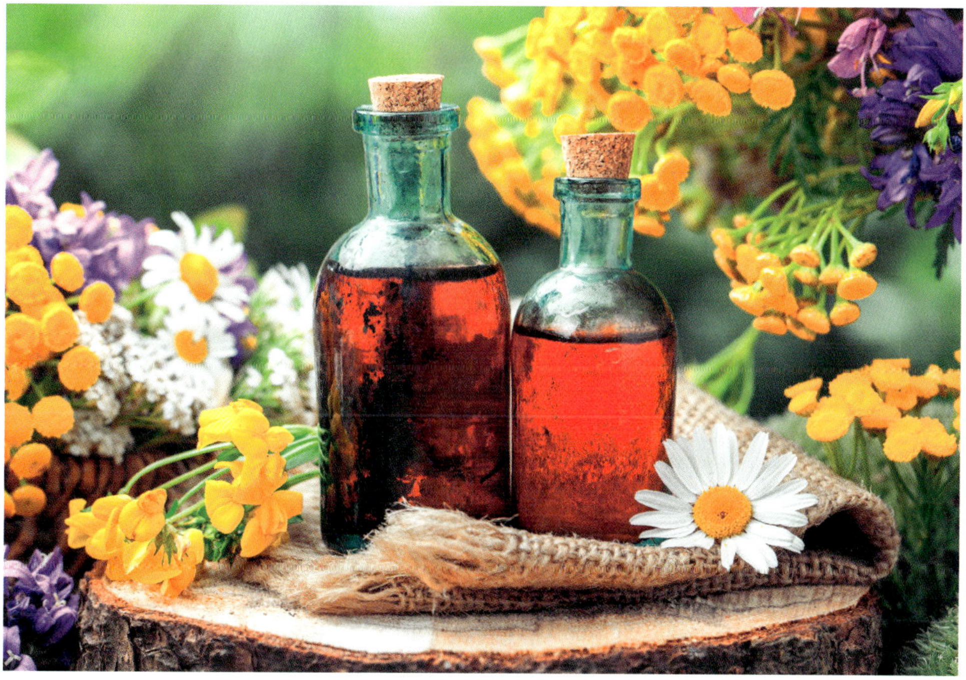

Vertrauen Sie jedoch nicht zu sehr auf diese Regeln! Experimentieren Sie, testen Sie, finden Sie neue Wege, um sowohl die geschmackliche als auch heilkräftige Seite Ihrer Zubereitung zu optimieren.

Material

Die Mazeration wird nicht in einer Flasche, sondern in einem luftdicht verschließbaren Glasgefäß mit 1,5 l Fassungsvermögen und möglichst großer Öffnung durchgeführt. Der Versuch, eine größere Pflanzenmenge durch den Hals einer Flasche einzufüllen, wäre nämlich keine leichte Aufgabe! Sobald das Mazerat ausgepresst und gefiltert wurde, füllen Sie den Wein in eine sterilisierte Flasche um. Das Auspressen und Filtern erfolgt genauso wie bei den Tinkturen.

STECKBRIEF

Weißdorn

Crataegus monogyna, C. laevigata
Mehrjähriger dorniger Strauch

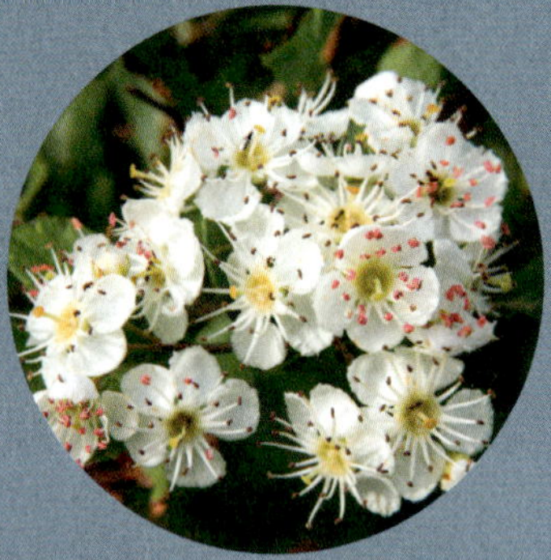

Ernte: Gesammelt werden im Frühjahr die Blütenstände mit einigen umgebenden Blättern. Im Herbst können die Cenellen* geerntet werden, sie sind reich an Flavonoiden, die das Herz-Kreislauf-System schützen. Die Blütenstände sind den Cenellen vorzuziehen, auch wenn sich die Wirkung schön ergänzt.

Reinigen: nicht nötig

Trocknen: Man lässt Blütenstände und Cenellen ausgebreitet auf einem Rost trocknen.

Aufbewahrung: in Papiertüten

Beste Methode zur Extraktion der Wirkstoffe: Bei den Blütenständen ist eine Tinktur der frischen Blütenstände (200 ml reiner Alkohol pro 100 g Blütenstände) oder der getrockneten Blütenstände (500 ml Alkohol mit 45 Vol.-% pro 100 g Blütenstände) am besten. Ein Tee aus den getrockneten Blütenständen ist ebenfalls ausgezeichnet, dabei verwendet man laut Moore im Allgemeinen 30 g Blütenstände pro Liter Wasser.

Die Cenellen verarbeitet man in einer Kaffeemühle zu einem Pulver, das anschließend als Tee zubereitet wird (1 Teelöffel Pulver pro Tasse). Man kann sie auch als Tinktur aus der frischen oder getrockneten Pflanze zubereiten. Dabei gelten dieselben Mengenverhältnisse und Alkoholgehalte wie bei den Blütenständen.

Anwendung: Palpitationen und andere Herzrhythmusstörungen, Herzinsuffizienz – hier nur nach Zustimmung Ihres Arztes –, Reizbarkeit, Schlaflosigkeit, Atherosklerose, Hypertonie

PRAXIS

Arzneiwein

Dies ist eine allgemeine Methode, die je nach Pflanze oder Pflanzen angepasst werden muss, insbesondere hinsichtlich der genauen Pflanzenmengen. Ich gebe nachfolgend einige Rezepturen an, um Sie in die Herstellung dieser süßen Getränke einzuführen.

- Pflanze oder Pflanzenmischung vorbereiten und möglichst fein schneiden. Bei einer Pflanze, die nicht aromatisch ist, ist es manchmal ratsam, sie grob zu mahlen, um die Extraktion zu erleichtern. Im Allgemeinen soll die Pflanze getrocknet sein, soweit nicht anders angegeben. Auch wenn die genaue Menge von der jeweiligen Pflanze abhängt, kann man als gute Durchschnittsmenge 30 g getrocknete Pflanze pro 750 ml Wein ansetzen.
- Pflanze in ein luftdicht verschließbares Glasgefäß mit 1,5 l Fassungsvermögen geben.
- 750 ml Wein Ihrer Wahl über die Pflanze gießen, 80 ml Wodka oder Rum mit 45 Vol.-% zusetzen und gut schütteln.
- Sollte die Pflanze nicht vollständig vom Wein bedeckt sein, eine Methode aus dem Abschnitt »Tipps, um die Pflanze gut mit Flüssigkeit bedeckt zu halten« auf Seite 127 anwenden.
- Gefäß schließen und lichtgeschützt aufbewahren.
- Täglich schütteln. Falls Sie die Pflanze mit einem Stein oder einem anderen schweren Gegenstand beschwert haben, damit sie gut vom Wein bedeckt ist, ist darauf zu achten, dass das Gefäß dabei nicht zerbricht.
- Je nach Pflanze 1 bis 4 Wochen mazerieren lassen. Bei einer Pflanze mit kräftigem Geschmack wie dem Thymian oder dem Wermutkraut dürfte 1 Woche genügen. Hat die Pflanze einen milderen und zarteren Geschmack wie der Waldmeister oder der Weißdorn, warten Sie eher 4 Wochen.
- Auspressen und filtern, wie auf Seite 129 erklärt.
- Nach Geschmack süßen. Wahrscheinlich brauchen Sie mehrere Versuche, bis Sie die optimale Menge für Ihren Gaumen und die verwendeten Pflanzen herausgefunden haben. Einige bevorzugen den Wein süßer, andere weniger. Ich persönlich rate zu 15 bis 40 g flüssigem Honig. Gründlich verrühren, damit der Honig vollständig eingearbeitet wird.
- Mit einem Trichter in eine hübsche Flasche umfüllen, beschriften und an einem kühlen und lichtgeschützten Ort aufbewahren.

Einnahme und Dosierung

In der Regel trinkt man von einem Arzneiwein ein kleines Glas vor den Mahlzeiten als Aperitif. Um eine therapeutische Wirkung zu erzielen, wäre es nötig, den Wein je nach Zielsetzung mehrere Tage bis mehrere Wochen einzunehmen. Wie Sie richtig vermuten werden, soll dies kein Ansporn zum Alkoholismus sein. Wir befinden uns hier zugleich auf spielerischem, sozialem – mit Freunden ein Gläschen Pflanzenwein zu trinken kann durchaus Freude machen – und heilkräftigem Terrain. Anders gesagt, man tut sich etwas Gutes und hat Spaß dabei.

Wünschen Sie sich jedoch eine deutlichere therapeutische Wirkung, ist klar, dass Sie besser auf Tees, Dekokte, Tinkturen oder andere traditionellere, konzentriertere und weniger … alkoholische Zubereitungen zurückgreifen!

Vorschläge für »einfache« Arzneiweine

»Einfach« bedeutet hier, dass der Wein nur eine einzige Pflanze enthält. In der folgenden Tabelle finden Sie zahlreiche Vorschläge für Weine, deren Eigenschaften die Verdauung ankurbeln. Der Wein wird als Aperitif vor den Mahlzeiten getrunken, es gibt also nichts Besseres, um eine träge Verdauung in Schwung zu bringen. Es gibt jedoch auch andere Anwendungsmöglichkeiten, beispielsweise zur Nervenberuhigung.

Pflanzen und Mengen pro 750 ml Wein	Außerdem zusetzen	Weintyp	Weiterer Alkoholtyp zum Zusetzen (80 ml verwenden)	Mazerationsdauer	Anwendung
Artischocke *(Cynara scolymus)* 30 g Blätter	–	rot	Wodka	1 Woche	Verdauungstonikum – sehr bitterer Wein

Pflanzen und Mengen pro 750 ml Wein	Außerdem zusetzen	Wein-typ	Weiterer Alkohol-typ zum Zusetzen (80 ml verwen-den)	Maze-rations-dauer	Anwendung
Engelwurz *(Angelica archangelica)* 30 g Wurzeln	3 g Zimt, 1 Gewürz-nelke und die Zeste einer un-behandelten Zitrone	weiß	Wodka	3 Wo-chen	Verdauungs-tonikum, revi talisierend
Enzian *(Gentiana lutea)* 20 g Wurzeln	3 g Bitter-orangen-schale, un-behandelt	weiß	Wodka	1 Woche	Verdauungs-tonikum – sehr bitterer Wein
Römische Kamille *(Anthemis nobilis)* 40 g Blüten	1 Vanille-schote	weiß	Rum	1 Woche	Verdauungs-tonikum – sehr bitterer Wein
Löwenzahn *(Taraxacum officinale)* 60 g Wurzeln	4 g Bitter-orangen-schale, un-behandelt	weiß	Wodka	4 Wo-chen	Leberreini-gung
Mädesüß *(Filipendula ulmaria)* 40 g Blüten	Zeste einer halben un-behandelten Orange	weiß	Rum	2 Wo-chen	Antiphlogis-tikum und Diuretikum

Pflanzen und Mengen pro 750 ml Wein	Außerdem zusetzen	Weintyp	Weiterer Alkoholtyp zum Zusetzen (80 ml verwenden)	Mazerationsdauer	Anwendung
Waldmeister *(Galium odoratum)* 40 g oberirdische Teile	½ unbehandelte Orange, in feine Scheiben geschnitten, ohne die weiße Haut	weiß	Rum	4 Wochen	Nervenberuhigung
Weißdorn *(Crataegus monogyna)* 40 g Blütenstände	–	weiß	Wodka	4 Wochen	Nervenberuhigung, Herztonikum
Wermutkraut *(Artemisia absinthium)* 22 g oberirdische Teile	–	weiß	Wodka	1 Woche	Verdauungstonikum, die Periodenblutung anregend, Wurmmittel

Vorschläge für Arzneiweine mit mehreren Pflanzen

Hier enthält der Wein verschiedene Pflanzen. Die Liste soll Ihnen eine kleine Vorstellung von den zahlreichen Kombinationsmöglichkeiten geben. Legen Sie los, mischen Sie, probieren Sie – Irrtümer sind kaum möglich. Schlimmstenfalls werden die unhöflichsten Gäste eine Grimasse ziehen. Die Kommentare der höflichsten Gäste werden etwa »Sehr interessant« oder »Überraschend!« lauten – was im Klartext vermutlich »einfach scheußlich« bedeutet.

<table>
<tr><th>Pflanzen und Mengen pro 750 ml Wein</th><th>Weintyp</th><th>Weiterer Alkoholtyp zum Zusetzen (80 ml verwenden)</th><th>Mazerationsdauer</th><th>Anwendung</th></tr>
<tr><td>Alant
(Inula helenium)
15 g Wurzeln</td><td rowspan="3">weiß</td><td rowspan="3">Rum</td><td rowspan="3">2 Wochen</td><td rowspan="3">wirkt antiseptisch auf die Bronchien</td></tr>
<tr><td>Thymian
(Thymus vulgaris)
10 g Blätter</td></tr>
<tr><td>Andorn
(Marrubium vulgare)
5 g Blütenstände</td></tr>
</table>

<table>
<tr><th>Pflanzen und Mengen pro 750 ml Wein</th><th>Weintyp</th><th>Weiterer Alkoholtyp zum Zusetzen (80 ml verwenden)</th><th>Mazerationsdauer</th><th>Anwendung</th></tr>
<tr><td>Beifuß
(Artemisia vulgaris)
15 g oberirdische Teile</td><td rowspan="2">weiß</td><td rowspan="2">Wodka</td><td rowspan="2">3 Wochen</td><td rowspan="2">schmerzhafte oder ausbleibende Regelblutungen</td></tr>
<tr><td>Schafgarbe
(Achillea millefolium)
15 g Blütenstände</td></tr>
<tr><td>Melisse
(Melissa officinalis)
10 g Blütenstände</td><td rowspan="3">weiß</td><td rowspan="3">Rum</td><td rowspan="3">5 Wochen</td><td rowspan="3">beruhigend und angstlösend</td></tr>
<tr><td>Johanniskraut
(Hypericum perforatum)
5 g Blüten</td></tr>
<tr><td>Waldmeister
(Galium odoratum)
10 g Blütenstände</td></tr>
</table>

Arzneielixier

Wir kommen jetzt zu einer anderen Art »Vergnügungsgetränk«, das jedoch viel alkoholischer ist: das Elixier. Es ist nichts anderes als die Mazeration einer Pflanze in starkem Alkohol vom Typ Wodka, Alkohol zum Einlegen von Früchten oder Rum, dem noch Honig zugesetzt wird.

Manche verwenden dafür auch die Bezeichnung »verdünnte und gesüßte Tinktur«, was nicht falsch ist. Wie Sie in den folgenden Rezepturen sehen werden, ist ein Elixier nämlich die Alkoholmazeration einer getrockneten Pflanze, der wir eine viel geringere Pflanzenmenge zusetzen als einer Tinktur, damit das Getränk ... angenehm zu trinken ist! Beachten Sie dabei, dass eine Tinktur, der einfach nur Honig zugesetzt wird, nicht wirklich trinkbar ist. Probieren Sie es aus, wenn Sie mir nicht glauben – abgesehen von einigen Ausnahmen wie der Minze- oder Melissentinktur bezweifle ich, dass irgendeine Tinktur Ihren Gaumen in positiver Weise kitzeln wird.

Im Gegensatz zum Arzneiwein, der eher als Aperitif getrunken wird, nimmt man ein Elixier eher als Digestivum zu sich. Wie beim Arzneiwein ist auch dies wieder kein Ansporn zum Konsum von Alkohol. Konsumieren Sie diese Getränke in Maßen. Denn wozu sollte es gut sein, die Wohltaten der Pflanzen zu nutzen und auf der anderen Seite der Leber zu schaden?

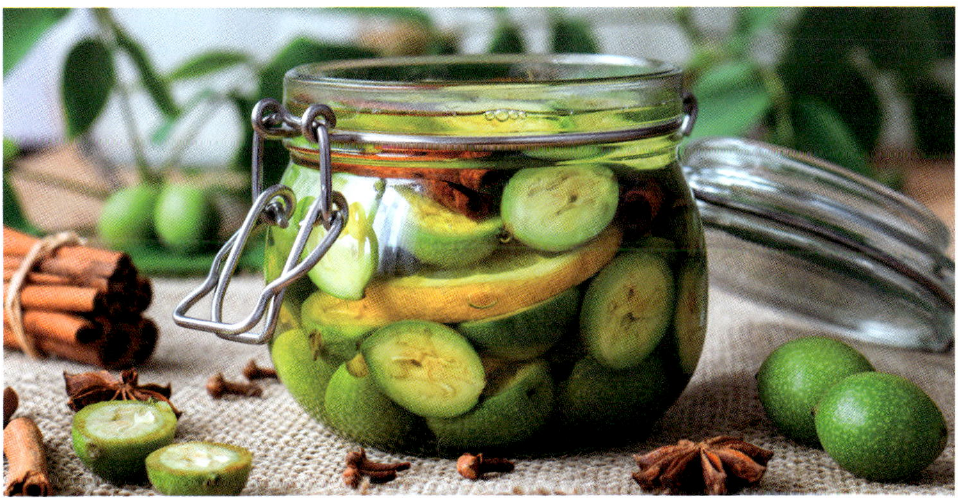

Welcher Alkohol ist geeignet?

Machen Sie es sich einfach und verwenden Sie einen der drei folgenden Alkoholtypen:

- Wodka ist neutral und ermöglicht der Pflanze, sich besser zu entfalten.
- Dasselbe gilt für Alkohol zum Einlegen von Früchten.
- Rum liefert die meiste Süße und verbindet sich gut mit der milden Süße bestimmter Pflanzen.

Ein guter Alkoholgehalt liegt zwischen 40 und 50 Vol.-%, wobei 50 Vol.-% für die Extraktion der Inhaltsstoffe der Pflanze ideal sind, man bekommt solchen Alkohol im Handel jedoch nicht ohne Weiteres, mit Ausnahme von Rum.

Einnahme und Dosierung

Ein Arzneielixier wird im Allgemeinen nach den Mahlzeiten in der Dosis von einem Likörglas eingenommen.

Um eine therapeutische Wirkung zu erzielen, müsste das Elixier je nach Zielsetzung mehrere Tage bis mehrere Wochen eingenommen werden. Wie bereits gesagt, soll dies kein Ansporn zum Alkoholkonsum sein. Wenn Sie sich eine ausgeprägtere therapeutische Wirksamkeit ohne diese Nachteile wünschen, greifen Sie besser auf Tees, Dekokte, Tinkturen oder andere traditionellere Zubereitungen zurück.

PRAXIS

Arzneielixier

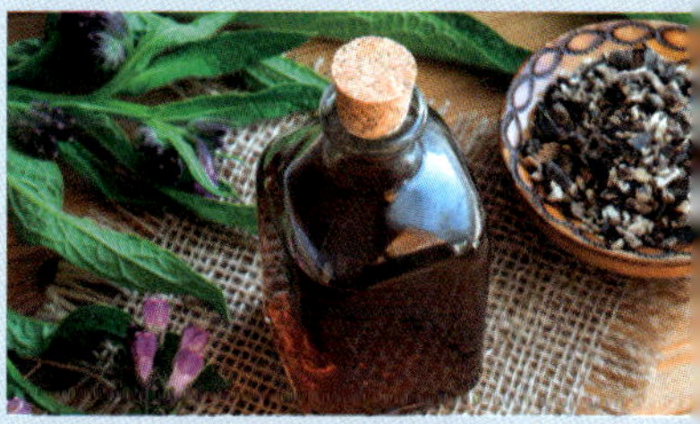

Dies ist eine allgemeine Methode, die je nach Pflanze oder Pflanzen angepasst werden muss, insbesondere hinsichtlich der genauen Pflanzenmengen. Ich nenne nachfolgend einige Rezepturen, die Sie zu entsprechenden Versuchen motivieren sollen.

- Möglichst fein geschnittene Pflanzen in ein Glasgefäß geben. Mit 1 l des gewählten Alkohols übergießen.
- Gut schütteln.
- Sollte die Pflanze nicht vollständig vom Alkohol bedeckt sein, eine Methode aus dem Abschnitt »Tipps, um die Pflanze gut mit Flüssigkeit bedeckt zu halten« auf Seite 127 anwenden.
- Gefäß schließen und lichtgeschützt aufbewahren.
- 2 Wochen lang mazerieren lassen, dabei das Gefäß täglich schütteln. Falls Sie die Pflanze mit einem Stein oder einem anderen schweren Gegenstand beschwert haben, damit sie gut vom Alkohol bedeckt ist, ist darauf zu achten, dass das Gefäß dabei nicht zerbricht.
- Auspressen und filtern, wie auf Seite 129 erklärt.
- Nach Geschmack süßen. Wahrscheinlich brauchen Sie mehrere Versuche, bis Sie die optimale Menge für Ihren Gaumen und die verwendeten Pflanzen herausgefunden haben. Einige bevorzugen das Elixier süßer, andere weniger. Wer besonders kühn ist, wird es vielleicht sogar ganz ohne Süßen versuchen! Ich persönlich rate zu 150 bis 250 g flüssigem Honig pro Liter Alkohol. Gründlich verrühren, damit der Honig vollständig eingearbeitet wird.
- Mit einem Trichter in eine hübsche Flasche umfüllen, beschriften und an einem kühlen und lichtgeschützten Ort aufbewahren.

Vorschläge für Elixiere

Pflanzen und Mengen pro 1 l Alkohol	Alkoholtyp	Anwendung
Anis *(Pimpinella anisum)* 20 g Samen	Wodka	verschafft Erleichterung bei Blähungen
Engelwurz *(Angelica archangelica)* 20 g Samen		
Fenchel *(Foeniculum vulgare)* 20 g Samen		
Eberraute *(Artemisia abrotanum)* 60 g oberirdische Teile	Wodka	Verdauungsstörungen
Enzian *(Gentiana lutea)* 20 g Wurzeln	Wodka	Verdauungsstörungen
Engelwurz *(Angelica archangelica)* 20 g Wurzeln		
Bitterorangenschale, 20 g		
Hopfen *(Humulus lupulus)* 20 g Zapfen	Wodka	Schlafstörungen
Passionsblume *(Passiflora incarnata)* 40 g oberirdische Teile		

<table>
<tr><th>Pflanzen und Mengen
pro 1 l Alkohol</th><th>Alkoholtyp</th><th>Anwendung</th></tr>
<tr><td>Ingwer
(Zingiber officinale)
60 g Rhizome, zu Pulver gemahlen</td><td>Rum mit
50 Vol.-%</td><td>Verdauungsstörungen</td></tr>
<tr><td>Kiefer
(Pinus subsp.)
100 g Knospen</td><td>Rum mit
55 Vol.-%</td><td>kräftigende und antiseptische Wirkung auf die Lunge</td></tr>
<tr><td>Große Klette
(Arctium lappa)
100 g Wurzeln</td><td>Rum</td><td>Leberreinigung</td></tr>
<tr><td>Thymian
(Thymus vulgaris)
20 g Blätter</td><td rowspan="3">Wodka</td><td rowspan="3">Verdauungsstörungen</td></tr>
<tr><td>Rosmarin
(Rosmarinus officinalis)
20 g Blätter</td></tr>
<tr><td>Bohnenkraut
(Satureja montana)
30 g Blätter</td></tr>
<tr><td>Thymian
(Thymus vulgaris)
30 g Blätter</td><td rowspan="2">Wodka</td><td rowspan="2">kräftigende und antiseptische Wirkung auf die Lunge, Verdauungsstörungen</td></tr>
<tr><td>Ysop
(Hyssopus officinalis)
30 g Blütenstände</td></tr>
<tr><td>Wacholder
(Juniperus communis)
80 g Beeren</td><td>Rum mit
55 Vol.-%</td><td>Verdauungsstörungen, antiseptische Wirkung auf die Harnwege, diuretisch wirksam</td></tr>
</table>

Arzneibad

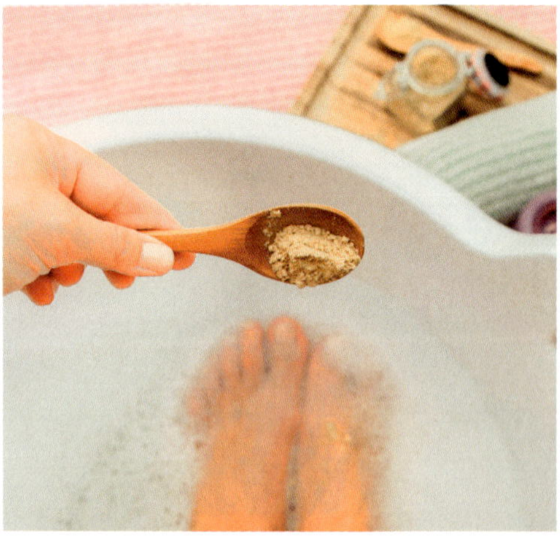

In Ehrerbietung für Maurice Mességué, der uns so viel über die Kunst von Bädern mit Pflanzenzusatz hinterlassen hat, hier nun ein Abschnitt über Arzneibäder. Ein schönes warmes Bad war schon immer eine sehr angenehme Art der Entspannung. Diese Praxis geht auf antike Zivilisationen zurück. Wir werden uns jedoch anschauen, wie das therapeutische Potenzial eines Bades verstärkt werden kann, indem Präparate auf Pflanzenbasis zugesetzt werden, insbesondere Kräutertees oder Dekokte, wie es Mességué seinerzeit machte, der für kranke Menschen zahlreiche Ratschläge bereithatte. Ich werde Ihnen auch erklären, wie einem Vollbad ätherische Öle zugesetzt werden können, um einen sehr wertvollen entspannenden Effekt beizutragen.

Verschiedene Arten von Bädern

Sie können verschiedene Arten von Bädern vorbereiten.

- Ein Vollbad ist am bekanntesten und beliebtesten. Dabei wird die Badewanne mit lauwarmem bis warmem Wasser gefüllt und man taucht vollständig ein.
- Ein Handbad kann für alle Probleme mit den Muskeln, Gelenken, Sehnen oder der Haut von Händen oder Armen durchgeführt werden.
- Ein Fußbad kann für alle Probleme mit den Muskeln, Gelenken, Sehnen oder der Haut von Füßen oder Beinen durchgeführt werden. Außerdem sorgt es für Erleichterung bei schweren Beinen oder bei Problemen mit dem venösen Rückstrom.
- Ein Sitzbad wird bei Problemen mit Hämorrhoiden, bei vaginalen Entzündungen oder Infektionen durchgeführt.

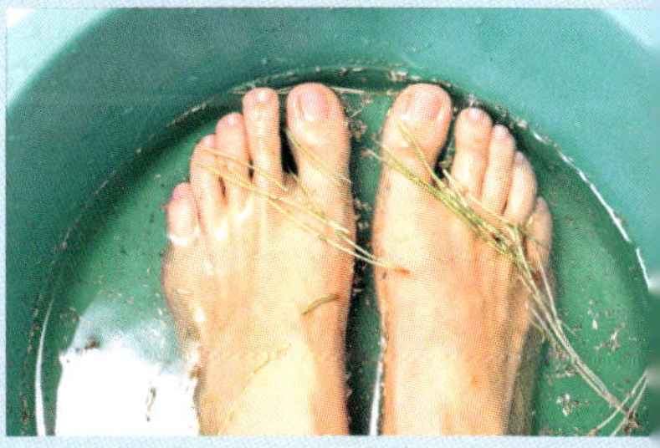

PRAXIS

Hand-, Fuß- oder Sitzbäder

Für diese drei Arten von Bädern gehen Sie folgendermaßen vor:

- ½ l Kräutertee oder Dekokt Ihrer Wahl zubereiten.
- Waschwanne mit warmem oder kaltem Wasser füllen, je nach Problem. Leiden Sie unter Problemen mit dem venösen Rückstrom oder unter Hämorrhoiden, verwenden Sie kaltes Wasser. Haben Sie Probleme mit Krämpfen oder Kongestion, verwenden Sie warmes Wasser. Im Zweifelsfall und wenn Sie keine Kreislaufprobleme haben, ist warmes Wasser vorzuziehen, weil es entspannt, die Poren der Haut öffnet und besser einzieht.
- ½ l Tee oder Dekokt warm oder abgekühlt zugießen, je nach Anwendung.
- Gut mischen und etwa 10 Minuten lang die Hände oder Füße darin baden oder ein Sitzbad nehmen.

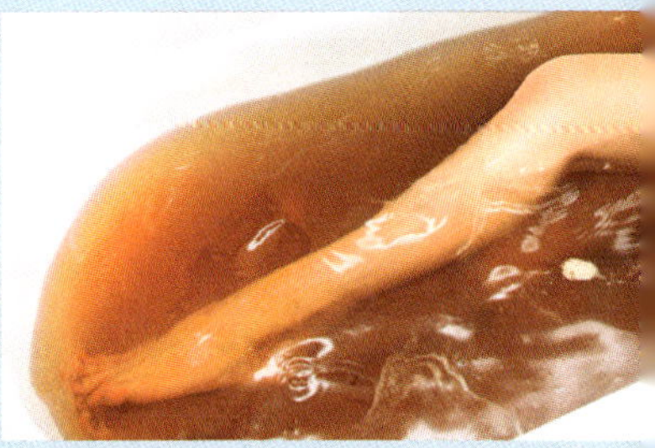

PRAXIS

Vollbad

Gehen sie folgendermaßen vor:

- Bereiten Sie 1 l Kräutertee oder Dekokt Ihrer Wahl zu. Konzentrieren Sie diese Präparate gut. Haben Sie dabei keine Scheu, pro Liter mehr Pflanzen zuzusetzen, als in Ihren Referenzbüchern möglicherweise angegeben wird, nehmen Sie beispielsweise 40 g/l, wenn 30 g/l empfohlen werden.
- Füllen Sie Ihre Badewanne mit warmem oder kaltem Wasser, je nach vorliegendem Problem (siehe Hinweis oben).
- Gießen Sie 1 l Tee oder Dekokt zu, je nach Anwendung warm oder abgekühlt.
- Gut mischen und baden Sie etwa 10 Minuten lang.

Vorschläge für Bäder mit Pflanzenzusatz

Pflanze	Zubereitung	Art des Bades	Anwendung
Ingwer *(Zingiber officinale)*	Dekokt aus den frischen oder getrockneten Rhizomen	Hand- oder Fußbad	Gelenkentzündungen, Muskelschmerzen
Echter Lavendel *(Lavandula angustifolia)*	Tee aus den frischen oder getrockneten Blüten	Vollbad	Entspannung
Melisse *(Melissa officinalis)*	Tee aus den frischen Blättern	Vollbad	Entspannung
Rosskastanie *(Aesculus hippocastanum)*	Dekokt aus den getrockneten Früchten	Fuß- oder Sitzbad	Probleme mit dem venösen Rückstrom oder mit Hämorrhoiden
Stechender Mäusedorn *(Ruscus aculeatus)*	Dekokt aus den getrockneten Rhizomen	Fuß- oder Sitzbad	Probleme mit dem venösen Rückstrom oder mit Hämorrhoiden
Teufelskralle *(Harpagophytum procumbens)*	Dekokt aus den getrockneten Wurzeln	Hand- oder Fußbad	Gelenkentzündungen

Pflanze	Zubereitung	Art des Bades	Anwendung
Wegerich *(Plantago officinalis)*	Tee aus den frischen oder getrockneten Blättern	Hand-, Fuß-, Sitz-, Vollbad	Entzündungen der Haut und der Schleimhäute
Rote Weinrebe *(Vitis vinifera var. tinctoria)*	Tee aus den getrockneten Blättern	Fuß- oder Sitzbad	Probleme mit dem venösen Rückstrom oder mit Hämorrhoiden

Ätherische Öle zur Verstärkung der Pflanzenwirkung

Von ätherischen Ölen können Sie sich bei richtiger Nutzung im Badewasser in eine sagenhafte Welt entspannender Düfte entführen lassen, sodass Sie den Stress des Tages mit dem Badewasser abfließen lassen können. Sie schlafen nicht gut? Nehmen Sie ein entspannendes Bad, bevor Sie zu Bett gehen. Die ätherischen Öle können auch therapeutischen Nutzen liefern, beispielsweise für schmerzhafte Gelenke und Muskeln. Sie ergänzen sehr schön die Wirkung der Pflanzen, die dem Badewasser wie zuvor erklärt als Tee/Dekokt zugesetzt werden.

Ätherische Öle sind mit Wasser nicht mischbar. Sie schwimmen auf der Wasseroberfläche und verdunsten dann rasch, ohne sich mit dem Badewasser zu verbinden. Gelegentlich lösen sie bei Kontakt mit der Haut Reaktionen aus, wenn sie an einer Stelle zu stark konzentriert sind. Verwenden Sie daher ein »Dispergiermittel«, ein Produkt, das ätherische Öle mit Wasser mischbar macht. Es gibt verschiedene Dispergiermittel zur Auswahl:

- Mittel, die Sie in Geschäften bekommen, die ätherische Öle verkaufen, normalerweise auf Basis von Alkohol oder pflanzlichem Glycerin.
- Honig: 2 bis 3 Esslöffel flüssigen Honig in eine Schüssel geben, die ätherischen Öle dazugeben, kräftig mischen, dann diesen aromatischen Honig ins Badewasser gießen. Das Badewasser bewegen, damit sich der Honig gleich-

mäßig auflöst. Nicht vergessen, dabei die Schüssel, in der sich der Honig befunden hatte, im Badewasser auszuspülen, um nichts von den ätherischen Ölen zu vergeuden.

- Crème fraîche, nicht fettreduziert, die dem Badewasser ein reichhaltiges und milchiges Aussehen verleiht und dabei noch Ihre Haut geschmeidig macht. Sie können 100 ml Crème fraîche zum Auflösen der ätherischen Öle verwenden. Gehen Sie so vor wie beim Honig.
- Epsom-Salze sind Magnesiumsalze, die dem Bad eine zusätzliche entspannende Wirkung verleihen. Eine kleine Handvoll Salz in eine Schüssel geben, anschließend die gewünschte Tropfenzahl ätherisches Öl auf das Salz geben. Gut umrühren, dann das Salz ins Badewasser geben. Um sicherzustellen, dass sich das Salz gut auflöst, das Badewasser bewegen.

In der Regel verwenden Sie für ein Vollbad zwischen 20 und 30 Tropfen ätherisches Öl. Meiden Sie hautreizende ätherische Öle wie Oregano, Bohnenkraut, Gewürznelke, Zimt etc. Beschäftigen Sie sich mit einem guten Buch über Aromatherapie, bevor Sie mit ätherischen Ölen experimentieren.

Ich erinnere daran, dass manche Menschen auf ätherische Öle allergisch reagieren. Bevor Sie ein solches Öl verwenden, testen Sie es in der Ellenbeuge, wie in der Empfehlung auf Seite 198 beschrieben.

Vorschläge für ätherische Öle (ÄÖ) als Badezusatz

Pflanze	Menge	Anwendung
ÄÖ Echter Lavendel *(Lavandula angustifolia)*	20 Tropfen	Beruhigung und Entspannung, Vorbereitung auf einen guten Nachtschlaf

Pflanze	Menge	Anwendung
ÄÖ Echter Lavendel (*Lavandula angustifolia*)	10 Tropfen	Beruhigung und Entspannung, Vorbereitung auf einen guten Nachtschlaf
ÄÖ Römische Kamille (*Anthemis nobilis*)	10 Tropfen	
ÄÖ Süßorange (*Citrus sinensis*)	10 Tropfen	
ÄÖ Echter Lorbeer (*Laurus nobilis*)	15 Tropfen	Gelenkschmerzen
ÄÖ Zitroneneukalyptus (*Eucalyptus citriodora*)	10 Tropfen	
ÄÖ Wacholder (*Juniperus communis*)	5 Tropfen	
ÄÖ Rosmarin Ct. Cineol (*Rosmarinus officinalis*)	10 Tropfen	belebendes Bad am Morgen
ÄÖ Zitrone (*Citrus limon*)	10 Tropfen	
ÄÖ Echter Lavendel (*Lavandula angustifolia*)	20 Tropfen	Muskelschmerzen
ÄÖ Echter Lorbeer (*Laurus nobilis*)	10 Tropfen	

Bitte beachten Sie: Ätherische Öle von Zitrusfrüchten wie Süßorange, Zitrone etc. wirken photosensibilisierend. Sie dürfen daher nicht vor einer Sonnenexposition verwendet werden.

Glossar

Adstringens: Tanninhaltige Substanz, die Haut und Schleimhäute zusammenzieht und Blutungen und Exsudationen, also die Absonderung eiweißreicher Flüssigkeiten im Rahmen entzündlicher Prozesse, hemmt. Diese Wirkung wird zur Beruhigung einer starken Entzündung der Haut oder der Schleimhäute genutzt.

Ätherische Öle: Aromatische und flüchtige Substanzen, die überwiegend zur Familie der Terpenoide gehören und im Allgemeinen durch Destillation aus Pflanzen extrahiert werden

Alambic: Destillierapparat

Alkaloid: Stickstoffhaltige organische Verbindung, Teil des Sekundärstoffwechsels der Pflanzen mit starker therapeutischer Aktivität. Man findet darunter, abhängig von der Pflanze, therapeutische Substanzen, aber auch zahlreiche Gifte.

Blattrosette: Kreisförmig angeordnete Blätter an einem Sprossabschnitt

Blütenkorb: Bei diesem Blütenstandstyp sind mehrere Einzelblüten in einem rundlichen oder scheibenförmigen Blütenstand dicht zusammengefasst, sodass der Blütenkorb wie eine Einzelblüte wirkt, zum Beispiel beim Löwenzahn.

Blütenstand: Blütentragender Teil einer Pflanze

Cellulose: Hauptbestandteil der Wand der Pflanzenzellen. Cellulose wird von unserem Verdauungssystem nicht verdaut, sondern dient der Darmflora als Nahrung, sie hat daher eine günstige Wirkung auf unseren Körper.

Cenellen: Rote und bittere Früchte des Weißdorns

Chemotyp: Je nach Standort, Höhenlage, Klima und Boden kann ein und dieselbe Pflanzenart sehr unterschiedliche Inhaltsstoffe abgeben. Diese Varianten verleihen dem ätherischen Öl unterschiedliche Eigenschaften. Nach Möglichkeit wird daher das Hauptmolekül spezifiziert, das eine Pflanze kennzeichnet. Man nennt dies den Chemotyp (Ct.). Ätherisches Rosmarinöl Ct. Kampfer bedeutet, dass der Kampfer vorherrscht, während ätherisches Rosmarinöl Ct. Verbenon bedeutet, dass Verbenon die Leitsubstanz ist. Zwei Chemotypen desselben ätherischen Öls haben nicht nur unterschiedliche Wirkungen, sondern sind auch unterschiedlich toxisch.

Destillation: Verfahren, bei dem eine Pflanze Wasserdampf ausgesetzt wird, um ihre aromatischen Substanzen zu extrahieren

Doldenblütler: Pflanzenfamilie, zu der Karotte, Petersilie, Kerbel, Fenchel, Engelwurz, Sellerie, Koriander, Schierling und etwa 3000 Arten gehören, deren Blüten Dolden bilden. Die Dolde ist ein einfacher Blütenstand, bei dem die Blütenstiele alle an derselben Stelle des Stängels ansetzen. Zudem sind die Blüten alle auf derselben kugeligen oder gelegentlich ebenen Fläche angeordnet.

Einjährige Pflanze: Pflanze, die nur ein Jahr lang lebt

Flavonoide: Inhaltsstoff in Pflanzen aus der Familie der Polyphenole, im Allgemeinen verantwortlich für die unterschiedliche Farbe der Blüten und Früchte. Flavonoide verleihen den Pflanzen starke oxidationshemmende Eigenschaften.

Gemmotherapie: Zweig der Phytoembryotherapie, der von Dr. Max Tétau entwickelt wurde und bei dem man ausschließlich 10-mal verdünnte Mazerate verwendet, die auch als Glycerinmazerate 1DH bezeichnet werden, während in der Phytoembryotherapie unverdünnte Glycerin-Muttermazerate zur Anwendung kommen

Gewürz- und Aromapflanze: Gewürz- oder Heilpflanze, die man an den Aromen erkennt, die sie verströmt. Die Substanzen, die aus der Pflanze verdunsten und unsere olfaktorischen Rezeptoren erreichen, sind in der Regel ätherische Öle. Thymian, Rosmarin, Kardamom, Fenchel und Majoran sind Beispiele für Gewürz- und Aromapflanzen.

Gummi: Zähflüssige Substanz, die im Allgemeinen von bestimmten Bäumen durch Exsudation freigesetzt wird – Beispiel: *Gummi arabicum* der Senegal-Akazie

Heterosid: Molekül, das durch die Kondensation eines Zuckers und einer nicht zuckerartigen Substanz wie Aglycon oder Genin entsteht. Im Allgemeinen wird das Molekül durch unsere Darmflora aufgespalten, um das Aglycon freizusetzen, das heilkräftige Eigenschaften besitzt.

Mehrjährige (oder perennierende) Pflanze: Pflanze, die mehrere Jahre leben kann. Ihre oberirdischen Teile können im Winter manchmal verschwinden. In diesem Fall kann die Pflanze dank ihrer unterirdischen Teile fortbestehen.

Oleoresin: Mischung von Essenzen oder ätherischen Ölen und Harzen, von weicher oder halbflüssiger Konsistenz, im Allgemeinen aus Bäumen oder Sträuchern extrahiert

Pappus: Kleines Büschel von Haaren oder Borsten in Form eines Schirms auf bestimmten Samen, damit diese besser vom Wind verteilt werden

Perikarp: Fruchtgehäuse oder Fruchtwand bei Samenpflanzen, bei Zitrusfrüchten der ungenießbare Teil der Frucht, also die Schale

Permakultur: Ökologisch orientierte landwirtschaftliche Methode, die die Natur respektiert, die nachhaltig und sparsam mit der Energie und den Ressourcen der Erde umgeht

Phenolsäure: Molekül aus der Gruppe der Phenolverbindungen. Sie ist in sehr vielen Heilpflanzen enthalten und hat entwässernde und oxidationshemmende Eigenschaften.

Phytoembryotherapie: Zweig der Phytotherapie, der von Dr. Pol Henry begründet wurde. Dabei werden die pflanzlichen Embryonalgewebe im Wachstum verwendet, also junge Sprossen und Knospen, die durch Mazeration in einer Mischung aus Wasser, Glycerin und Alkohol zu einem Extrakt verarbeitet werden, das »Glycerinmazerat« genannt wird.

Schirmtraube: Blütenstand, bei dem sich die Blüten alle auf demselben Niveau befinden, aber auf verschiedenen Höhen am Stängel ansetzen, im Gegensatz zur Dolde, bei der die Blüten von ein und demselben Punkt des Stängels abgehen

Schleimstoffe: Natürliche Substanzen aus Pflanzen, bestehend aus Polysacchariden, also aus komplexen Kohlenhydraten, die bei Kontakt mit Wasser quellen und eine zähflüssige Konsistenz annehmen, die gelegentlich an Gelatine erinnert

Splintholz: Weiche Schicht, die sich zwischen dem Kernholz und der Rinde eines Baumes bildet

Stachelige Fruchthülle: Stachelige Schale von Kastanie und Marone

Tannin: Molekül aus der Gruppe der Polyphenole, das adstringierend auf die Schleimhäute wirkt, diese also zusammenzieht und somit Mikroblutungen stoppt und Entzündungen lindert

Zapfen: Kompakter Blütenstand in Form einer Ähre oder eines Kegels – Beispiel: Hopfen

Zweijährige Pflanze: Pflanze, die zwei Jahre lang lebt. Im ersten Jahr entwickelt sie sich rein vegetativ mit Wurzeln, Stängeln und Blättern. Anschließend folgt in den Wintermonaten eine Ruheperiode, die Dormanz, im Frühling erwacht sie wieder, um zu blühen und Früchte/Samen zu bilden, bevor sie abstirbt.

Autorenvita

Christophe Bernard studierte Naturheilkunde an der School of Botanical Medicine von Michael Moore, der für die Wiederbelebung der Kräutermedizin in den USA sorgte. Bernard beschäftigt sich seit über 15 Jahren mit dem Anbauen, Sammeln und Verarbeiten von Heilpflanzen. Er schreibt für Fachmagazine und teilt sein Wissen auf seinem erfolgreichen Blog *Althea Provence* auf www.altheaprovence.com/blog/.

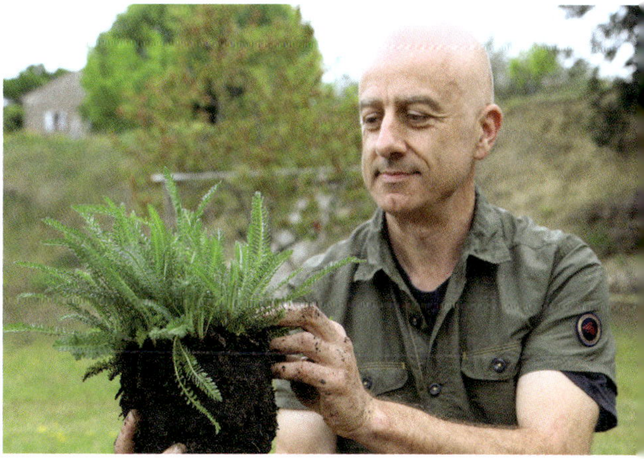

Literaturempfehlungen

Cech, Richo: *Making Plant Medicine*, 2000, Horizon Herbs LLC

Faucon, Michel: *Traité d'aromathérapie scientifique et médicale – Fondements et aide à la prescription*, 2015, Edition Sang de la Terre

Fournier, Paul-Victor: *Dictionnaire des plantes médicinales et vénéneuses de France*, 1947, Edition Omnibus

Moore, Michael, *Herbal Materia Medica*, 1995, Southwest School of Botanical Medicine; auf Französisch unter www.altheaprovence.com/blog/materia-medica-michael-moore

Valnet, Jean: *La Phytothérapie*, 2001, Edition Vigot

Register

F

G

H

Register der Steckbriefe

Register der Praxisseiten

Bildnachweis

Christophe Bernard: 26, 28, 31, 34 (u.), 36, 39, 40, 41, 169, 170

Éditions Jouvence: 127, 128, 130, 131, 134

iStock.com: HMVart: 109, Madeleine_Steinbach: 118

Sevendeman/stock.adobe.com: 34 (o.)

Shutterstock: 12Smile: 245; aga7ta: 30; Anna Ok: 217; Brent Hofacker: 99; Chamille White: 64, 242, 255; Christina Duarte: 12; COULANGES: 69; dadalia: 251; denio109: 71; DUSAN ZIDAR: 61; elenavolf: 269 (u.); Ellen Bronstayn: 29; Fortyforks: 80; FotoHelin: 268; Foxys Forest Manufacture: 240; Freer: 91; Grigorii Pisotsckii: 161; Gts: 24; Hakat: 106, 107; HandmadePictures: 238; iva: 117; Jakez: 93; Jardipartage: 110; Jaromir Klein: 35; JPC-PROD: 233, 237; Katvic: 121; KMNPhoto: 158; kukuruxa: 200; Kwangmoozaa: 104; LianeM: 58, 145; Lipatova Maryna: 100; Lunov Mykola: 173; Madeleine Steinbach: 207, 208, 263, 265; Manfred Ruckszio: 33; Margarita Mindebaeva: 269 (o.); Marie Luce: 248; Maryna Osadcha: 184; Maryna Pleshkun: 218 (li.); mashe: 247; MK photograp55: 167; Moskalenko Yuliya: 97; Nada Sertic: 23; Nataliia Melnychuk: 51; Nedim Bajramovic: 105; P-fotography: 218 (re.); PhotoSGH: 218 (Mi.); Przemyslaw Muszynski: 52; russal: 126; Ruud Morijn Photographer: 156; Sunbunny Studio: 74; TabitaZn: 141, 207; Vaclav Mach: 115; Valentina_G: 188; VICUSCHKA: 222; Whiteaster: 119; Wirestock Images: 256; Yulia Furman: 67

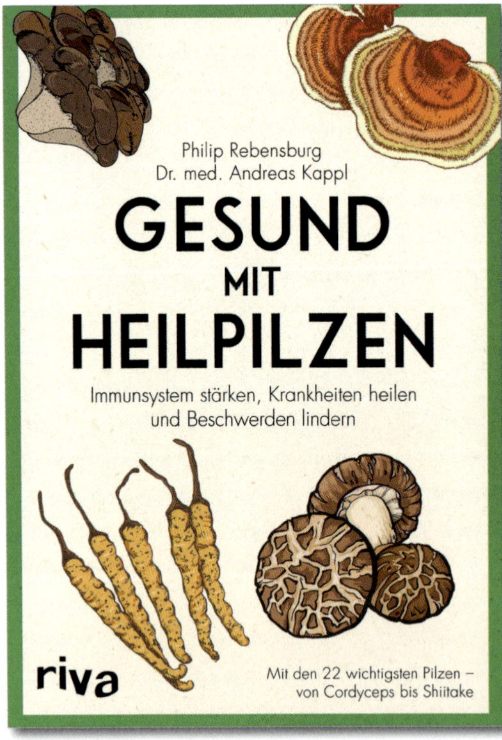

Auch als **E-Book** erhältlich

272 Seiten
19,99 € (D) | 20,60 € (A)
ISBN 978-3-7423-0521-3

Philip Rebensburg
Dr. med. Andreas Kappl

Gesund mit Heilpilzen

Immunsystem stärken, Krankheiten heilen und Beschwerden lindern

Seit Hunderten von Jahren nutzt die traditionelle chinesische Medizin die erstaunlichen Heilkräfte der Pilze. Inzwischen bestätigt die Wissenschaft, was die Naturheilkunde schon lange weiß: Heilpilze stärken das Immunsystem, senken den Blutdruck, bekämpfen Viren und Bakterien und können sogar Tumorzellen abtöten. Wie auch Sie die Heilkraft der Pilze nutzen können, zeigen Ihnen Diplom-Biologe und Mykologe Philip Rebensburg und der Arzt für Allgemeinmedizin und Naturheilkunde Dr. med. Andreas Kappl. In ausfuhrlichen Porträts lernen Sie alles Wissenswerte zu den 22 wichtigsten Heilpilzen. Basierend auf dem aktuellen Stand der Wissenschaft beschreibt Philip Rebensburg Inhaltsstoffe, Anwendung und therapeutische Wirkung. Zudem erfahren Sie, bei welchen Krankheiten und Beschwerden Heilpilze eingesetzt werden, wie Sie eigene Pilze züchten können und wie der aktuelle Stand der Gesetzgebung ist.

riva

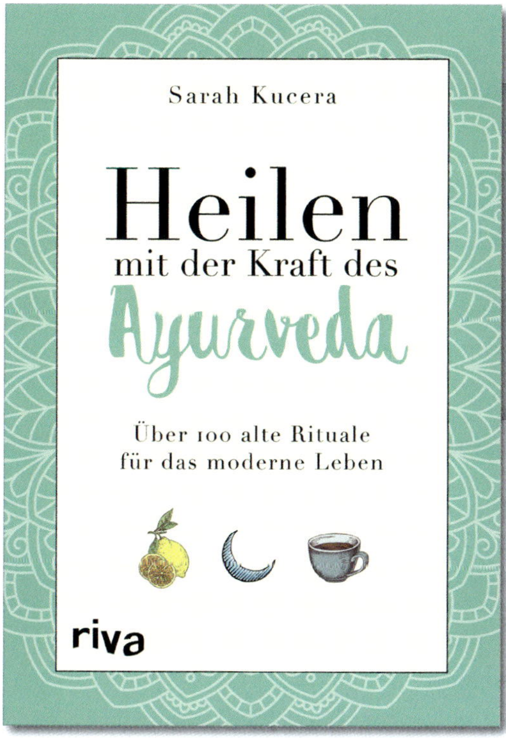

304 Seiten
17,99 € (D) | 18,50 € (A)
ISBN 978-3-7423-1142-9

Sarah Kucera

Heilen mit der Kraft des Ayurveda

Über 100 alte Rituale für das moderne Leben

Permanente Erreichbarkeit, Stress im Job und ein schnelllebiger Lebensstil – viele Menschen fühlen sich ausgebrannt, unmotiviert oder festgefahren und sind auf der Suche nach Heilung. Dieses Buch bietet Hilfestellung auf Basis der althergebrachten ganzheitlichen Heilkunst des Ayurveda. Es enthält über 100 ayurvedische Rituale, die durch den Tag und die Jahreszeiten führen: von yogischer Atmung für mehr Energie über Erdungsmeditationen bis zu nährenden Ölen und Tees zur Vorbeugung und Behandlung von Krankheiten. Regelmäßige Aufzeichnungen helfen dabei, innezuhalten und zu reflektieren. Die Maßnahmen nehmen jeweils nicht mehr als 10 Minuten in Anspruch und bringen Körper und Geist wieder mit den Rhythmen der Natur in Verbindung. Davon profitiert nicht nur die Gesundheit, sondern auch das allgemeine und psychische Wohlbefinden.

riva